中国女医师协会妇产科专家委员会

中国妇女发展基金会·天伦孕育基金

如何生个健康宝宝

备孕·孕产·育儿·不孕

主　编　魏丽惠

副主编　李亚里　廖秦平　陈子江
　　　　潘凌亚　孙秀丽

U0197235

北京大学医学出版社

RUHE SHENG GE JIANKANG BAOBAO —— BEIYUN · YUNCHAN · YUER · BUYUN

图书在版编目（CIP）数据

如何生个健康宝宝—备孕·孕产·育儿·不孕/
魏丽惠 主编.—北京：北京大学医学出版社，2013
ISBN 978-7-5659-0443-1

Ⅰ.①如… Ⅱ.①魏… Ⅲ.①妊娠期-妇幼保健-问题解
答②优生优育-问题解答 Ⅳ.①R715.3-44②R169.1-44

中国版本图书馆CIP数据核字（2012）第206866号

如何生个健康宝宝——备孕·孕产·育儿·不孕

主　　编：魏丽惠
出版发行：北京大学医学出版社（电话：010-82802230）
地　　址：（100191）北京市海淀区学院路 38 号 北京大学医学部院内
网　　址：http：//www.pumpress.com.cn
E－mail：booksale@bjmu.edu.cn
印　　刷：北京圣彩虹制版印刷技术有限公司
经　　销：新华书店
责任编辑：庄鸿娟　宋建君　责任校对：金彤文　责任印制：张京生
开　　本：710mm×1000mm　1/16　印张：21　字数：401 千字
版　　次：2013 年 7 月第 1 版　2013 年 7 月第 1 次印刷
书　　号：ISBN 978-7-5659-0443-1
定　　价：58.00 元

编委名单

主　编：魏丽惠

副主编：李亚里　廖秦平　陈子江　潘凌亚　孙秀丽

编　委：(以姓氏汉语拼音排序)

曹兴午	陈子江	程蔚蔚	崔满华	戴淑凤
范　玲	冯　玲	高雨农	苟文丽	韩红敬
郝　敏	胡丽娜	胡娅莉	黄荷凤	季　霞
金　哲	李　坚	李　力	李亚里	廖秦平
蔺　莉	刘广芝	刘国莉	刘　娟	芦　莉
卢玉波	鹿　群	玛依努尔·尼牙孜		尼玛卓玛
潘凌亚	乔玉环	宋静慧	宋岩峰	孙秀丽
田　莉	王大鹏	王　红	王惠兰	王立红
王丽君	王　雁	魏丽惠	吴瑞芳	徐　红
许良智	薛凤霞	薛　敏	薛晓鸥	颜士杰
杨冬梓	张淑兰	张晓红	张　岩	张英蕾
赵瑞华	赵　昀	郑建华		

参编人员

贲 崴	曹兴午	晁 贺	陈 瑛	陈子江	程 萌	程蔚蔚
崔满华	戴淑凤	范 玲	冯 玲	耿 玲	龚 洵	苟文丽
郭瑞霞	郭艺红	韩红敬	郝 敏	何春妮	侯永丽	胡丽娜
胡乔飞	胡娅莉	胡 颖	黄荷凤	季 霞	姜 舟	金 哲
李 辉	李 坚	李 洁	李乐军	李 力	李婷婷	李雪兰
李亚里	廖秦平	林丽莎	蔺 莉	刘广芝	刘国莉	刘菊红
刘 娟	刘 玮	卢 莉	卢玉波	鹿 群	罗 琼	罗晓燕
骆 超	马 荣	玛依努尔·尼牙孜	尼玛卓玛	潘凌亚	乔玉环
任明保	单 丹	宋静慧	宋岩峰	宋英娜	苏迎春	孙秀丽
汤惠茹	唐宇铃	唐志坚	田 莉	王大鹏	王 红	王惠兰
王立红	王丽君	王利权	王良岸	王世言	王 雁	王 莹
魏丽惠	吴 嬋	吴建淮	吴瑞芳	吴文湘	徐晨明	徐春琳
徐 红	徐兰芝	徐玉萍	许 波	许良智	许 旭	薛凤霞
薛 敏	薛 晴	薛晓鸥	严荔煌	颜士杰	杨冬梓	杨谢兰
杨怡卓	杨媛媛	詹 晶	张 岱	张峰彬	张 娜	张群芳
张 姝	张淑兰	张晓红	张 岩	张英蕾	张 颖	张咏梅
赵 健	赵丽伟	赵瑞华	赵永平	赵 昀	郑建华	周建军
周坤燕	周 燕	邹 杰				

普及健康知识

施行优生优育

黄晴宜

二〇一二年十二月

序

　　孕育一个健康聪明的宝宝是每对父母的期盼。一个生命的孕育成长是件自然的事情，绝大多数都可顺利圆满，但也有不怀孕或孕期出现各种问题的。我国的计划生育政策要求每对夫妇只能生育一个宝宝，使得年轻夫妇们对孕育期盼越高，在对待生育上越发紧张。

　　由中国女医师协会妇产科专家委员会主任委员魏丽惠教授携其专委会的专家及资深的妇产科临床医生们编写的这本《如何生个健康宝宝》，让人眼前一亮。该书与其他相关科普书最大的不同点在于，从孕前、孕中、分娩、不孕四个方面着手，详细介绍了孕前检查的重要性、孕育前的准备工作、孕期各个时期的特点和注意事项、分娩的方式、如何正确"坐月子"、如何正确育儿等的相关知识；另外，本书还详细介绍了不孕不育的常识以及如何明明白白看不孕。本书全面、权威、可读性强。

　　中国女医师协会妇产科专委会成立虽然只有2年多的时间，却做了非常多的工作，除了学术交流合作外，还做了很多公益事情，包括奔赴贫困地区义诊义治、开展基层医师培训等。本书是女医师协会妇产科专委会送给广大女性朋友的又一份厚礼。

　　本书主编、女医师协会妇产科专委会主任委员魏丽惠教授从事妇产科临床工作40余年，有着丰富的临床经验，是妇产科学界的领军专家之一。专委会的70余名专家委员均为妇产科学界知名专家和权威人士，她们从事妇产科临床工作多年，在各自的领域均有很深的造诣，不仅理论知识扎实，还紧跟最新的进展。她们在保证本书内容科学性的同时，为了让广大读者能读懂、并且有兴趣读下去，还把专业的内容用轻松、活泼、生动的笔触写出来，着实是用心良苦。

　　《如何生个健康宝宝》虽为科普读物，但细读之后会感慨此书内容之丰富、全面、翔实、生动和实用。这是一本年轻夫妇必备的关于孕育新生命的百科全书，也会对妇产科医生的工作有指导作用，值得珍藏和细细品味。

　　本人愿为之作序。

中国女医师协会会长　何界生

前　言

　　一个新生命的诞生是一项复杂、精密而又充满奥妙的工程。天下父母都对新生命的诞生充满憧憬。孕育一个健康的宝宝似乎是一件顺理成章的事情，但实际上又是充满艰辛的过程。从准备怀孕，到长达 9 个月的孕期及分娩等各个环节都有可能出现不可预知的情况。近 20 年来，随着生育年龄的逐渐推迟和多种环境因素的影响，不孕症的发生率也越来越高。对于计划怀孕和已经怀孕的女性来说，更需要一部全面系统的书籍，介绍从开始准备怀孕到妊娠及分娩等各个阶段的注意事项和生活指导。我们编写本书的目的就是希望能给育龄期夫妇提供权威性、全面而又通俗易懂的指导，使她们能对所有关于孕育新生命的疑问找到答案或就医指导。

　　本书共包括备孕、孕产、育儿、不孕四篇。备孕篇，主要从孕前检查、男女双方怀孕前的准备及注意事项进行讲解，还介绍了新生儿缺陷的预防及优生优育的相关知识。孕产篇，包括孕期常识、早中晚孕期及分娩期的特点及注意事项，还介绍了孕期常见的并发症，如妊娠期高血压疾病、妊娠期糖尿病等的特点、预防与治疗方法。育儿篇，包括新生儿疾病的筛查、新生儿的护理、喂养及预防接种等，还生动地介绍了现代育儿的知识。不孕篇，主要讲授不孕不育的常识、男女双方不孕的常见原因、辅助生殖助孕技术，尤其告诉读者要如何"明明白白看不孕"。

　　本书由中国女医师协会妇产科专家委员会组织全国著名妇产科专家们编写完成，作者们均来自第一线，有着丰富的临床经验，在妇产科各个领域有很深的造诣，将医学专业知识和科学常识普及结合是本书的特点。在编写中我们尽量做到全面、生动、通俗、易懂，并配有插图，旨在让读者能够在轻松愉快的阅读中获得知识、答疑解惑。

　　本书得到了中国妇女发展基金会·天伦孕育基金的大力支持，北京大学医学出版社资深编辑庄鸿娟老师在本书的编写过程中做了大量工作，在此一并感谢。

　　希望此书能对年轻的夫妇们有所帮助。如有遗漏或不当之处，敬请读者们指正。

主编

2012 年 8 月 27 日于北京

目　录

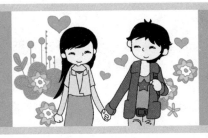

第一篇

备孕 修炼最佳孕力

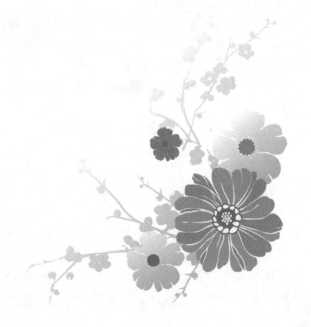

婚前检查和孕前检查，优生第一步

1 为什么要进行婚前体格检查，包括哪些项目

结婚是青年男、女结合，建立小家庭的开始。据调查，一对身体健康的夫妇，不采取任何避孕措施，婚后半年75%怀孕，一年之内85%怀孕，2年之内90%以上怀孕。每对父母都希望自己生个健康、聪明、美丽的孩子。俗话说"种瓜得瓜，种豆得豆"。这是生物界物种世代相传的普遍规律，也就是我们常说的遗传现象。

新的《婚姻登记条例》施行后，将婚前体格检查由强制改为自愿。于是有许多新人放弃了婚前体格检查。这样，婚后一旦出现问题，会终身遗憾。婚前体格检查可以咨询并检查男女双方有哪些情况不宜结婚，如近亲关系等；哪些暂时不宜结婚，如患严重传染病等；哪些可以结婚但不能生育，哪些虽可以结婚生育，但却有性别限制等。因此，在某种程度上，婚前检查是优生优育的第一道保障。

婚前检查的主要内容包括：

1. 了解男女双方的疾病史，如有无肝炎、活动性肺结核、高血压、心脏病、肾炎、精神病等病史。上述疾病在婚后都有可能加重，因此必须劝告拟婚男、女待疾病痊愈或缓解后再结婚。

2. 了解男女双方家族史，包括直系、旁系亲属（包括父母、兄弟姐妹、祖父母、外祖父母等）的健康情况，一般追溯到三代，重点是遗传病、遗传缺陷、畸形、配偶间有无近亲血缘关系等。婚姻法明确规定，"直系血亲和三代以内旁系血亲"禁止通婚。因为近亲婚配所生的孩子中遗传病发病率比非近亲婚配高150倍。

3. 了解女方的月经史，包括初潮年龄、周期、经期、经血性状、经期前后的全身情况等。月经史能反映女性生殖系统和内分泌功能是否正常，也是诊断妇科疾病的依据。对婚后性生活、生育子女等都有一定的关系。

4. 全身体格检查，包括心、肝、肾、肺等重要脏器的详细情况。此外，还包括一般发育、身高、血压、营养、智力及神经状态。另外，还应检查生殖器官，包括第二性征、外阴发育等与年龄是否相

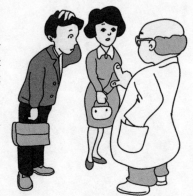

符，有没有畸形和疾病。

5. 实验室及其他特殊检查，如血尿常规、血型、肝肾功能、胸部 X 线检查，必要时可作染色体、心电图、B 超等检查。在有性病流行的地区，应检查梅毒血清反应并做生殖道分泌物淋病奈瑟菌或衣原体涂片检查和培养。

虽然新婚姻条例对婚前检查没有作硬性规定，但是建议结婚前最好做一次健康检查，因为承诺一段婚姻，感情是基础，健康才是感情的保证。婚前检查有利于男女双方的健康、后代的健康及婚姻的幸福。

（徐兰芝　李亚里）

② 婚前进行性知识咨询的重要性

小王是某外企的高级注册会计师，小张是大学的英语老师，两个人在朋友聚会上相识，郎才女貌，在父母和朋友的祝福中，两个有缘人结婚了，成为让人羡慕的佳偶。然而结婚两年了，在父母们对孙儿的热切期盼中，可爱的新生命迟迟没有到来。岳母和婆婆不时地旁敲侧击着小两口，暗指要不要到医院检查一下！终于小王和小张鼓起勇气到医院进行全面查体。检查结果让大家大吃一惊，小张的处女膜完整，没有进行过正常的性生活。在医生的询问下，小张解释道，在她和小王的理念中，夫妻生活指的是同吃、同住、同睡一张床，而怀孕则是一个精子遇到了卵子，然后就变成了小宝宝，至于精子是如何遇到卵子，又是在哪里长成的小宝宝，他们并没有多想！

看到这里我们不由得万分感慨，在现今的社会中，有些孩子在成长的过程中过于性早熟，小小年纪就已经有了性生活经验，甚至未成年就生了小宝宝；而有些人由于父母的严格管制，到了成年还什么都不懂，缺乏起码的性生活知识。像小王和小张这样的情况并非虚构！由此显现婚前性咨询的重要性。

女人和男人在一起为天作之合，组成一个"好"，这就是家庭。结婚成立新的家庭，标志着相爱的一对男女从此建立了合法的性伙伴关系，也就意味着夫妻间合法的性生活的开始。有性生活即决定着有繁衍后代的义务与责任，所以，婚前进行性知识方面的指导更为重要。

首先，性生活是人类的一种本能，是种族繁衍的方式，同时也是受社会制约、受法律保护的夫妻共有的权利。新婚夫妻要了解两性生殖生理方面的一些功能和知识，如男女性功能的差异及性生活如何达到和谐等，懂得了其中的奥秘，会有助于提高夫妻性生活的质量，增进夫妻间的感情，增添生活的乐趣。避免新婚夫妻由于对性的无知，闹出笑话和遗憾。

其次，婚前指导可以帮助新婚夫妇了解避孕节育方面的科学知识，选择适合的避孕工具，避免不必要的流产，指导最佳的受孕时机，合理地调整生育的时间，培育一个健康聪明的孩子。

我国政府于 1997 年 1 月 15 日发出《关于卫生改革与发展的决定》指出："人人享有卫生保健，全民族健康素质的不断提高，是社会主义现代化建设的重要目标，是人民生活质量改善的重要标志，是社会主义精神文明建设的重要内容，是经济和社会可持续发展的重要保障。全党、全社会都要高度重视卫生事业，保护和增进人民健康。"这个决定指出，健康是一个不可分割的整体，生殖健康和性健康不仅涉及一代人，还涉及今后几代人的健康和幸福。为了个人的家庭幸福，为了社会和谐发展，每一位公民都应该重视婚前性知识咨询的重要性。

（李洁　李亚里）

3 哪些人不宜结婚

有一张照片，描述的是一位母亲由于近亲结婚，生了四个智障的孩子，她为她的孩子们操劳了一生，年已七旬，还要照顾这些不能自理的孩子。

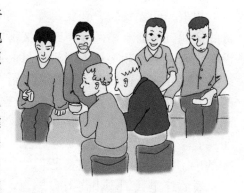

这是多么辛酸的一位母亲，又是多么不幸的一个家庭。为了保障后代和民族健康，保证婚姻的幸福和质量，国家从立法上作出规定，直系血亲和三代以内的旁系血亲禁止结婚，患有医学上认为不应当结婚的疾病的人不宜结婚。医学上认为不应当结婚的疾病主要是指以下 6 种疾病：①未治愈的性病。如梅毒、淋病、软性下疳、尖锐湿疣、生殖器疱疹、传染性软疣、性病性淋巴肉芽肿、腹股沟肉芽肿、获得性免疫缺陷综合征（艾滋病）等未治愈的性病。患性病者除自己受痛苦外，还传染他人，危害极大，所以不宜结婚，应待性病治愈后再结婚。②严重的精神病（俗称癫子病），主要有精神分裂症、躁狂抑郁型精神病以及其他类型的严重精神病。患这种疾病的人，在法律上被认为是行为能力受限或无行为能力的人，这种病人婚后不可能正常履行夫妻间的义务，也不可能承担对子女的责任，而且遗传性很强，高达 50%～60%，所以不宜结婚。③重症智力低下（俗称白痴、呆子），患有这种疾病的人，分不清是非，有时连自己的亲人都不能识别，更谈不上承担家庭责任，也不可能履行夫妻义务。而且遗传性也很强，为了民族人口素质，不宜结婚。④临床实践还证明，患有严重的结核病、肾炎、心脏病、肝炎、红斑狼疮等疾病，婚后往往病情加重，尤其是女方，婚后怀孕会导致病情恶化，甚至危及生命。因此，要遵照医嘱结婚，身体状况不好则不宜生育。⑤瘫痪，这类病人自己行动不便，不能尽夫妻义务，因此不宜结婚。⑥麻风病，这是以前的婚姻法第 6 条第 2 款作了明确规定禁止结婚的疾病。然而，现在医学发达了，认为麻风病只是一种普通的慢性传染病，并且现在已有较好的治疗方案，这种病现在可防可治不可怕了，所以新婚姻法不再将此病从立法上明确规定作为禁止结婚的疾病。但医学上仍认为患有麻风病又未治愈的，不应当结婚，待疾病治愈后可考虑结婚。

对于有生理缺陷者（即无性行为能力）能否结婚，第一部婚姻法作了禁止结婚的规定。但因为生理缺陷不属于疾病，且不传染、不遗传，对社会没有危害。所以到 1980 年修改婚姻法时取消了这项规定，实行愿者不禁的原则，即如果一方明知对方无性行为能力，但愿意与之结婚，婚姻登记机关不"干涉"。但如果婚前不知，婚后发现"上当"，可以以此为由起诉离婚。法院经查证属实判决准予离婚。男女双方的近亲中都有人患同一遗传性疾病的人，不宜结婚。这主要是指隐性遗传病和某些多基因遗传病，例如先天性聋哑、全身性白化病、精神分裂症。如果双方非结婚不可，最好不要生育，以免生下患遗传病的后代。法律上禁止患有特定疾病的人结婚的主要目的是为了防止疾病传染给他人或遗传给下一代，影响人口素质。

（李亚里　邹杰）

4 为什么近亲不能结婚

近亲（或称亲缘关系）是指三、四代以内有共同的祖先，如果他们之间通婚，就称为近亲婚配。由于每个正常人都可能携带 5～6 个有害隐性基因，当非近亲结婚时，夫妻双方有相同隐性致病基因的可能性极小，所以后代一般不会患有遗传病。但当近亲结婚时，这 5～6 种有害基因"相会"的概率就会明显提高，后代就有可能患 1 种甚至多种遗传病，进而导致流产、死胎、婴幼儿死亡或身体严重缺陷等。因此，我国《婚姻法》规定直系血亲和三代以内的旁系血亲禁止结婚。

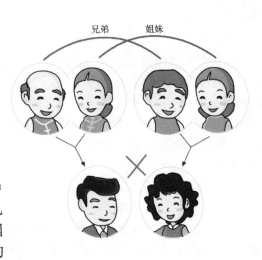

目前已知的人类单基因遗传病已达 3500 多种，近亲结婚子女患病风险率明显高于非近亲结婚的患病风险率。世界卫生组织有关资料显示，近亲结婚子女患智力低下、先天性畸形和遗传性疾病的发生率，比非近亲结婚子女高 150 倍，新生儿死亡率比非近亲结婚子女高 3 倍，20 岁以前死亡率比非近亲结婚子女高 8 倍，先天性腭裂发生率比非近亲结婚子女高 1 倍，脑积水发生率比非近亲结婚子

女高 3 倍。在日本，白化病患者的父母 90% 是近亲结婚，痴呆患者的父母 85% 是近亲结婚。此外，近亲婚配还会带来体质下降、体重减轻、发育不良、生殖能力低、对疾病的抵抗能力差、智商低、身高变矮等不良后果。在哥伦比亚与委内瑞拉交界处的莫迪洛里斯山森林里，有一个叫"尤斯卡"的小部落，由于他们长期与世隔绝，部落内近亲婚配，结果尤斯卡人身高只有 0.6～0.8 m，最高不足 1 m。居住在亚马逊河地区的阿鸟卡人，只在堂（表）兄妹间结婚，结果导致种族退化，逐渐趋于灭绝，在他们中间到处可以看到先天不足、智力缺陷、身体畸形的人。此外，生物学家达尔文与其表姐埃玛的婚姻就是近亲结婚，并生育了 10 个子女，其中 3 个很小就夭折了，在成活长大的 7 个孩子中，有 3 个终身不育，1 个女儿也因长期患病而没有结婚，其余 3 个孩子虽成为了著名的科学家，但他们却都患有不同程度的精神疾病，这不能不说是近亲结婚给后代造成的悲剧。因此，要提高人口素质，必须禁止近亲结婚。据估计，单靠禁止近亲结婚一项，就可以将"先天性耳聋"的发病率降低 20%，将"着色性干皮病"的发病率降低 50%。

在我国推行计划生育，一方面要控制人口数量，另一方面还必须提高人口质量。我国古代有五服（代）之内不能婚配的警言，从遗传学和优生学角度分析很有道理，这是家族优生、人丁兴旺乃至国民素质提高的保证，因此必须禁止近亲结婚。

（杨怡卓　李亚里）

5 常见的遗传性疾病有哪些

遗传病是指由于遗传物质发生改变引发的人类疾病，具有先天性、家族性、终身性、遗传性的特点。目前已发现的遗传病约有 6500 多种，估计每 100 个新生儿中有 3～10 个患有各种程度不同的遗传病，住院儿童中约 10% 以上患有遗传病。

遗传性疾病的种类大致可分为 4 类：染色体病、单基因遗传病、多基因遗传病和线粒体病

1. 染色体病

染色体病是由于遗传或环境因素引起染色体数目及结构上的异常造成的疾病。染色体疾病是导致新生儿出生缺陷最多见的一类遗传性疾病，多数染色体异常胚胎在妊娠早期即自然流产而被淘汰，仅有 6% 的染色体异常胎儿可维持宫内生存及分娩出生。染色体异常的新生儿可发现有多种畸形并常伴有智力障碍。目前，已确认的人类染色体异常综合征已达 400 余种，各种异常核型约 3000 种，占出生缺陷总数的 0.5%。以先天愚型（即唐氏综合征）患者为例，目前全国约有 60 万以上的唐氏综合征患者，并以每年新增 2.66 万例的速度快速递增，每年仅用于唐氏患者的抚养、治疗和护理的成本就达 68 亿元。染色体病目前多无有效的治疗手段，只有通过产前胎儿染色体检查，明确诊断后及时终止妊娠达到避

免染色体异常儿出生的目的。

2. 单基因遗传病

单基因遗传病是指一对主基因突变造成的疾病，单基因病常常表现出功能性的改变，不能造出某种蛋白质，代谢功能紊乱，形成代谢性遗传病。根据致病基因的显、隐性及所处染色体的类型，可将单基因遗传病划分为常染色体显性遗传病、常染色体隐性遗传病、性染色体显性遗传病、性染色体隐性遗传病四类。

3. 多基因遗传病

多基因遗传病是遗传信息通过两对以上致病基因的累积效应所致的遗传病，由多种基因变化引起。多基因遗传病也可以说受多个微效基因的影响，这些微效基因没有显性和隐性之分，是共显性，具有累加效应，并且较多地受环境因素的影响。与单基因遗传病相比，多基因遗传病不是只由遗传因素决定，而是遗传因素与环境因素共同起作用。多基因遗传病一般有家族倾向，与患者血缘关系越近，患病率越高；随着亲属级别的降低，患者亲属发病风险率明显下降；亲属发病率与家族中已有的患者人数和患者病变的程度有关，家族病例数越多，病变越严重，亲属发病率就越高。常见的多基因遗传病主要有先天性心脏病、小儿精神分裂症、家族性智力低下、脊柱裂、无脑儿、少年型糖尿病、先天性肥大性幽门狭窄、先天性心脏病、消化性溃疡、冠状动脉粥样硬化性心脏病（冠心病）、重症肌无力、先天性巨结肠、气道食管瘘、先天性腭裂、先天性髋脱位、先天性食管闭锁、马蹄内翻足、原发性癫痫、躁狂抑郁性精神病、尿道下裂、先天性哮喘、睾丸下降不全、脑积水、原发性高血压、冠心病等。

4. 线粒体病

从广义上讲，线粒体病是指以线粒体功能异常为病因学核心的一大类疾病，包括线粒体基因组、核基因组的遗传缺陷以及两者之间的通讯缺陷；狭义上仅指线粒体 DNA 突变所致的线粒体功能异常。通常所指的线粒体病为狭义的线粒体病即线粒体基因病，是指由于 mtDNA 突变引起的线粒体代谢酶缺陷，导致 ATP 合成障碍、能量来源不足，而一旦线粒体不能提供足够的能量则可引起细胞发生退变甚至坏死，导致一些组织和器官功能减退，出现相应的临床症状。

线粒体病是一组多系统疾病，表现出的一些临床特征，包括肌病、心肌病、痴呆、突发的不能控制的肌肉收缩（肌阵挛性癫痫）、耳聋、失明、贫血、糖尿病和大脑供血异常等。一般情况下，线粒体病患者会有上述的两个至多个病症，其中一些病症往往同时发生，以至于我们把它们归类为某综合征。

（徐晨明　黄荷凤）

6　家族遗传病有哪些

遗传性疾病或遗传病是指人体生殖细胞或受精卵的遗传物质发生异常改变

（突变或畸形）所引起的疾病。遗传病具有垂直传递的特征，即遗传病通常可由上代传至下代，因此有时我们又将其称为家族遗传病。但是该特征并非在所有的遗传病家系中都能观察到，因为有些遗传病患者没有生育能力或者活不到生育年龄，当然就可能看不到垂直遗传的情形。

目前发现的遗传病达数千种之多，按遗传物质的突变方式，一般将其分为基因病和染色体病两大类。其中基因病又可分为单基因病和多基因病。根据致病基因的性质、所处位置和遗传方式的不同，单基因病可进一步细分为常染色体显性遗传病、常染色体隐性遗传病、X连锁显性遗传病、X连锁隐性遗传病和Y连锁遗传病等几类。染色体病则包括常染色体病和性染色体病两大类，可统称为染色体畸变综合征。近年来，随着研究的深入，人们发现线粒体DNA是独立于细胞核DNA外的又一个基因组，含有37个基因。这些基因突变可导致线粒体基因病，也划归到遗传病的范畴，如肌阵挛性癫痫等。而像肿瘤这类疾病是体细胞遗传物质突变所引起的，只发生于特定类型的体细胞中，也划为遗传病，称体细胞遗传病。

当人的染色体发生数目或结构异常时可能导致一类严重的遗传性疾病——染色体病。其中常染色体病是指由于人类的第1~22号染色体结构或数目异常所引起的疾病。它们包括三体综合征、单体综合征、部分三体综合征、部分单体综合征和嵌合体等。这些疾病所共有的临床特征有生长发育迟缓、智力发育不良并伴有多发畸形等。性染色体病也称为染色体异常综合征，是指人类的性染色体即X或Y染色体结构或数目异常所引起的疾病。这类疾病共同的临床特征是性发育不全或两性畸形及智力低下等，但有些患者仅表现为原发闭经、生殖能力下降或智力较差等特征。

基因病包括单基因病和多基因病。单基因病是指受一对等位基因控制的单基因遗传病，是人类遗传性疾病的主要类型，目前已知的达7000多种，而且每年都有新的发现，是临床上较为常见的疾病。包括短指畸形、软骨或成骨发育不全症、早秃、抗维生素D佝偻病、红绿色盲、外耳道多毛症、白化病、血友病、多发性结肠息肉、慢性进行性舞蹈症、先天性聋哑、自毁容貌综合征等。一种遗传性状的表达受许多基因控制，每一个基因对表型的效应都很小，与环境因素所造成的表型差不多大小，这种遗传方式就称为多基因遗传，也称数量性状遗传。这类疾病在人类并不罕见，其发病率比单基因遗传病高很多，大多超过1/1000。其中有许多种还属于常见病，如高血压、冠心病、动脉粥样硬化、哮喘、糖尿病、胃及十二指肠溃疡、精神分裂症、风湿病、癫痫等，以及唇裂、腭裂、脊柱裂等先天畸形。与单基因病相比，多基因遗传病患者同胞中的发病率要低得多，仅为1%~10%，而单基因病患者同胞中的发病率可高达25%~50%。

（徐晨明　黄荷凤）

7 心血管病会遗传吗

心血管病属于多基因遗传病，是遗传因素与环境因素共同作用的结果，其遗传基础不是一对主基因，而是多对基因。每对基因对遗传性状的形成作用都是微小的，称之为微效基因，但是多对基因累加起来，可形成一个明显的表型效应，称累加效应。上述遗传性状的形成，还有环境因素的参与，故又称为多因子病。

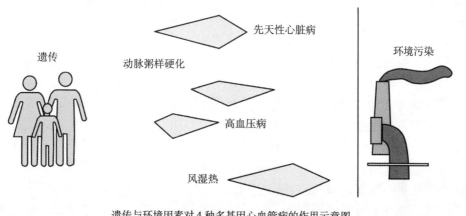

遗传与环境因素对4种多基因心血管病的作用示意图

上图是 Nora 对 4 种主要类型心血管疾病受遗传与环境两者相互作用的示意图，表明两端受遗传或环境因素作用大，中间受两者相互作用大。先天性心脏病与动脉粥样硬化菱形高峰均位于中央，说明绝大多数患者发病是遗传与环境因素相互作用的结果。先天性心脏病长菱形分布偏于遗传一侧，受遗传因素作用范围较大；而动脉粥样硬化菱形偏于环境一侧，受环境因素作用范围较大。高血压病菱形高峰偏于遗传，多数病人受遗传因素的作用。风湿热高峰偏于环境，则以环境因素影响为主。可见遗传因素对心血管疾病发病的作用大小有所不同，没有这种遗传因素就不会发病，亦不能按一定方式向后传递，但是各种遗传性心血管疾病的发病并非与环境无关。相反，环境因素的作用也是不容忽视的因素之一。这类疾病比较多见，常以数量性状作为基础，家系调查表现有遗传因素作用，但系谱分析不符合孟德尔式的显性、隐性或连锁方式。

主要有以下特点：①有明显的家族聚集性。②发病率高，每种病高于 0.1%，尽管病种不多，却为常见病种和常见的先天畸形，如先天性心脏病、高血压、动脉粥样硬化、风湿热。③症状表现程度常由轻到重的渐次递增过程。④发病率有种族差异。⑤随着亲属级别降低，患者亲属的发病风险迅速降低，不同病种，遗传度高低不同。⑥患者的双亲与患者同胞、子女的亲缘系数相同，有相同的患病风险。⑦近亲婚配子女发病风险也增高，但没有常染色体隐性遗传病那样显著。

（李力　唐宇铃）

8　什么情况应该进行遗传咨询

遗传咨询又称为遗传商谈，是指医生或医学遗传学工作者通过询问、检查和收集家族史后对遗传病患者或其家属提出的有关该病的病因、遗传方式、诊断、治疗及预后，特别是再发风险等问题进行解答、讨论或商谈的过程。遗传咨询是预防遗传病发生最有效的手段之一。一般来说，凡是有遗传病发病风险的人都应到遗传咨询中心或门诊进行咨询。特别是那些患有遗传病的个体或有遗传病家族史的个体在婚前或生育前很有必要前去咨询，而那些曾生出遗传病患儿的夫妇，如果需要再次生育，去进行咨询是十分必要的。

遗传咨询的目的是指导患者及其家属如何预防、治疗遗传病，不再向下一代传递、蔓延，降低人群遗传病的发生率，从而达到提高出生人口素质的目的。所有来进行遗传咨询的患者或家属必须了解以下5点：①该遗传病的遗传方式及其在某一家属中的发病风险。②疾病的症状、诊断方法与预后。③为预防发病，从遗传学观点指导并尊重配偶的选择。④是否应当避孕；如已经妊娠，能否通过产前诊断确定胎儿是否有病，指导尊重当事人及家属对人工流产的选择。⑤采取治疗措施使疾病不发展、好转或减轻症状。

从目前统计来看需要咨询的人群可分为两类：一类是主动前来咨询的；另一类是被动的，是咨询医师根据病历登记进行的，而患者及其家属并未意识到患病或再发风险。归纳后以下几种情况应进行咨询：①夫妇双方或家族成员中有任何一种遗传病或先天畸形史；②曾生育过遗传病患儿的夫妇；③不明原因智力低下或先天畸形的夫妇；④长期接触不良环境的育龄青年男女；⑤孕期接触不良环境的孕妇；⑥患有某种慢性病或感染性疾病者；⑦常规检查或常见遗传病筛查发现异常情况者；⑧ 35 岁以上的高龄孕妇；⑨体矮患者；⑩性器官发育异常者或行为发育异常者；⑪婚后多年不育的夫妇；⑫血型不合的夫妇；⑬其他原因等。

（李力　唐宇铃）

9　何时应开始孕前检查？主要孕检项目有哪些

为了让身体以最佳的状态迎接新生命的到来，孕前的准备工作要尽早开始。一般提前半年开始做准备，测量基础体温以了解自己的生理周期；培养良好的生活作息，改变不良的生活习惯，戒烟戒酒，加强锻炼；停服可能有致畸作用的药物；如患有慢性病应在医生指导下改药或调整药物剂量；调节情绪，劳逸结合，舒缓压力，拥有一个良好稳定的心理状态。

孕前保健至少应在计划怀孕前3～6个月进行。不同的孕前检查进行的时间也不尽相同，备孕夫妇可以根据自身的情况，合理有序地安排检查时间。

孕前检查内容有：

(1) 一般体格检查：一般情况，血压，体重。

（2）生殖器官检查

女性妇科检查：内容包括外阴、阴道、宫颈、子宫卵巢及盆腔 B 超检查；实验室检验内容有白带常规检查（筛查滴虫、真菌等阴道炎症），支原体、衣原体感染和淋病检查，还有宫颈细胞学检查。

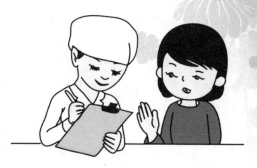

男性检查：外生殖器检查和精液常规检查。

（3）TORCH 全套：弓形虫、风疹病毒、巨细胞病毒和单纯疱疹病毒等筛查。

（4）血液检查：血常规、血型（已知者可不查）、血糖和肝肾功能。

（5）感染类指标：抽血查各类肝炎病毒、梅毒以及艾滋病指标。

（6）染色体检查：针对有遗传病家族史的育龄夫妇，既往有多次自然流产史、或怀孕过畸形儿者。

对于准妈妈们而言，孕前检查看似复杂，内容繁多，其实很简单。通过咨询和相关的检查可以帮助准备怀孕的夫妇，做好孕前准备，并为将来的小生命创造一个更加安全和健康的孕育环境。

（刘玮　程蔚蔚）

10　孕前检查的常规项目

孕育一个健康的后代，需要有一个最佳受孕时机和良好的孕育环境，当您准备怀孕，期待享受为人父母的甜蜜时，为了提高孕期的生活质量和宝宝的生命质量，在怀孕前先要有一个周全的考虑，使妊娠有一个良好的开端。有些准父母们觉得自己定期参加体检，一向很健康，因而忽略了孕前检查。殊不知，常规的体检并不能代替孕前检查，体检是以最基本的身体健康检查为主，而孕前检查的主要内容是与生育相关，主要包括生殖器官有无异常、有无感染性疾病，以及有无与之相关的免疫系统、遗传病史等。其实，很多人对自身的健康状态并不清楚，在不重视婚检的今天，孕前检查就像是一个安全补丁，成为备孕夫妇优生优育的最终屏障。作为专业人员，我们建议每对育龄夫妇在计划怀孕之初最好到医院或者计生部门去进行孕前检查。那么孕前检查包括哪些方面呢？

目前医疗体检机构良莠不齐，体检项目也是种类繁多，在这里，我们建议孕前检查一定要去正规的医疗机构，并常规进行以下检查项目。

首先，需要请专业的医生评估孕前高危因素：包括备孕夫妇的健康状况；既往有无慢性疾病史，家族疾病史和遗传病史；是否存在不宜妊娠的情况；以往有无不良孕产史；生活方式、饮食营养、职业状况及工作环境、运动（劳动）情况、人际关系等。现代医学已经证实生活方式、营养状况、家庭关系等社会心理学因素都会对孕妇及胎儿发生影响，因此在孕前就需要予以调整，以良好的身心状态来孕育胎儿、迎接新生命的诞生。

其次，需进行一系列的身体检查：包括测量血压、体重，计算体重指数 [BMI= 体重（kg）/ 身高（m）^{2}]，常规妇科检查，以及口腔检查。有些孕妇怀孕后可能会出现妊娠期高血压疾病，对母儿都有影响，因此在孕前明确血压情况，如有慢性高血压，及时控制血压很有必要。体重过轻或过重的妇女都可能会降低受孕的概率，即使怀孕也增加流产的风险，并有发生各种妊娠并发症的风险。体重指数是目前应用比较多的评估营养状况的指标，简单易行，根据体重指数对备孕妇女进行营养学指导，有助于她们更好地调节体重，减少孕期母儿并发症。妇科检查包括盆腔超声检查以了解有无生殖道畸形（如双子宫畸形、阴道纵隔等）、生殖道肿瘤（如子宫肌瘤、卵巢囊肿等）、生殖道炎症，这些疾病都有可能增加不孕、流产、早产等风险，在孕前及时发现，并予以相应治疗，有助于更好地受孕、分娩。受孕后由于雌激素水平升高，孕妇易患齿龈炎及龋齿，同时考虑到治疗用药对胎儿的影响，治疗很棘手，受苦的是孕妈妈和子宫内的宝宝，而且孕期口腔炎症还会增加早产风险。所以，孕前早做洁牙及治疗，有助于准妈妈更加安全健康地度过整个孕期。

同时需要进行的辅助检查项目包括：

（1）血尿常规、肝肾功能：可以及早发现贫血、肝肾功能异常、某些肝病和肾病等。

（2）血糖：患有糖尿病的准妈妈，会明显增加感染、畸形、巨大儿、早产儿甚至死胎的风险，孕前及早诊断、监测、控制血糖极其重要。

（3）血型（ABO 和 Rh）：母儿血型不合是引起新生儿溶血病的重要原因之一，对于曾有多次自然流产史，以及不明原因的死胎、新生儿死亡病史的备孕夫妇，检查血型及相关抗体尤为重要。

（4）肝炎病毒筛查：乙型肝炎患者必须病情稳定后方可怀孕。如为乙肝病毒携带者，可通过孕期注射乙肝免疫球蛋白，新生儿注射乙肝疫苗、乙肝免疫球蛋白来减少宝宝的传染率。而抗体阴性的准妈妈们，也可考虑提前注射乙肝疫苗。目前还可以检查其他肝炎病毒指标，包括甲型肝炎、丙型肝炎及戊型肝炎。

（5）梅毒螺旋体、人类免疫缺陷病毒（HIV）筛查：孕妇感染人类免疫缺陷病毒后，可以通过胎盘、分娩时经过产道及出生后经母乳感染孩子，艾滋病患者是不宜怀孕的。梅毒可以传染给配偶，造成子代流产、早产、死胎、新生儿先天性梅毒等，但只要早发现、早治疗是完全可以治愈的。

（6）宫颈细胞学检查（1 年内未查者）：宫颈是受孕、分娩的重要通道，而且也易受各种病原体的侵犯而发生病变，所以妇科检查宫颈是必需内容。宫颈细胞学检查是简单易行、无创伤性的早期发现宫颈疾病的方法，通过宫颈细胞学检

备孕

查，排查有无宫颈疾病，从而更安全的受孕、分娩。

（刘玮 程蔚蔚）

11 孕前检查的特殊项目

当然，孕前检查并非一概而论，每对准备孕夫妇也可根据自身情况，有选择性地进行一些特殊的项目：

（1）弓形虫、风疹病毒、巨细胞病毒和单纯疱疹病毒（TORCH）筛查。TORCH 是弓形虫、风疹病毒、巨细胞病毒、单纯疱疹病毒等病原体的总称，怀孕前后一旦感染了这些病原微生物，病原体可通过胎盘垂直传播给子宫内的胎儿，导致胚胎停止发育、流产、死胎、早产、先天畸形等，甚至影响出生后婴幼儿智力发育，造成终身后遗症。由于成人 TORCH 感染的临床症状一般不明显，无法自我知道是否受到感染，因此孕前及孕期早期进行 TORCH 筛查诊断对优生优育十分重要。风疹病毒抗体阴性的妇女还可在准备受孕前至少 3 个月接种减毒活疫苗来预防感染。

（2）宫颈阴道分泌物检查（阴道分泌物常规检查和淋球菌、沙眼衣原体筛检）。如患有宫颈阴道炎症，尤其是淋病奈瑟菌、支原体、衣原体等感染，可能会导致不孕、流产、胎膜早破、新生儿感染等危险，在孕前及时发现，及时治疗，可以减少这些危险。

（3）甲状腺功能检测：患有甲状腺功能减退的妇女生育能力会减退，甲状腺功能亢进或减退都相对易发生流产、早产、胎儿宫内发育迟缓，甚至围产儿死亡，因此很有必要在孕前及时发现，合理治疗，待病情控制稳定后再受孕，同时也有助于怀孕后针对性地加强孕期监护、调整用药，以保障母婴安全。

（4）地中海贫血筛查（广东、广西、海南、湖南、湖北、四川、重庆等地）：地中海贫血是人群中最常见的不完全显性遗传性疾病，尤其在广东、广西、海南有较高的发病率，是我国南方重点防治的遗传性溶血性疾病，临床可分轻型、中间型、重型 3 种，可生存到成年期的为轻型和部分中间型，重型患者常因慢性溶血或者反复感染在幼年期夭折。然而，地中海贫血属于一种"可防难治"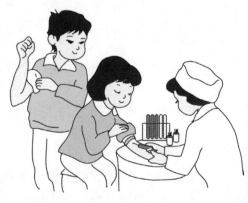的遗传性疾病，如果备孕妇女了解自己家族中的疾病史，应在孕前进行有关地中海贫血的筛查和诊断，了解自身是该疾病携带者还是患者，以及病情程度、遗传给下一代的风险率、如何干预，目的是把下一代患重型地中海贫血的机会降至最低。

（5）口服 75g 葡萄糖耐量试验（OGTT，针对高危妇女）：有糖尿病家族史，曾有不明原因的死胎、死产、巨大儿、畸形儿、新生儿死亡等分娩史，外阴阴道反复感染真菌等症状的妇女，可在医生指导下进行该项检查，目的是除外隐性糖尿病。

（6）血脂检查：对于肥胖或超重家族史的准妈妈们，可以进行血脂检查。如有高脂血症，可接受营养和运动指导，调整好身体状况后再怀孕。

（7）心脏检查：怀孕后心脏负担会加重，对于原有心脏病的妇女，一定要求做到孕前咨询，以明确心脏病的类型、程度、心功能状态，并确定能否怀孕。对于可以怀孕的妇女，应告知其一定要从早孕期开始，按规定进行产前检查，并定期心内科随访，在产科医生和心内科医生共同监护指导下度过妊娠期完成分娩。

（刘玮 程蔚蔚）

12 高龄人群的孕前检查项目

快速的生活节奏、高学历及多元化的社会形态让一些女性把做妈妈的时间一推再推，终于跨过了 35 岁这个门槛，让自己进入了大龄准妈妈的行列。虽然医学进步了，35 岁，甚至 40 岁生孩子已经不再是难题，但有很多身体、心理甚至未来胎儿的健康问题是大龄准妈妈必须面对的。孕妇的年龄会影响妊娠结局，孕妇各类疾病的发病率在年龄 ≥ 35 岁时较高，但是通过改进医学保健能降低这些风险。与母亲年龄有关的胎儿风险部分是由于治疗母亲并发症包括高血压、糖尿病而导致的医源性早产、自然发生的早产、先天畸形发生率的增加，以及高龄妇女接受不孕症治疗导致的多胎妊娠的增加。那么到底该如何小心翼翼地迈过这道门槛呢？高龄准妈妈们可得注意了，最好能够做下面的检查：

遗传方面：先根据家庭情况咨询相关遗传病的遗传风险，并根据医生意见做相应的检查。

生殖系统方面：可以做 B 超了解子宫体、子宫颈、卵巢、输卵管的情况，除外有无先天异常或肿瘤；必要时还可做子宫输卵管碘油造影以及宫腔镜检查等。

感染方面：需做阴道分泌物检查以排除滴虫、真菌、人乳头瘤病毒（HPV）、支原体在生殖道的感染；血液检查，以排除影响优生优育的风疹病毒、弓形虫及巨细胞病毒感染。

内分泌方面：可抽血查甲状腺功能及血糖。

免疫方面：可抽血查抗精子抗体、抗卵磷脂抗体、抗子宫内膜抗体、狼疮因子等。

另外，建议备孕妇女在准备怀孕的头 3 个月开始口服叶酸片，每天 0.4 毫克，以预防宝宝发生先天缺陷；生活行为方面，备孕夫妇要共同远离茶、酒、烟、咖啡，并每天坚持适当的锻炼。男性提高身体素质可以确保精子的质量。

在医学科技发达的今天，通过系统的孕前检查、产前检查、高科技的筛查技术等，许多在过去因高龄而产生的困扰基本上都能克服了。另外，也有学者指出，很多等到高龄才生育的父母其实拥有不少优势，毕竟其社会经济地位已经稳定，身心成熟度也普遍较高，很多事情都会比年轻父母想得周全，因此，只要用心，仍能享有为人父母的喜悦。

（刘玮　程蔚蔚）

13 孕前检查的注意事项

准备怀孕的夫妇应注意的是，在孕前检查过程中，除接受一系列的体格检查及实验室检查之外，与医生进行良好的沟通尤为重要。有些与妊娠或健康有关的隐私也应主动与医生沟通，以保证医生获得详细的信息并给予恰当的咨询和保健指导，医生也会尊重个人意愿给予相应的保密。所以，医生必须了解完整的个人医疗健康资料，才能对每对夫妇给予最实际的指导，并可及时干预某些疾病，减少疾病对母儿的影响，还可减少出生缺陷的发生。准父母们需要与医生详细讨论以下问题：

（1）月经史：不是每个妇女的月经周期都是规律的，月经周期长短直接影响排卵周期，所以要记录好自己的月经周期，了解排卵日以指导计划妊娠。

（2）生育史：就是以往怀孕的情况，包括早孕人工流产（人流）次数、人流的方式；早孕自然流产的次数、孕周；或前次早产、前次妊娠分娩的情况，有无妊娠期并发症、分娩过程中有无异常情况、上胎宝宝出生时的体重和评分等。

（3）疾病过去史：既往曾患疾病的诊断名称、治疗情况，或做过的手术名称；如该疾病目前还需用药控制，则要了解此药的名称和剂量，并要了解此药对妊娠有何不良影响等。

（4）家族史：夫妇双方家族中有无明确的疾病，有的是家族性遗传病，有的并不一定是遗传病；家族史对评估遗传病的风险很有帮助。如果需要，夫妇会被建议去专科进行遗传咨询，即使有遗传病史，也可通过目前的一些医疗手段如产前筛查、产前诊断来降低下一代的患病风险。

（5）感染性疾病：包括肝炎（甲型肝炎、乙型肝炎、丙型肝炎等）、结核病、性传播类疾病（包括梅毒、淋病、艾滋病等）。对于既往已患过这些疾病者，要了解治疗情况、随访情况、目前是否还处于病原体的活动期、若怀孕是否会导致胎儿宫内感染等。

（6）营养健康评估：了解饮食习惯，有无偏食，计算体质指数，并建议在受孕前、

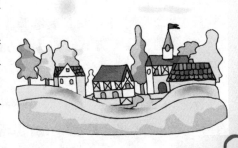

如何生个健康宝宝

备孕

后补充叶酸；男方有无烟酒嗜好、量多少，这些都可能对优生有不良影响。

（7）社会评估：目前的职业、工作环境、家庭居住条件等有无影响妊娠结局的潜在危险行为和接触史；还有家庭经济收入状况，了解可能影响妊娠计划的社会经济心理问题。

（8）遗传咨询：母亲在预产期时年龄≥35岁，产前有致畸原暴露史；药物、感染、放射线接触史；遗传病家族史，曾分娩过出生缺陷、智力低下儿；有癌症、心脏病、高血压、糖尿病等疾病；近亲结婚，不孕症，复发性自然流产，曾有胎死宫内和新生儿死亡；存在外观畸形、智力低下、发育延缓、性发育异常者。

（刘玮　程蔚蔚）

备
孕

女性备孕

14 孕育新生命，你准备好了吗

从怀孕到分娩是个神奇、伟大而又艰辛的过程。我们都想孕育出一个聪明伶俐又健康的宝宝，所以往往发现怀孕后准妈妈和准爸爸们变得倍加小心，生怕有丝毫闪失而影响到宝宝的健康。殊不知，当精子和卵子结合的时候，已经决定了宝宝的遗传特性。卵子和精子好比种子，而子宫则好比是孕育种子的土地，没有好的种子和肥沃的土地，哪能孕育出栋梁之材呢？因此，在决定结下爱情结晶的时候，受孕前我们就应该做好准备，把身体和精神调养到最佳状态，这样才能产生最强壮、最优秀的精子和卵子，再由健康的母体孕育出聪明伶俐又健康的"小天使"。那么，我们都需要做哪些准备呢？

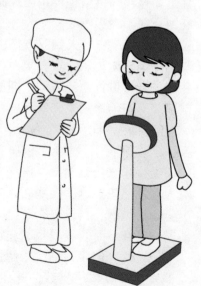

1. 制订怀孕计划

俗话说"不打无准备之仗"，孕育宝宝更是场硬仗，需要我们"周密部署"。制订怀孕计划有利于我们有条不紊地进行下面的准备，也使准妈妈、准爸爸们做好万全的心理准备，毕竟孕育新生命是对身心的双重考验。而养育宝宝的经济问题、抚养方式等也不容小觑，需精心规划。

2. 你的工作环境安全吗？

日常生活工作中，我们或多或少都会接触到有害物质，但如果长期暴露在有害环境中，有可能会引起生育能力的下降，影响胚胎的质量，从而导致受孕概率下降、流产及新生儿畸形等问题。因此，怀孕前应尽量远离噪声、辐射、化工物质、化疗药物等有毒有害环境。

3. 对不良生活习惯 Say No！

不良的生活方式是个"隐形杀手"，饮酒、吸烟、睡眠不足、生活没规律、乱服药等都有可能影响到您的生育能力和未来宝宝的健康。所以，从计划要宝宝的时候起，就要积极调整生活方式，摒弃不良的生活习惯，养成良好的生活方式，同时也是为孕期健康科学的生活方式打下良好的基础。

4. 有健康的妈妈，才有健康的宝宝

妈妈的健康是宝宝正常发育生长的基础。孕前进行全面的身体检查，排除急、慢性疾病及家族病史。一些疾病可能会导致流产、胎儿生长发育异常等，而怀孕也会使一些慢性疾病加重从而影响妈妈的健康，所以应听从医生的治疗建议，待病情好转后再怀孕，否则欲速则不达。

5. 动一动，更健康

规律而适度的体育锻炼，不仅可以促进女性体内激素的合理调配，确保受孕时女性体内激素的平衡与受精卵的顺利着床，而且可以提高准妈妈的灵活度和柔韧性，减轻分娩时的难度和痛苦。同时锻炼也能增强免疫力，从而使准妈妈们能以更强健的体魄更好地应对怀孕过程。

6. 做好宝宝的"营养供应站"

孕期，妈妈是宝宝的能量供给站，宝宝所需的营养全部来自妈妈。因此，孕前要合理营养、平衡膳食，切忌挑食，保证营养均衡、全面。怀孕前3个月即应开始补充叶酸。

除此之外，怀孕前还应多方面了解怀孕方面及抚养宝宝方面的相关知识，调整心态，略去不必要的焦虑，放宽心情，使自己能从容面对整个怀孕过程。亲爱的准妈妈们，对照以上内容，考量一下自己，孕育宝宝，你们准备好了吗？

（李坚）

15 欲妊娠，何时停止避孕

生命的孕育是一件很伟大的工程，需要夫妻双方精心准备。在准备怀孕之前夫妻双方需要进行一系列检查，排除一些慢性病、感染性疾病及其他对生育有影响的疾病。如果正在常规避孕，怎么开始"造人计划"呢？

工具避孕是许多短期内没有妊娠计划的夫妇通常会采取的避孕方法，其种类繁多，包括外用避孕药，由于是在机体局部应用，且作用时间短暂，如在正常月经后不继续使用，就可以考虑怀孕了。

对于口服避孕药，旧的观念需要更新。目前市面上流行的是新型复方短效口

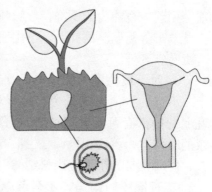

服避孕药，因其激素尤其是雌激素含量低，停药后较快就代谢掉，所以对胎儿无影响。长效避孕药由于所含雌激素类型与短效口服避孕药不同，因此可在体内产生蓄积，可能对胎儿有致畸作用。从优生优育的观点考虑，最好停药3～6个月后再妊娠。

使用宫内节育器避孕的妇女，应当在取环后恢复2～3次正常月经周期后再怀孕。无论上环时间长短，宫内环作为异物都对子宫黏膜有一定的影响。子宫是孕育胎儿的场所，子宫内膜在受精卵着床后迅速发生蜕膜变，成为胎儿发育和成长不可缺少的部分。如内膜有损伤或炎症，则犹如贫瘠的土壤，受精卵不能在其上"种植"或难以正常发育。所以，使用宫内环的妇女取环后，让子宫内膜有一个短暂的恢复期即可。

对于采取了避孕方法但却失败而意外妊娠的女性，建议应主动到医院就诊，向妇产科医生说明详情，咨询意见，正确对待此次妊娠。

（刘菊红　李坚）

16 合理"孕"动

1. 孕前的健康运动

夫妻在计划怀孕的前3个月，可共同进行适宜的体育运动，一方面，保证精子的质量；另一方面，提高妇女的心肺功能，增强盆腹肌的收缩能力，调节妇女体内激素平衡，以保证胚胎的正常着床、发育及分娩。运动强度以心跳不超过170次/分，时间不超过90分钟为宜。

2. 孕期的健康运动

妇女怀孕后往往只强调休息和增加营养，而忽视了必要的体育锻炼，这对孕妇及胎儿十分不利。孕妈咪也需要科学的体育运动，下面介绍几种适合孕妇的健康活动：

（1）家务劳动

孕妇做一些家务对身体是有益的，但要有选择性并适可而止。如孕妈妈妊娠反应较重，则不要炒菜做饭，以免引起恶心、呕吐；不要用冷水洗衣服，一次洗衣量不能过多；不要登高、抬重物等。

（2）散步

散步是一种相对安全又方便实施的孕妇运动方式，但最好避开车多、人多、坡陡的地方，选择空气比较清新的环境散步。每天保证15～20分钟的散步时间，以不觉劳累为宜。

备孕

（3）低强度有氧运动

从怀孕 3 个月起，孕妈妈每天可在固定的时间做孕妇体操或孕妇瑜伽。低强度的有氧运动可改善准妈妈肌肉组织的柔韧性和灵活性，有利于自然分娩。每次运动应控制在 30 分钟以内。

（4）游泳

孕 4 个月以后，孕妇可进行游泳练习。孕妇游泳时要有人陪伴，选择合格的卫生条件，适宜的水温和不拥挤的游泳场所，下水前要做好热身运动，游泳时间控制在 30 分钟以内，时间过长会增加病原体入侵的机会。

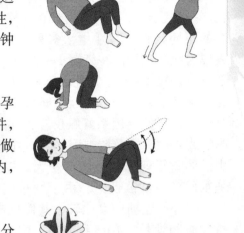

（5）Kegel 练习

Kegel 练习可以强化骨盆底肌肉，降低分娩时会阴撕裂的概率，促进自然分娩。Kegel 练习无论何时何地都可进行，具体方法是：在吸气时收紧会阴部肌肉，包括尿道、阴道、肛门的环状肌，保持 3 ～ 5 秒，注意不要屏气，匀速吸气和吐气，然后放松，重复上述练习。孕期每天做 2 ～ 3 组，每组 10 ～ 15 次，随着肌肉的强化，可逐渐增加舒缩的频率。

3. 产后的健康运动

（1）阴道分娩后的健康运动

妈咪产后应及早下床活动。自然顺产的妈咪在产后就可下床自理洗漱，而失血较多的妈咪需要等状况稳定后，大约第 2 ～ 3 天可下床做轻微的活动，如洗手、洗脸、倒开水等。满月后，根据个人情况，可适当多做些家务劳动，但要避免蹲姿和提抬重物。产后 4 ～ 6 周内，可以做一些简单的伸展运动，加速身体复原，减少腹部脂肪的堆积。另外，尽早进行 Kegel 练习，以促进盆底肌肉的弹性恢复。

（2）剖宫产后的健康运动

剖后产后可做 Kegel 练习，其他运动需等到产后 6 周，检查证实子宫复旧及切口愈合良好后才能进行，3 个月以后才可进行使用腹部肌肉的剧烈运动。

（赵丽伟　李坚）

17　妊娠期要不要性福

妊娠期，舒心的性生活能充分地将爱心和性欲融为一体，使爱的暖流传到对方的心田；使孕妇的心情愉快，情绪饱满，具有情绪胎教的作用。因此了解并掌握一定的孕期性卫生知识，使孕妇能顺利度过妊娠期，确保母婴安全。

处于妊娠期的妇女，随着机体内分泌发生变化，引起生理、心理、情感的变化，以及对生育的不同认识，其性生活多种多样。多数孕妇表现为几起几伏，在妊娠 1 ～ 3 个月时性欲较为低下，妊娠 4 ～ 6 个月性欲则显出上升状态，而在妊娠 7 ～ 9 个月性欲再度下降。妊娠 1 ～ 3 个月性欲低下的原因系妊娠反应，如乏力、恶心、呕吐或食欲不振及精神因素等，妊娠 7 ～ 9 个月由于体重迅速增加、腹部膨大，以及全身负荷加重而产生性欲低下。由于妊娠期盆腔充血明显，与非妊娠期妇女比较，其性反应出现迟缓、持续时间延长，在性高潮期，阴道不自主、规律性的痉挛性收缩减弱、频率减少。

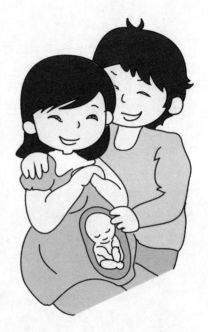

妊娠早期应避免性生活。此时小生命还没有站住脚，抓牢妈妈的胎盘尚未形成，再加上子宫处于高敏感状态，房事可以引起宫缩，导致流产。妊娠晚期同样应该远离房事，由此引起的宫缩可引发早产、胎膜早破、宫腔感染。但妊娠 4 ～ 6 个月时，子宫较为稳定，可以进行性生活，次数以每周 1 ～ 2 次为宜，切忌劳累，同时要注意性生活卫生和性交体位，选择上位或侧位，尽量避免腹部受压，动作要温柔，力度要小。高危妊娠者如前置胎盘、先兆早产、胎盘早剥、先兆子痫、宫颈内口松弛、双胎等不宜性交。对于产褥期性生活，国内外学者一致认为，无论经阴道分娩还是剖宫产，产后 4 ～ 6 周前，子宫颈尚未完全闭合，子宫内腔创面未修复，在此期间，应当禁止性生活，以防止产褥感染及偶发的会阴伤口裂开。

总之，对于妊娠期性生活，要有所节制、有所禁忌，要掌握正确的方法和时机，使其既能起到情感交流的作用，又能有效地保护妻子和正孕育着的新生命。

（胡乔飞　李坚）

18　准备怀孕了，哪些药物不能吃

药物对胎儿产生不良影响的主要因素是药物本身的性质、剂量、使用时间、用药途径和胎儿对药物的亲和性，而最重要的是用药时的胎龄。一般在卵子受精 2 周内（即停经 4 周内），也就是孕卵着床前后，药物对胚胎的影响是"全"或"无"，"全"表现为胚胎死亡，导致流产，"无"则胎儿继续存活发育，不出现异常。受精 3 ～ 8 周（即停经 5 ～ 10 周）为胚胎器官分化发育阶段，细胞开始定向发育，受到有害药物的作用后可产生形态上的异常，造成畸形。所以，停经 5 ～

备孕

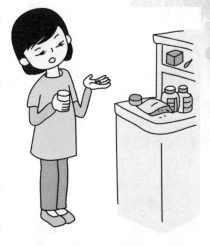

10 周是致畸的高度敏感期。如此期孕妇患有疾病必须用药，应根据病情选用药效确切同时对胎儿安全性比较大的药物。

如果孕妇已经用了某种致畸的药物，应根据用药剂量、用药时间及妊娠月份等因素综合考虑处理，早孕期服用了明显的致畸药物应考虑终止妊娠。常用的抗生素药物，如青霉素、红霉素、克林霉素等；激素类药物如泼尼松；用于治疗糖尿病的胰岛素，在孕期使用相对安全。值得注意的是，孕期妇女喜欢补充维生素，但并不是维生素补得越多越好，如过量服用维生素 A 可导致胎儿骨骼发育异常或先天性白内障。维生素 D 服用过量会使胎儿血钙过高，导致智力发育障碍。所以，孕期用药的原则为除非药物的疗效明显大于对胎儿所产生的潜在危险，否则孕期和哺乳期妇女不宜用药；若有可能，在怀孕的前 3 个月内应避免服用任何药物。如果在尚未知晓怀孕时不慎用药，应该详细阅读已服用的药品说明书，药物对孕妇是否禁忌或慎用，并应到医院就诊，进行产前咨询，医生将根据你所提供的情况，提出医学建议。

（蔺莉　陈瑛）

19　患哪些病的妇女不宜怀孕

很多医院都开设有孕前门诊，准妈妈在怀孕前，要做一次全面的体检，检查是否患有内科、外科或遗传等方面的疾病，并听取医生的建议。特别是曾有异常孕产史，如自然流产、死胎、胎儿发育畸形或新生儿不明原因死亡的女性，怀孕前更应该到遗传优生门诊进行咨询。

患下列疾病的妇女不宜怀孕

1. 全身重要脏器功能异常

（1）严重的心脏病或心功能不全

患有心脏病的妇女怀孕前必须要到心脏病专科门诊和产前门诊进行咨询，由专科医生来确定是否可以妊娠。严重心脏病如心脏病合并一些内科疾病，如慢性肾炎、高血压、肺结核、糖尿病；风湿性心脏病（风心病）伴肺动脉高压、慢性心房颤动、三度房室传导阻滞；先天性心脏病（先心病）有明显发绀或肺动脉高压；先天性主动脉缩窄等情况不宜怀孕。活动后出现心慌、气短、下肢水肿、难以平卧、体力不支等心功能Ⅲ级及Ⅲ级以上者不宜怀孕。当然不是所有患心脏病的妇女都不可以怀孕，这主要取决于心脏功能的状态，如心功能Ⅰ～Ⅱ级者可以怀孕，但要在医生的严密监护下度过妊娠期，怀孕后早期还需要再次评估心脏功能，以决定是否可以继续怀孕。也可能到妊娠中期或晚期心脏功能恶化，需提前终止妊娠。

（2）严重肾功能不全

评估肾功能不全患者能不能怀孕时需要考虑其疾病分期及病情。肾功能不全可以分为肾功能代偿期、肾功能不全期、氮质血症期及肾衰竭终末期。肾功能不全的女性在早期病情稳定时是可以怀孕的。在病情不稳时或肾功能失代偿期不宜怀孕，因为怀孕会加重肾脏负担，可能会将扩大的子宫压迫肾静脉，影响肾小球滤过，使代谢产物不容易排出，可以促使肾功能恶化。

（3）急性肝炎和慢性活动性肝炎

急性肝炎不仅累及胎儿，而且病情发展迅猛，可转成重症肝炎，甚至危及母儿生命，所以一旦孕妇患上急性肝炎，即应立即中止妊娠。慢性活动性肝炎的特点是：①病程长，超过一年，可持续几年至几十年不愈。②乏力、肝区疼痛、食欲下降等症状持续存在，出现肝脾大，质地变硬，消瘦，面色萎黄或灰暗无光等肝病面容及肝掌、蜘蛛痣等体征。③肝功能检测可有谷丙转氨酶（GPT）反复异常。此型肝炎患者症状重，预后差，怀孕后肝病恶化的可能性大，且容易发生胎死宫内，故也不宜妊娠。

（4）活动期肺结核

怀孕期卵巢激素会使肺持续充血，血液中胆固醇增高，有利于结核杆菌生长，会使结核病恶化。另外，产后还易发生血行播散型甚至全身性结核，胎儿也可能因此感染结核杆菌。或因妊娠期间需要用链霉素、异烟肼等药物治疗，可能导致胎儿畸形。患了结核病的女性，一定要等到结核病变轻微且处于恢复阶段，或肺结核病情稳定，无并发症及伴发病且停药一年之后，体内抵抗力恢复后再怀孕。

（5）其他不宜怀孕的疾病

一些慢性疾病如糖尿病、哮喘病、甲状腺功能亢进等，需要长期服用药物，为了母体及胎儿的安全，为了优生优育，也暂时不宜怀孕。如果病情稳定，已经停止治疗一段时间，可考虑怀孕。

2. 性传播疾病

部分严重的性病可通过垂直传播导致胎儿先天性感染或出生后持续感染，或引起流产、死产、先天畸形、宫内发育迟缓、早产等，所以应避免怀孕。如梅毒可导致死胎或生出先天性梅毒儿。艾滋病可通过垂直传播导致新生儿患先天性艾滋病。患有生殖道尖锐湿疣的孕妇经阴道分娩时新生儿可能被感染。所以，在患此类病期间不宜受孕。

3. 妇科疾病

妇科内、外生殖器官炎症在准备怀孕前应治愈。常见疾病如子宫肌瘤或卵巢

备孕

良性肿瘤应咨询医生，确定是否需要在孕前手术治疗，妇科上皮内瘤样病变及恶性病变应及时发现并就诊，避免怀孕后发现，耽误病情，甚至在孕期病情进展迅速，给诊治带来困难，同时很有可能要因此放弃胎儿，对患者身心都属重创。

4. 遗传性疾病

对于以往有习惯性流产、死胎、死产等不良生育史；本人或近亲中有遗传病或与患遗传病的病人结婚者；生过畸形儿或痴呆儿；本人及子女患有先天性疾病者，应进行产前遗传咨询，根据医生意见确定是否适合妊娠，同时与医生进行详细探讨。已妊娠者应于怀孕 15 ~ 18 周（约 4 个月）时施行羊膜腔穿刺术，确定胎儿有无遗传疾病。一旦查出胎儿有先天性遗传病，出生后无法存活或矫治者，应立即施行人工流产，中止妊娠。

（蔺莉　陈瑛）

20　孕前为什么要补充叶酸

叶酸是维生素 B 族中的一种，也称为维生素 B_9，是水溶性维生素。机体需要用它来生成红细胞、去甲肾上腺素和色拉托宁（神经系统的化学成分）。叶酸能够协助合成 DNA，维持大脑的正常功能，也是脊髓液的重要组成部分。因此叶酸是一种人体必需的营养物质。没有给予膳食补充的中国育龄妇女，叶酸缺乏率平均 30%，北方高于南方，农村高于城市，北方农村高达 70%，并随季节而变化。由于妊娠发生时机的不确定性，育龄妇女在有可能怀孕的情况下，应尽早补充叶酸。由于补充剂叶酸的生物利用率较高，所以建议在膳食以外口服叶酸制剂。

叶酸的作用：叶酸是预防宝宝出生缺陷的一种重要方式，准备怀孕的女性和准妈妈都需要补充叶酸（包括天然叶酸和叶酸补充剂）。

（1）有助于预防神经管缺陷

我国每年出生的 2300 万新生儿中，近 40 万患有各种先天性疾病，其中神经管畸形的发生率为 0.2% ~ 0.4%。在妊娠 3 周 ~ 4 个月，如孕妇缺乏叶酸，便可能导致胎儿出现不同程度的神经系统先天性畸形，主要表现为无脑儿、脑膨出、脑脊髓膜膨出、隐性脊柱裂等。妊娠前、后摄取足量叶酸，在中国北方地区可将神经管缺陷风险降低 85%，在南方可将此风险降低 40%。

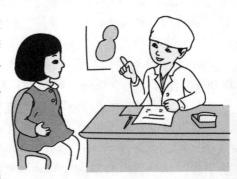

（2）有助于降低其他类型出生缺陷的风险

有助于降低其他类型出生缺陷的风险，如唇腭裂和某些类型的心脏缺陷。北

如何生个健康宝宝

京大学生育健康研究所的一项研究显示，单纯服用叶酸增补剂不仅可以有效预防神经管畸形，还可以减少新生儿15%的重大体表畸形、30%唇腭裂和35%先天性心脏病的发生，从而降低20%的新生儿死亡率。

（3）预防贫血

叶酸是制造正常红细胞的重要原料之一，有促进骨髓中幼细胞成熟的作用，对孕妇尤其重要。

（4）协助合成DNA，维持大脑的正常功能

DNA对于身体的基因图和细胞的基本结构都非常重要。因此，获得充足的叶酸，对快速增长的胎盘和和宝宝都特别重要。

（蔺莉 陈瑛）

21 孕期如何补充叶酸

怀孕期间，准妈妈为了自身营养全面，免不了会补充叶酸和其他维生素。那么，孕妇究竟该如何补充叶酸？叶酸片该吃多大剂量？在怀孕的不同阶段，叶酸的作用都有哪些呢？

事实上，孕妇补充叶酸，一是靠食补，从某些富含叶酸的食物中获取；二是服用叶酸补充剂（也称为叶酸增补剂，叶酸片）。天然食品中叶酸以叶酸盐的形式存在，其生物利用率为标准叶酸的50%，而叶酸在天然食品中几乎不存在，只能源于人工合成，其性质稳定，几乎可完全吸收，所以，最好的方式是服用叶酸补充剂。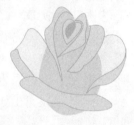

叶酸应从受孕前即开始补充，一般建议从孕前3个月开始。在美国，和孕前服用的标准剂量（400μg）不同，怀孕之后，孕妇补充叶酸的量至少要增加到600μg。在英国，英国卫生部认为，到了孕中期（从孕期第13周开始），如果不想再服用营养补充剂，可以停掉，但孕妇补充叶酸持续整个孕期也不会对你和宝宝产生有害影响。

目前，对不同阶段孕妇的叶酸推荐膳食摄入量为每天600μg，孕前每天400μg，乳母每天500mg。叶酸的作用在怀孕早期主要表现为预防神经管畸形；在中晚期及哺乳期则是为了预防贫血（巨幼细胞性贫血）。

如果服用多种维生素，一定要查看其中的叶酸含量是否充足。如果不够，应该换一种，或者服用单纯的叶酸补充剂。注意，一定不要擅自加大多种维生素的用量。如果服用的是医生开的孕期维生素，大多数包含800～1000μg的叶酸。注意查看药品说明书，如有疑问，一定要询问医生。

除非医生允许，否则孕妇补充叶酸每天的量不能超过1000μg（即1mg）。虽然这不会伤害宝宝，但叶酸量太大会掩盖恶性贫血症。

补充叶酸的注意事项

通常来说，如果具有以下情况，就需要特别注意自己服用的叶酸片剂量：

（1）对于素食者，要注意，如果服用的叶酸量太大，会掩盖维生素 B_{12} 缺乏症。如果你觉得自己有这种风险，一定要咨询医生。

（2）对于较胖者，虽然目前尚不知道原因，但似乎更有可能怀上有神经管畸形的宝宝。一定要在准备怀孕前去看医生。除了其他注意事项外，医生可能会建议你服用比普通剂量（400μg）稍多一些的叶酸补充剂。

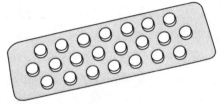

（3）如果你以前怀过有神经管畸形的宝宝，在准备怀孕前一定要告诉医生。如果不采取措施，有这种情况的女性，再生一个有神经管畸形宝宝的可能性为 2%～5%。

（4）由于神经管畸形不是 100% 由于叶酸缺乏导致的，如果能同时补充多种维生素、矿物质，效果应该更理想。所以，在补充叶酸的同时，也要多吃新鲜蔬菜、水果等富含维生素和矿物质的食物。

（5）另外，如果你的家族成员中有脊柱裂患者，或者你本人是脊柱裂患者，在准备怀孕前，都需要向医生咨询，应该服用多少叶酸。但目前中国对这种情况的指导意见尚不完全统一。一种方法认为，你从计划怀孕开始，每天要服用 0.4mg（即 400μg）叶酸，一直到妊娠结束。另一种建议则是，你每天的服用量可达 4mg（即 4000μg），直至妊娠结束。

（6）如果你有糖尿病，一定要在准备怀孕前至少 1 个月去看医生。要知道，总体来说，患有糖尿病的准妈妈生出有出生缺陷宝宝的概率是普通人的 2 倍，所以，要向医生询问你应该服用多少叶酸。但如果血糖控制得好，糖尿病孕妇的叶酸服用量和普通孕妇可以一样。

（7）如果你是癫痫症患者，正在服用某些抗癫痫的药物，也需要服用更高剂量的叶酸。你一定要在准备怀孕前至少 1 个月去看医生。因为抗癫痫药物会影响身体吸收叶酸的能力，医生多半会建议你服用更高剂量的叶酸，你需要服用比正常 400μg 的剂量高 8～10 倍的叶酸。

（8）如果你怀的是双胞胎，根据你的孕期特殊性，医生可能会给你开剂量为 1000mg 的叶酸补充剂，同时，建议你服用优质的孕期多维片。

（蔺莉　陈瑛）

22 哪些情况下女性不宜怀孕

（1）要注意避免患病期或大病初愈期受孕。

（2）要避免新婚当月受孕。

青年男女结婚前要做各种准备，往往十分疲劳。精子从精原细胞到成熟需80天时间，卵子从初级卵到成熟卵需14天时间。而新婚前的忙碌，使男女青年体力消耗较大，影响了精、卵细胞的形成质量。另外，新婚期亲朋好友前来祝贺相聚，难免吸烟饮酒量较大，而烟酒中的有害物质可直接或间接地损害发育中的生殖细胞。这种受损害的精子和卵子结合，就易产生畸形胎儿，也容易引起流产、早产或死胎。另外，一些新婚的夫妇也要注意避免在蜜月旅游中受孕。因为在旅途中难免早出晚归，长途跋涉，生活很难有规律，若性生活较频以致怀孕，一系列不良因素可能影响胚胎，很容易发生先兆流产和疾病。

（3）避免孕前接触放射线和剧毒物质。

一般宜在照射X线4周后受孕。如反复接触剧毒农药和化学品，需停止接触1个月后受孕，以避免胎儿畸形。

（4）应停止烟酒2~3个月后再受孕。

（5）避免产后、流产后立即受孕。

应至少半年后再受孕。产后、流产后子宫等生育器官恢复正常需要一定的时间。怀孕使生殖系统发生变化，而且全身各系统都将随之发生相应的变化。怀孕一旦被中断，全身各系统的变化加上人流等对母体的损伤都需要一段时间才能恢复。流产后若很快再次怀孕，受精卵在尚未恢复好的子宫内膜上再次着床，便容易发生自然流产。反复流产不仅影响妇女健康，还增加治疗的困难。一般来说，流产后半年至一年后再怀孕较好。

（6）口服长效避孕药一般应停药后6个月再怀孕，若长期服用某种药品，应请医生指导以确定此药物对受孕的影响。

（7）避免情绪压抑时受孕。

不要在情绪压抑时受孕。人一旦处于焦虑、抑郁或有沉重思想负担的精神状态下，不仅会影响精子或卵子的质量，即使受孕，也会因不良情绪的刺激而影响母体的激素分泌，使胎儿不安、躁动，影响生长发育甚至发生流产。

（8）避免注射风疹疫苗后3个月内怀孕。

如果在3个月内怀孕，不能确定疫苗中的病毒是否会影响胎宝贝，引起发育异常。因此要等体内该病毒完全消失后再受孕。

（蔺莉　陈瑛）

23 孕前准备：有所为

1. 适量运动 保持合适身材

计划怀孕前，女方应先调整好身体，以便在怀孕期和哺乳期间一直都将身体保持在最佳状态，承受养育胎儿、教育胎儿的重任，胜任怀孕、分娩时体力的消耗。可以进行慢跑、游泳、瑜伽、登山、跳舞等锻炼。应保持每天30分钟左右的运动时间。或者至少，每40分钟站起来舒展一下身体，坚持2个月以上，就可以达到增强身体素质的目的。专家发现了两个极端——太重或者太轻的人都不容易怀孕。有些女性为了保持婀娜身材，每天只进食很少的食物，如果女性体内的脂肪量低于维持正常月经周期的最小值，会造成下垂体分泌促卵泡素和促黄体素不足，使卵巢减少卵子的生产，渐渐引发不排卵和不孕症。而体重过重则会造成内分泌失调，易患多囊性卵巢症及多毛症，进一步可能导致不孕症。因此准妈妈要想正常受孕，须注意健康饮食，不要盲目减肥。

2. 孕前注意碘的补充

碘是人体中一种必需的微量元素，是合成甲状腺激素的原料，缺碘可导致甲状腺激素的合成和分泌减少，而甲状腺激素又是人脑发育所必需的内分泌激素。人脑在形成时有两个发育、分化的旺盛期，也是最容易受损害的时期，科学界把它称为脑发育的临界期，一是胎龄10~18周，这是神经母细胞增殖、发育及分化、迁徙、形成脑组织的时期；二是生前3个月至生后2岁，即脑发育成熟的主要阶段。这两个阶段需要更多的碘来合成足量的甲状腺激素供应脑发育，若缺碘严重，就会造成不同程度的智力损害，轻者会导致5~10个智商的丢失，重者导致呆傻，而且缺碘造成的智力损害是不可逆的。孕妇缺碘除可造成胎儿脑发育障碍外，胎儿出生后还可表现为明显的智力低下和精神运动障碍，如聋哑、偏瘫和身材矮小等典型克汀病的表现，重者可造成畸形、早产、流产、死胎及新生儿死亡。

食用合格的碘盐是防止碘缺乏症的有效手段，碘盐要注意随吃随买，贮存时间不宜过长，贮存时应加盖，避免日照、防潮，装有碘盐的袋口应用绳子扎紧，放于阴凉处。食用时不要用油炸，要等菜熟或炖煮出锅时放盐，这样才能保证碘的含量。此外平时应多食用海产品，如海带、海蜇、海虾、牡蛎、黄花鱼、海藻、虾皮、紫菜及豆制品，也可补充体内的碘。

3. 补充钙剂和铁剂

怀孕中后期，容易发生缺铁性贫血，受孕后再去补充为时已晚，特别是原本营养较差的女性。因此，在孕前应多食用鱼类、牛奶、奶酪、海藻、牛肉、猪肉、鸡蛋、豆类及绿、黄色蔬菜等食物，在体内储存丰富的铁和钙，以免怀孕后发生铁缺乏。研究发现，玉米麦片粥中的铁吸收率为3.8%，添加50~100 mg维生素C后，铁吸收率增加10倍；添加维生素C并同时饮茶，只能使铁吸收率增加2~5倍，因此，除了增加膳食铁外，更应该增加膳食中有利于铁吸收的成分，避免过多的干扰因素。中国人膳食结构以素食为主，含钙量本来就低，普遍钙摄入不足，再加上喝咖啡、拒晒太阳、抽烟、喝酒等"恶习"，更使缺钙现象雪上加霜。最新"全国居民营养与健康状况调查"显示，中国人每日从膳食中摄入的平均钙量仅为 389mg，与中国营养学会推荐的 800mg 相距甚远。一旦怀孕，对钙的需求量更是与日俱增。而孕期充足的钙营养可降低母亲妊娠期高血压疾病的发病风险。所以，怀孕前营养储备充足，对胎儿的生长发育和妈妈自身的健康，都大有裨益。

4. 孕前预防性接种风疹疫苗

风疹是一种由风疹病毒引起的急性传染病，孕妇若在妊娠 3 个月内感染风疹病毒，病毒可以通过胎盘感染胎儿。风疹一年四季均可发病，春季发病率较高。怀孕 2 个月内感染的孕妇，胎儿畸形率 100%；2 个月以后感染者，胎儿畸形率为 26%；6 个月后感染者，胎儿畸形发生率仍有 4%。风疹的发病率主要决定于育龄妇女的免疫状态和风疹的流行程度，当孕妇风疹抗体滴度大于 1：20 时，才有保护作用。据流行病学调查，我国各地育龄妇女风疹抗体大多呈阳性，但达到保护水平的不多。

要避免风疹对孕妇、胎儿的危害，关键在于预防。给育龄妇女接种风疹活疫苗，是直接保护的免疫方案。注射疫苗后，抗体阳转率在 95% 以上，保护率达 90% 以上，但注射后 3 个月之内要避免受孕。风疹疫苗注射 1 次，保护时间持续 10 年左右，无不良反应，安全有效。

5. 提前 6 个月看牙

牙病不仅影响准妈妈的健康，严重的还会导致胎儿发育畸形，甚至流产或早产。因为孕期如果出现牙周和其他牙齿疾病，不管从治疗手段，还是用药方面都会有很多禁忌，因此应该在孕前防患于未然。

（蔺莉　陈瑛）

24 孕前准备：有所不为

1. 吸烟

吸烟对人类胚胎的致畸作用越来越受到重视，妇女妊娠后无论是主动还是被动吸烟，对胎儿都有很大影响。烟草中的尼古丁、一氧化碳和多环芳香烃对胎儿最有害。吸烟引起胎儿畸形，主要是由于香烟中的尼古丁可以通过胎盘到达胎儿体内，并可引起血管痉挛，烟叶中的一氧化碳等毒物进入胎儿体内，与血红蛋白结合，使血红蛋白携氧能力降低，碳氧血红蛋白含量增高，血液运输氧的能力减弱，细胞缺氧，直接引起胎儿

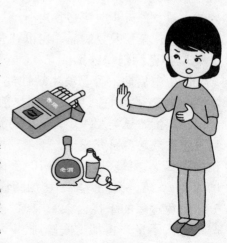

备孕

缺血、缺氧，致使发育迟缓，易早产，降低胎儿体重，也影响体格和智力的发育，严重时亦可能危害胎儿生命。美国学者的研究结果表明，14%的吸烟孕妇出现流产、早产或分娩低出生体重儿，婴儿体格和智力发育迟缓。

女性吸烟严重影响性激素的分泌，烟草中不仅存在对健康十分有害的尼古丁，还存在一种称为多环芳香烃的物质。这种物质可以黏附于卵巢细胞受体上，对卵子产生毒害作用，致使卵子死亡，导致女性不育；并容易造成月经不调，此外，妇女长期吸烟或被动吸烟，也可引起食欲缺乏，体重及抵抗力下降，增加肺癌的发生率。因此，如果你已有要宝宝的计划，应尽量在怀孕前戒烟，戒烟需要时间和毅力，为了宝宝的健康，怀孕前戒烟是势在必行的。目前孕期吸烟的妇女仍有15%～30%，可见戒烟是一个艰难的过程，一定要有充分的思想准备，不要半途而废，坚持就是胜利。

2. 饮酒

乙醇（酒精）对人类胎儿神经系统有害。它作为抑制因子，降低神经细胞的活性，抑制神经传导。饮酒看起来是刺激了成人的行为，实际上是抑制了神经通路。由于酒精的化学溶解特性，酒精作为水溶性和脂溶性制剂很容易穿过机体的细胞和组织，与任何机体细胞相互作用，对中枢和周围神经系统产生毒性作用，造成肝损害、肾损害。通过胎盘，包括胚胎细胞，可以杀死胚胎的原始细胞。酒精对全身各个系统，包括生殖系统，都有一定的危害，可使精子结构发生变化，卵巢发生脂肪变性或排出不成熟卵子，使受精卵的质量下降。早在20世纪90年代，就已经证实酒精可引起胎儿畸形，只要在母体中测出酒精含量，就会引起胎儿的一系列疾病，尤其在胚胎形成时期，其毒害作用与饮酒的时间和酒量有关，越在妊娠早期，饮酒的量越多，致畸作用也就越明显。

因为认知能力低下，患有"酒精综合征"的儿童经常在学校打架斗殴。但是其诊断经常延迟或无法确诊。因为他们和其他正常儿童在外表上无任何差别。行为能力缺陷在"酒精综合征"患儿中也多见，这种缺陷与犯罪有关。胎儿期暴露于酒精的儿童更有酗酒的倾向，妇女在孕期摄入微量酒精，就会提高婴儿对酒精气味的敏感度。关于妊娠和酒精的问题，美国联邦政府于2005年2月21日提出如下建议：

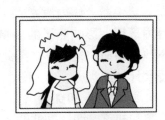

1. 孕期不建议摄入任何酒精；

2. 酒精对任何时期的胎儿均有害；

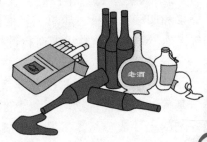

3. 胚胎期酒精造成胎儿的认知障碍和行为缺陷是永久性的；

4. 酒精造成的出生缺陷是完全可以避免的；

5. 正在考虑怀孕的妇女应该戒酒。

3. 喝咖啡

越来越多的证据表明每天摄入大量的咖啡因可能会直接影响人类的健康。美国医学专家在一项调查中发现，咖啡中的咖啡因会使神经兴奋性增高，过度饮用会影响体内分泌性激素，从而使女性患上不孕症。所以女性喝的咖啡越多，怀孕的概率越小。

4. 滥用补品

美国科学家发现，过量服用复合维生素中的叶酸会影响女性排卵，其中的维生素 C 会引起子宫颈黏液发生改变，阻止精子穿透，造成不孕。

盲目服用补品或药物，使受孕的可能性下降。有些保健品含有雌激素，短期服用可能会感到精神愉悦、精力旺盛，但是如果长期服用，可能会导致内分泌紊乱，影响受孕。

5. 多次做人流手术

人流手术对女性的生殖器官有损害作用。频繁意外怀孕后的反复流产是对生育力最大的透支。专家说，钳刮子宫内膜，使子宫壁变薄，内膜越来越少，甚至因为刮宫过重，累及部分子宫膜的基底层，使受精卵很难着床。其次，堕胎术后易感染，引起妇科炎症，进而影响精子的活动力和生存时间，一样可以降低受孕能力。此外，如果手术不当引起感染或术后不能很好休息，都容易导致输卵管阻塞、子宫内膜异位等问题，造成不孕。尤其是多次人流，可能失去再生能力，引起月经过少甚至闭经。并且人工流产后，妊娠突然中断，体内激素水平骤然下降，从而影响卵子的生存内环境，影响卵子的质量和活力。每一次流产，都会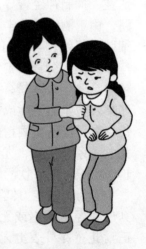使不孕率增加 3% ~ 5%。因此，女性应该尽量减少无谓的人流痛苦，以免影响日后受孕计划的实施。

6. 睡眠缺乏和久坐

睡眠缺乏，即经常性的熬夜，不仅降低体内免疫功能，还会影响体内激素的分泌和卵子的质量。经常久坐而不愿意起身活动，容易造成盆腔气血循环障碍，气滞血淤容易导致淋巴或血行性栓塞，造成输卵管不通，引起不孕。

7. 染发烫发

烫发剂中含有大量的化学刺激物，如碱性硝基化合物、过氧化物、硝基、氨基等芳香类化合物均不利于准妈妈的健康，并可诱发皮疹和呼吸道病症。染发剂的主要成分是苯二胺、对氨基酚和对甲苯二胺，这些化学物质虽然能使头发具有良好的光泽和天然色彩，但其中的甲苯二胺分子量小，易渗透至发髓，并引起皮肤过敏，出现红肿、疹块、水疱、瘙痒等症状，还会诱发哮喘、贫血等疾病，不利于准妈妈的身心健康。如果经常染发，加上清洗不干净，染发剂中的化学物质不仅会破坏发质，伤害头发，而且还可通过皮肤吸收，在体内蓄积中毒，甚至诱发癌瘤。有毒的化学物质一旦通过血液循环到胎盘中，还可能使胎儿畸形、智力低下等。

8. 口红

口红是由各种油脂、蜡质、颜料和香精香料等成分组成的。其中，油脂通常采用羊毛脂，羊毛脂除了会吸附空气中各种对人体有害的重金属微量元素外，还可能吸附大肠埃希菌进入胎儿体内。孕妇涂抹口红以后，空气中的一些有害物质就容易被吸附在嘴唇上，并随着唾液进入体内，通过胎盘组织使胎儿受害。

（蔺莉 陈瑛）

25 为好孕先避孕

看到这样的标题，很多人会有疑问：准备怀孕为什么要先避孕呢？其实为了生一个健康的宝宝，先认真避孕真的很重要。

1. 休养生息，好孕的前提

所谓好孕，就是需要好种子，好土地，结出好的果实，而避孕，恰恰就是留出一定的时间，为好孕做好充分的准备，创造十分安全的环境，是好孕的前提。女性的卵巢是产生种子的地方，女性的子宫是播种和成长的土地，任何环节有问题都不能有"好孕"，甚至都不能孕了。所以孕前要积极调理女性的身体，让种子优良，土地肥沃，才有可能结出硕大而甜美的果实，而任意无计划的"播种"，可能结出的"果实"良莠不齐，意外受孕经常陷入胎儿能不能要的矛盾之中，而且不管出于什么原因，如果三番五次地人工流产，很可能还会造成土地"贫瘠"和"荒芜"，别说好孕，就连身体健康及正常怀孕都不能保证，因此认真合适的避孕，是好孕的保证。准备怀孕前，一定要选择最适合自己的方式来避免意外的"中招"，避孕期间夫妇双方进行必要的检查，了解身体状况是否适合妊娠，双方都要注意从饮食、锻炼、生活习惯等多方面调理身体状况，纠正不良嗜好，避免过度饮酒、吸烟等，使身体达到最佳状态，阅读受孕、孕期保健等相关知识，从理论上和心理上做好即将成为妈妈的准备，最终才会"好孕成真"。

2. 孕前检查和孕前咨询是必要的

全面的孕前检查可以了解身体基本的健康状态，排除暂时不宜怀孕的疾病，避免出现意外怀孕后到底"留"还是"流"的困扰。同时，孕前咨询可提高妊娠的计划性，对夫妇的健康状况、治疗措施、生活行为、慢性病、遗传病资料作出详细评估，指导适宜妊娠的时机，改变对胎儿有害的治疗方法。

孕前检查主要包括对夫妇双方疾病史的了解和进行系统的身体检查。男性需要进行常规体检，而女性则常常需要检查乳房、口腔以及盆腔情况等，需要化验血常规、尿常规、肝肾功能、TORCH、性激素及白带检查等。需要引起注意的是，近年来，由于多种原因导致宫颈癌发病率增高，发病年龄提前，尤其是妊娠期宫颈癌，因此，妊娠前应进行宫颈细胞学检查，排除宫颈癌的可能，避免妊娠期治疗的困难。

孕前咨询可提醒夫妇避免在计划受孕前、后接触对胚胎有不良影响的因素。从不经意的伤害到有意的避免，可以降低先天缺陷及妊娠并发症的发生。在美国孕前咨询的原因有：医疗或生殖问题占52%，遗传风险占50%，HIV占30%，HBV占25%，酒精问题占17%，营养问题占54%。而对于慢性病，可以给予治疗及改变治疗药物，避免胚胎受影响及发生先天缺陷。

3. 有意识选择合适的受孕时间，可以为"好孕"加分

夏末秋初是人类生活与自然最适应的季节，也是受孕的最佳季节。这个阶段，气候温和适宜，风疹病毒感染及呼吸道传染病较少流行，可使胎儿最初阶段的发育环境较为安定，对于预防畸胎保证"好孕"最为有利。如果在这个阶段怀孕，孕早期，正值新鲜水果蔬菜大量上市，对于早孕反应明显的准妈妈，可以不断变换口味，改善饮食，保证维生素等营养物质的摄取，孕中期，各种粗粮及坚果均到成熟期，可以提供更为新鲜丰富的相关营养，为"好孕"提供了充足的物质保证。而孩子将出生于第二年的春末夏初，气温适宜，宝宝的着装、沐浴都会方便很多，照顾起来会更方便，宝宝也会更舒适的成长。由此认为可以认为每年夏末秋初受孕是比较好的受孕时间，而想要在理想的时间受孕，当然首先要做好其他时间的避孕工作。如果避孕失败，一般来说流产是需要相当慎重的，对于尚未生育的女性，若没有特殊原因，建议不要轻易行人工流产术及药流术。

（蔺莉　陈瑛）

26 没有妊娠计划时何种避孕方式合适

避孕是应用科学手段使妇女暂时不受孕。主要控制生殖过程中的3个环节：①抑制精子与卵子产生；②阻止精子与卵子结合；③使子宫环境不利于精子获能、生存，或者不适宜受精卵着床和发育。对于没有妊娠计划的新婚夫妇，何种避孕方式合适呢？原则上既要安全有效，又不能影响以后的生育能力，因此首选男用避孕套，偶有避孕套脱落或破裂时，可用紧急避孕方法；其次，选择口服短效避孕药；此外，还可以选择女用外用避孕药；不建议短期内计划妊娠者选用宫内节育器。

1. 男用避孕套

避孕成功率为80%～98%。原理：避免精子与卵子相遇；方法：在性交前，由男方套在生殖器上。优点：丝毫不干扰妇女生理，还可以防止性疾病传播，操作方便。

2. 口服短效避孕药

避孕成功率为99.9%。原理：用药物抑制排卵及使子宫内膜发生变化；方法：首次服用应该在经期的第1～5天开始，每天1片，不要间断，功效从服药之后14天开始，每周期21片。优点：近些年生产的口服避孕药激素含量低，药物副反应小，对女性生理干扰少，而且已经证实对随后的妊娠没有影响，还有利于女性皮肤的美观，使皮肤细嫩，减少痤疮，对部分月经不调的妇女还可有调经作用。

3. 外用避孕药

避孕成功率为96%以上。原理：本品通过化学杀菌和物理屏障作用，1分钟内杀灭多种性病病原体和精子，从而起到避孕目的。用法用量：使用特制推进器。在入睡或房事前3分钟，将4.2ml膏液一次性注入阴道内即可，功效持续8小时。优、缺点：每次房事前使用，不必医生处方或施行手术，因而较为灵活。药物不被身体吸收，因而对身体并无任何影响。但需正确操作，否则失败率较前两者增加。

4. 安全期避孕法

避孕成功率为70%～80%。原理：根据排卵规律避免排卵期性生活以减少受孕；方法：月经规律的女性，大约在预算的下次月经前14～16天排卵，在此日期前后2～3天内不安全，其他日期是安全期。优、缺点：最受男性欢迎，因为可以在习惯于各种"严防死守"的避孕措施之余，享受到一种伊甸园里才有的乐趣，但妇女的排卵往往受生活环境、情绪、健康或性生活等影响而改变，甚至有时会出现额外排卵。因此，自然避孕法不是十分可靠，一定要把握好。

5. 紧急避孕药

要求在无保护性交或避孕失败的性生活后24小时内首次使用，最迟不超过48小时。原理：改变子宫内膜，使孕卵不能着床。优、缺点：紧急避孕不应作为经常使用的避孕手段，因为它不能阻止排卵和受精，此种药物对子宫内膜和内分泌干扰很大，用后往往有不正常出血和月经紊乱。

6. 宫内节育器

避孕成功率95%以上。原理：妨碍受精卵在子宫着床；方法：由医生放入子宫内；优、缺点：环的放置和取出需要一定的操作，放环后可能会有经量增多、经期延长、子宫损伤或诱发炎症。

（颜士杰 徐玉萍）

27 停服避孕药后多长时间怀孕好

对于长期服用避孕药物的女性，到底停药多久怀孕才安全呢？

首先我们需要了解避孕药对胎儿有哪些不良影响。避孕药对胎儿有无影响尚存争议，最近英国对5500名服药妇女进行观察，未发现口服避孕药对下一代有不良影响，其畸变率、流产率无明显差别。但更多资料表明，避孕药对胎儿是有一定影响的，避孕药主要由雌激素和/或孕激素组成，不同的药物其雌孕激素的含量有差别。大剂量的性激素可能引起胎儿生殖器发育异常（女性胎儿男性化，男性胎儿女性化），并增加发生腭裂及脊椎、肛门和心脏畸形等的概率。

长效避孕药及传统的短效避孕药如1号短效避孕药，主要由人工合成的雌孕激素构成。其炔雌醇的生理效能是人体内产生的雌激素的10～20倍，炔诺酮的生理效能是人体内产生的孕激素黄体酮的4～8倍。如果停了此类药物后马上怀孕，可能会造成下一代的某些缺陷。因此建议停服6个月以上再妊娠。

新一代短效避孕药如妈富隆等，其所含有的雌孕激素量明显降低且代谢快，因此可以适当缩短停服药物与妊娠之间的间隔时间。有些专家认为停药后月经恢复即可受孕。

由于目前对长期服用避孕药对胎儿的远期影响还没有足够的把握，为慎重起见，专家主张要按怀孕的计划时间提前停服避孕药，改用其他避孕方式如避孕套。具体需要停药多久应到专科医生处就诊咨询，医生会根据您所服用的药物种类及服用时间给予指导。

（颜士杰　徐玉萍）

28 取环后多久能怀孕

宫内节育器就是俗称的避孕环，由于其对人体全身功能干扰较小，且长效、方便，因此被广泛使用。宫内节育器种类繁多，但都不外乎是通过机械、化学或生物等途径改变子宫腔的内环境，干扰孕卵着床来达到避孕的目的。宫内节育器并不影响妇女的卵巢功能，每月仍有正常的排卵，而一旦取出节育器，子宫腔的微环境即可恢复正常，随时都可能怀孕，但为了"好孕"，为了"优生"，我们认为，取环后不宜立刻怀孕，最好等3～6个月后再计划妊娠。

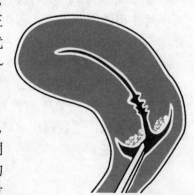

为什么这么说呢？

首先，避孕环种类很多，避孕原理也有差别，取环后有些避孕环的作用不能立刻消失。例如，铜制的避孕环可以释放铜，宫腔局部会有一定浓度的铜存在，不仅不利于受精卵着床，还影响胚胎的发育，可以导致畸胎或者自然流产；曼月乐是一种特殊的节育器，含有激素，每日恒定释放左炔诺黄体酮 20μg，通过高浓度孕激素对子宫内膜局部的影响而发挥避孕作用，虽然对身体及卵巢功能几乎没有影响，但放置此类节育器后，会引起子宫内膜萎缩，部分妇女会闭经，需要给内膜一定的时间修复，以减少流产的发生。

其次，宫腔内放置的节育环无论放环时间长短，都可使子宫内膜出现无菌性炎症反应，白细胞和巨噬细胞增生，宫腔微环境发生改变。同时，环在宫腔内时对周围组织和器官的刺激有时也会引起慢性非细菌性炎症，会对子宫内膜等组织有一定损害和影响，这些因素对于胚胎或胎儿的生长发育十分不利，有可能会使新生儿发育出现缺陷。

另外，上环和取环本身就是一种侵袭性的手术操作，会有感染及出血的可能，所以术后均应预防性抗感染治疗，而且应该禁房事及盆浴半月以上。

综合上述因素，建议曾经使用避孕环避孕的女性，若在取环后计划怀孕，要等待一段时间，最好 3 个月经周期后再考虑受孕，以便留给子宫内环境一段恢复时间，利于优生。当然，在取环后等待怀孕的这段时间，必须采用其他方式避孕，男用避孕套就是一个很好的选择。

（颜士杰　徐玉萍）

29 卵巢恶性肿瘤治疗后有生育可能吗

卵巢癌是妇科较常见的恶性肿瘤，较难早期发现，对女性的生育能力、生理功能乃至生命都有严重的威胁。患了卵巢癌，首要的治疗是"保命"，规范的卵巢癌治疗是手术加化疗。而手术的范围较大，除了要切除子宫、双侧卵巢和输卵管外，还要切除腹膜后淋巴结、大网膜和阑尾等。患者因此会失去生育能力。

但有些情况下可以考虑保留患者的生育功能，我们也有卵巢癌患者治愈后妊娠分娩健康孩子的先例。那么哪些情况下可以考虑保留生育功能呢？主要与卵巢癌的病理类型和癌症的期别有关。

卵巢恶性肿瘤病理类型很多，主要包括上皮性恶性肿瘤、生殖细胞来源的恶性肿瘤、性索间质来源的恶性肿瘤及其他一些转移癌等。生殖细胞来源的恶性肿瘤往往容易发生在年轻女性甚至是儿童中，恶性程度较高。但幸运的是这类恶性肿瘤大多数对化疗很敏感，手术加化疗治疗后部分患者可以治愈。因此对于这类患者，只要对侧卵巢无病变即可考虑保留生育功能。另外，对于 Ia 期、低级别的上皮性肿瘤和性索间质恶性肿瘤也可考虑行保留生育功能的手术。所谓保留生育功能的手术范围是：切除患侧卵巢及其他肉眼可见病灶，切除盆腔及辅助动脉旁淋巴结、大网膜、阑尾，术中剖视对侧卵巢，确定无癌灶后保留子宫及健侧卵巢。术后要进行规范的化疗，全部疗程结束后，最好随访 2 年以上，肿瘤无复发

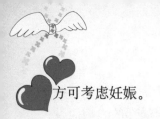

方可考虑妊娠。

（马荣　孙秀丽）

30 化疗后还可以要孩子吗

随着肿瘤的年轻化，有很多年轻女性因各种恶性疾病需要化疗，如血液系统疾病、其他实体恶性肿瘤患者等。有些患者还有生育要求，那么经过化疗后到底还能不能要孩子呢？答案是肯定的，只要原发病治愈、患者还有生育能力就可以要宝宝。但是要在专科医生的指导下，根据每个患者的具体情况而定。

首先要确定还有没有生育能力。一些妇科的恶性肿瘤需要切除子宫及卵巢，那么患者就没有生育功能了，如果这类患者还有很强烈的生育要求，也可以考虑在手术前取部分卵母细胞冻存（之前要确保未受癌症侵及），以后可以考虑体外授精及代孕。如果保留生育功能，那么要考虑的是：①卵巢功能是否正常；②何时可以考虑妊娠？

化疗药物大多对卵巢功能有破坏，我们在临床上经常见到一些病例，患者因白血病等行化疗治疗，治疗结束后月经不再来潮，卵巢无功能，从而丧失了生育能力。因此在化疗过程当中应注意对卵巢功能的保护。对于年轻女性，化疗前可以用 GnRHa 类药物让卵巢处于休眠状态，可以减轻化疗对卵巢的伤害。

恶性肿瘤治疗后都需要终身随访，最好经 1 ~ 2 年的随访确定无复发后再考虑妊娠。有报道称化疗患者的后代中先天性畸形的发病率、流产、早产、死产略高于一般人群，但仍需要进一步研究证明。

（马荣　孙秀丽）

31 早期子宫内膜癌可以保留生育功能吗

子宫内膜癌是妇科较常见的恶性肿瘤，标准的治疗方案是：全子宫双附件切除术加盆腔及腹主动脉旁淋巴结切除术，术后根据手术病理分期酌情予以辅助治疗。患者因此不仅失去了生育机会，还因为切除卵巢而提早进入更年期。3% ~ 15% 的子宫内膜癌发生在 40 岁前。年轻的子宫内膜癌患者往往合并有不孕。因此，能否在治疗的同时保留患者的生育功能，改善她们的生活质量，是越来越受到关注的话题，医生们也在不懈地努力以帮助患者实现生育下一代的心愿。

子宫内膜癌患者应由医师评估病情后，经患者和家属知情同意，在医师严密监测下对部分患者进行保留生育功能

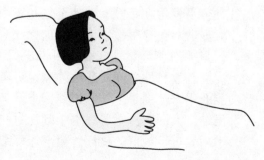

备孕

的治疗。

首先，只有病变为 Ia 期病灶局限且为低级别病变者才可考虑行保留生育功能的手术。治疗的方法是在宫腔镜下切除病灶并进行全面刮宫，然后予以大剂量孕激素治疗，每 3 个月要刮宫取内膜进行病理检查，在病情完全缓解后继续治疗 3 个月，之后可在医生的严密监护下试孕，必要时可进行辅助生殖治疗。国内外均有子宫内膜癌患者经保守治疗后成功妊娠分娩的报道。产后 6 周应再行诊刮判断内膜的情况。关于完成生育后是否切除子宫尚存争议，但笔者认为以切除为宜。

患者需要清楚地了解保守治疗的风险，在试孕的过程中可能疾病复发及进展，所以一定要严密监护，定期检查，一旦发现疾病进展要及时治疗。

（马荣 孙秀丽）

32 孕前检查发现宫颈上皮内瘤样病变该如何处理

CIN 是子宫颈的癌前病变，是由于宫颈持续性感染了人乳头瘤病毒所引起的一种宫颈病变。根据病变所占上皮的比例不同，CIN 分为 CIN1、CIN2、CIN3。有时也将 CIN 分为高级别（包括 CIN2、CIN3）和低级别病变（CIN1）两类病变。通常，宫颈低级别病变主要由低危型 HPV 感染引起，高级别病变多数由高危型 HPV 持续性感染所引起。从感染 HPV 病毒到引起宫颈上皮内病变，直至宫颈癌，是一个漫长的过程，大约需要 5 ~ 8 年的时间。无论是哪个级别的 CIN，都会有病变消退、持续存在、进一步向前发展等 3 种情况存在。级别越低，病变逆转的机会越大，向前进展的概率越低。级别越高，病变进展的风险越大。通常来说，CIN1、CIN2、CIN3 进一步向前进展的比例分别为 15%、30%、45%。CIN1 向 CIN2、CIN3 进展也不是一蹴而就的，同样需要经历漫长的过程。

多数 CIN 不会导致女性出现不适，无临床症状，经常在查体时被发现。怀孕之前应进行宫颈细胞学检查，了解宫颈有无病变存在。宫颈细胞学只是一种辅助检查，并非最终诊断，它是根据宫颈上皮的脱落细胞形态学检查，了解宫颈目前是否有疾病。细胞学结果异常者，需要进一步行阴道镜检查，并在阴道镜下取活检进行组织病理学检查，才能明确宫颈是否存在 CIN。

孕前检查发现 CIN 时，是否需要治疗主要依据 CIN 的级别。一般而言，高级别病变需要治疗后再妊娠，低级别病变可以随诊观察。治疗可以选择物理治疗（冷冻、微波、电熨、激光、超声聚集等）或切除性治疗（宫颈电环切 LEEP 术、宫颈冷刀锥形切除术等）。治疗方法的选择是对患者的年龄、病毒学结果、细胞学结果、阴道镜图像、病理学结果、宫颈转化区类型、病变累积的范围等多个方面进行综合评估后而确定的。满意的治疗后 3 个月即可以计划妊娠。宫颈低级别病变可以先计划妊娠，如一年内未妊娠应复查，以了解病变是否消退或是否持续存在或是否进一步向前发展。

（赵昀　魏丽惠）

33 宫颈人乳头瘤病毒感染能怀孕吗

目前尚无人乳头瘤病毒（HPV）对妊娠期母婴存在明确危害需要终止妊娠的证据，如只是宫颈 HPV 感染而没有 CIN，应不影响女性怀孕。

HPV 是人乳头瘤病毒的简写。HPV 是一种非常常见的病毒，文献报道，女性一生中 HPV 的累积感染率可以高达 70%～80%。地区不同，HPV 的感染率也不同。我国育龄期女性 HPV 感染率为 10%～15%，不同地区略有差别。国外一些地区报道 HPV 感染率高达 40% 左右。HPV 大约有 100 多种亚型，依据需要，有多种不同分类。例如，根据感染的部位不同可以分为生殖器类和非生殖器类。目前临床上常用的是根据病毒与肿瘤的关系分为高危型和低危型。高危型最常见的是 16 型和 18 型，低危型最常见的是 6 型和 11 型。HPV 病毒与多种肿瘤有关，如宫颈、咽、肛门、口腔、喉、外阴、阴茎等部位的肿瘤，其中最密切的是宫颈癌。目前已经明确，高危型 HPV 的持续性感染是宫颈癌的病因。但并非只要感染了 HPV 病毒，就一定会发展为宫颈癌。病毒的感染者是大多数人，而真正患癌的只是少数人，感染者犹如金字塔的基座，而宫颈癌发生者只是金字塔的塔尖。多数女性只是一过性感染 HPV，可以是隐性携带者或引起疣一样的病变，8～10 个月常可自行消失。只有持续性的高危型感染才可以导致宫颈高级别病变或宫颈癌的发生。孕前检查如发现有癌前病变（CIN），应到医院治疗后再怀孕。

多数女性担心宫颈 HPV 感染会影响胎儿的健康。目前尚无明确的 HPV 感染对胎儿致畸的报道。

（赵昀　魏丽惠）

34 早期宫颈癌患者可能保留生育功能吗

早期的宫颈癌患者可以保留生育功能。

子宫颈癌发病率居女性恶性肿瘤的第二位，仅次于乳腺癌。我国子宫颈癌的发病率和死亡率均约占世界 1/3。宫颈癌病因明确，持续性 HPV 感染是疾病的元凶，性行为是主要的传播途径但并不是唯一的途径。从感染 HPV 到发展为宫颈癌需要一个漫长的病变过程，医学上称为癌前病变，一般而言需要 8 年左右的时间，这期间多无症状，常通过查体被发现。宫颈癌前病变阶段称为宫颈上皮内瘤样病变（CIN），根据病变累积上皮的程度分为 CIN1、CIN2、CIN3 级。

CIN 及宫颈癌的发病有年轻化的趋势。随着宫颈癌筛查手段的提高及患者自我保护意识的提高，越来越多的早期宫颈癌被诊治，患者经过及时恰当的诊治后

备孕

可能痊愈。这类人群中有部分还有很强烈的生育要求。在保证疾病治愈的情况下，可以根据具体情况慎重地保留生育能力。目前对于宫颈癌保留生育功能的手术治疗仅限于 Ia 期和 Ib 期肉眼可见病变 <2cm 的患者。对于有生育要求的 Ia1 期宫颈癌患者，可行宫颈冷刀锥切术，切净病变的内外边缘。对于有生育要求的 Ia2 期及肉眼可见病变 <2 cm 的宫颈癌患者，可以行根治性宫颈切除术，即切除病变的宫颈及宫旁组织、盆腔淋巴结，保留子宫体及附件。该种手术一定要在正规大医院完成。手术后需定期到医院复查。建议经以上手术后至少 6 ~ 12 个月后再考虑妊娠。因手术切除了宫颈，对妊娠率及妊娠结局有不良影响。一般来说，根治性宫颈切除术后自然妊娠率为 40% ~ 70%，妊娠期间可能发生晚期流产、胎膜早破、早产、宫颈裂伤等。但已有不少成功妊娠并分娩的报道。

总之，一定要在医生的指导下决定何时可以妊娠，一旦妊娠后要由产科和肿瘤科医生严密监护，在完成生育后最好择期切除子宫，以绝后患。

（赵昀　宋英娜　潘凌亚）

35　患了性病能怀孕吗

在日常性病门诊的诊疗过程中，常常会碰到病人提出这样的问题："我患了性病，能不能怀孕？性病会不会对胎儿产生什么影响？"性传播疾病俗称性病，但是现在的性病概念已经与以前不同，现在性病的概念比以前宽泛了许多，可通过性行为或类似性行为传播的一组传染病，都称为性传播疾病，包括 8 类病原体引起的 20 余种疾病。

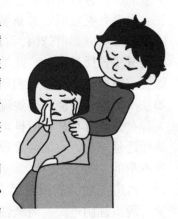

老百姓对性病是既陌生又熟悉，因为随着社会和国家的进一步开放，性病的治疗广告曾充斥着大街小巷，让老百姓认识到性病其实就发生在身边。但因为性是敏感话题，人人谈"性"色变，所以对性病的相关知识知之甚少。

常见的性传播疾病有 20 多种，最常见的包括衣原体感染、淋病、梅毒、尖锐湿疣、艾滋病、生殖器疱疹等。几乎所有这些性传播疾病对怀孕都是有影响的。对怀孕的影响有几个方面：孕前感染可能导致不孕不育；孕期感染可引起流产、早产、胎儿生长受限等，甚至一些病原体会通过胎盘感染胎儿导致胎儿畸形或死胎等；还有就是在分娩过程中会导致新生儿感染或产妇感染等，危害严重。

很多女性患者在得知自己患有性传播疾病时，都十分紧张，害怕不能治疗好，其实这类疾病只要经过规范治疗，绝大多数都能治愈。所以此类疾病应该治愈后再怀孕。治愈标准应该包括临床症状和体征消失、病原学检查阴性或血清学检查正常或稳定等。治愈的判断标准应该在正规医院进行规范治疗和随访后，由医生作出判断，并告知患者可以受孕后再开始计划妊娠。而且在妊娠期间仍需密切随访，因为有些疾病在孕期可能会再次感染或复发。

（吴文湘　廖秦平）

36 阴道炎症影响怀孕吗？治疗后多久可以怀孕

妇科炎症是一个范畴很广的概念，包括外阴炎、阴道炎、宫颈炎、子宫内膜炎、附件炎等。这些炎症的存在，都可以影响受孕，是女性不孕症的原因之一。阴道炎症是最常见的妇科疾病，就像我们感冒、发热一样常见。

女性的生殖道和呼吸道一样，都是人体与外界相通的腔道，所以受外界影响，健康女性的阴道里存在许多微生物，主要的正常菌群是乳酸杆菌，它能产生许多抗感染物质，从而使我们阴道环境处于健康的平衡状态。当阴道环境的平衡状态被破坏后，就会产生阴道炎症。破坏阴道环境的行为有很多种，如经常进行阴道灌洗、自行服用抗生素、不洁性行为等。

阴道有炎症时，大量脓细胞可以吞噬精子，降低精子活力，缩短精子寿命。病原微生物（如淋球菌、衣原体、滴虫、真菌等）可直接吞噬精子，还可使精子数量减少，质量降低，此外，由于交叉感染，男方会因感染而引起尿道炎、前列腺炎、附睾炎，直接影响精子的质量，降低受孕率，甚至不孕。怀孕后的阴道炎如果不治疗，可能会导致流产、早产、新生儿感染、产褥期感染等。

女性若患有某种妇科炎症，如果治疗及时，对生育能力影响小。但是，一旦病程迁延恶化，可能会导致不孕发生。因此，患了妇科炎症一定要及时治疗，避免不孕的发生。

阴道炎症的病因有很多种，常见的阴道炎症有细菌性阴道炎、真菌性阴道炎、滴虫性阴道炎、需氧性阴道炎等。阴道炎症容易治疗，但有些炎症容易反复发作，混合感染和阴道微生态平衡未恢复常常是炎症迁延不愈的原因之一，所以在治疗中如何准确评价和检测阴道微生态是诊治的关键。

阴道炎症可能影响怀孕，所以如果想要孩子，最好先积极治疗，治疗期间应该避孕。阴道炎症经治愈后，就可以怀孕了。如果不幸在治疗期间怀孕了，治疗的药物会不会对胎儿有影响呢，不要轻易因为用药而作出流产的决定，最好咨询一下专科医生。如果发现感染了阴道炎症，一定要到正规医院由医生指导治疗，别按着广告买药自己治，因为不同的炎症用药不同，不正确用药反而会进一步破坏阴道环境，导致疾病迁延不愈。

总之，阴道炎症是女性生殖道的"浅感染"，不及时治疗可能在一定情况下上行变成生殖道的"深感染"，则将导致慢性腹痛、不孕不育、盆腔包块等，严

备孕

重影响女性身心健康。所以女性朋友一定不要忽略阴道炎症带来的影响。

（吴文湘　廖秦平）

37 "宫颈糜烂"影响怀孕吗？需要治疗吗

要回答"宫颈糜烂影响怀孕吗？"这一问题，我们先搞清楚"宫颈糜烂"是什么？

"宫颈糜烂"是宫颈病理、生理共同具有的一种表现，病理的"糜烂"包括宫颈癌、宫颈癌前病变（经常在病理诊断书上看到的 CIN2、CIN3）、急/慢性宫颈炎；生理的"糜烂"包括激素水平增高（绝经后的女性再也不会出现"宫颈糜烂"）以及阴道酸碱性改变时柱状上皮细胞外移。上述两种情况从宫颈的表面看都会表现为"宫颈糜烂"。"宫颈糜烂"既是病理变化的结局，又是生理变化的结局，所以临床上已经将"宫颈糜烂"这一概念废除。我们要清楚地知道宫颈是否有真正的病变发生，而不能把正常生理性的改变当做疾病来影响我们的身心健康。想生一个健康的宝宝，作为妈妈，我们要提出的问题不是"宫颈糜烂"影响怀孕吗？"而是"自己的宫颈有癌前病变吗？"没有病变就可以进入孕前准备状态。

宫颈疾病的诊断有非常规范的诊断流程，即宫颈疾病三阶梯诊断流程：第一阶梯：宫颈细胞学和宫颈高危型 HPV 检查；第二阶梯：阴道镜检查；第三阶梯：组织病理学诊断。孕前应常规做 1 个宫颈一阶梯（宫颈细胞学和宫颈高危型 HPV）检查，如果 2 个结果都是正常的，就不需要进入二、三阶梯的检查。换句话说，只要排查了宫颈癌和宫颈癌前病变，不管是否有所谓的"宫颈糜烂"都不影响怀孕。

如果第一阶梯（宫颈细胞学和宫颈高危型 HPV 检查）的结果出现问题，我们需要经过二阶梯（阴道镜检查），必要时要经过三阶梯（取宫颈组织做病理学诊断）的检查来作出最后的诊断。最后诊断是慢性宫颈炎（表现为所谓的"宫颈糜烂"）都不会影响怀孕，不需要治疗；当最后诊断是宫颈癌或宫颈癌前病变时，不管宫颈表面是光滑的，还是所谓的"宫颈糜烂"，都应该在治疗之后再考虑妊娠。宫颈癌的治疗方案大部分都会选择切除子宫，这样再次怀孕的机会就没有了；但是癌前病变治疗后是不会影响怀孕以及分娩方式（经阴道分娩、剖宫产）的选择的，所以我们要积极配合医生尽早治疗癌前病变，高高兴兴地再开始做孕前的准备工作。

最后，我们希望每一位女性朋友无论是在做妈妈之前，还是在做了妈妈之后，都要坚持每年进行一次宫颈检查，让宫颈癌、癌前病变在任何时间都远离我们。

（赵健　廖秦平）

围产期感染，尤其是病毒感染，是导致围产儿死亡与病残的重要原因。很多围产期感染，孕妇往往没有明显的临床表现，而如果发生在妊娠早期，则对胎儿危害更大。

病毒感染包括风疹病毒引起的风疹、单纯疱疹病毒感染引起的生殖道单纯疱疹病毒感染（简称 HSV 感染）、巨细胞病毒感染（简称 CMV 感染）、微小病毒 B19 感染、Epstein-Barr 病毒感染、人类免疫缺陷病毒感染（简称 HIV 感染）、肠道病毒感染、肝炎病毒感染等。

1. 妊娠期风疹病毒感染

风疹是一种呼吸道传染病，一般 6～9 年流行一次，患风疹后将终身免疫。妊娠期风疹感染，若胎儿受累可致先天性风疹综合征（CRS），表现为先心病、青光眼、白内障、耳聋、智力低下、小头畸形、黄疸等。妊娠期确定风疹感染时间很重要，在孕 8 周内感染时，CRS 发生率为 85%，9～12 周时 CRS 发生率为 52%，而 20 周以后感染，CRS 就很罕见。

风疹诊断主要靠流行史和临床表现。少数无症状者可参考血清风疹特异性抗体 IgM。IgM 抗体在暴露后很早出现，仅持续 4～5 周，随后风疹 IgG 出现阳性。育龄妇女应在婚前及孕前检测血清风疹 IgG，如为阴性，应注射风疹疫苗。

2. 妊娠期单纯疱疹病毒感染

妊娠期原发 HSV 感染率为 0.7%～4%，其胎儿感染率为 30%～40%。妊娠复发性 HSV 感染远较原发感染多，为 1%～14%，但危害小，胎儿、新生儿感染率为 0.2%～2%。胎儿感染 HSV 后，85%～90% 无临床表现，约 15% 有长期后遗症；10%～15% 有临床表现，其中 90% 有长期后遗症。目前对 HSV 感染尚无治疗方法。

目前临床上如何识别孕妇 HSV 感染者为原发或复发、何时感染，又如何鉴别胎儿有无感染，感染后有无器官及功能损害，以及出生后有无后遗症等问题均很难解决。孕妇血清特异性 CMV 抗体不宜作为人群筛查工具。确诊胎儿有无 HSV 感染，应进一步作羊水穿刺取羊水或经皮取脐带血（PUBS）作 HSV IgM、肝功能、血小板等检查，或分离病原体。通过在 20 周后进行的超声波检查，看胎儿有无脑积水、脑钙化、小头畸形、FGR、肝脾大或腹水等确诊。

3. 妊娠期生殖道巨细胞病毒感染

妊娠期生殖道 CMV 感染的发生率为 7%～8%。分娩期生殖道有原发 CMV 感染及病灶者，其传播率为 30%～50%。复发性 CMV 感染母婴传播率更低。实际上预防新生儿 CMV 感染主要是妊娠末期避免生殖道 CMV 感染和分娩期避免新生儿暴露于生殖道病灶和病毒。原发与复发性生殖道 CMV 感染均非剖宫产指征，可在分娩前 4 周用阿昔洛韦治疗。孕期应用阿昔洛韦的安全性已得到

备孕

首肯。新生儿 CMV 感染率较低，不必对所有孕妇作血清 CMV 筛查。但详细讯问本人及性伴有无生殖道疱疹病史，分娩期有无生殖道疱疹的表现，并详细检查有无病灶是必要的。

4. 妊娠期 HIV 感染

妊娠期 HIV 感染发病率虽不高，但目前没有好的治疗方法。妊娠期 HIV 感染患者多数无临床表现，需靠血清学检查来发现。如不治疗，其母婴传播率为 5% ~ 15%。母乳喂养使婴儿出生后第 2 年 HIV 感染率增加 4% ~ 12%。胎儿感染后，100% 发展成慢性 HIV 感染者，虽不致畸，但不能治愈，最终发展成艾滋病（AIDS）。妊娠期口服齐多夫定（ZDV），分娩期静脉点滴 ZDV 或口服施多宁（nevirapine）等抗病毒治疗，尽量降低血中 HIV 负荷量，新生儿出生后 18 小时内口服 ZDV 治疗 6 周，可最大限度降低母婴传播机会。孕期 HIV 感染筛查要早筛查、早治疗，可最大程度降低母婴传播率。

5. 妊娠期人乳头瘤病毒感染

人乳头状瘤病毒导致生殖器疣、生殖道上皮内瘤、生殖道癌和少年呼吸道乳头瘤病。妊娠期生殖道尖锐湿疣非剖宫产指征，除非巨大疣梗阻产道或出血。虽新生儿经产道可能致婴幼儿咽喉乳头瘤，但其发病率低。1/3 ~ 1/2 的病例发生在 5 岁以内。最常见的发病部位是声带，声音嘶哑是最常见的症状。有时，乳头瘤可能会产生呼吸道阻塞。

6. 水痘 - 带状疱疹病毒

据报道，母亲的水痘 - 带状疱疹病毒（V-Z 病毒）感染可导致自然流产、死产和先天畸形。目前认为母亲在孕早期感染水痘会导致先天性水痘综合征，包括皮肤瘢痕、四肢发育不全、指／趾退化、眼睛异常（视神经萎缩、小眼畸形、白内障）、大脑皮质萎缩、智力迟滞、生长退化。总体来说，早、中孕期暴露于 V-Z 病毒的胎儿仅有 1% 出现先天性水痘的特征。与其他围生期感染一样，超声、羊水穿刺、绒毛膜活检和脐带穿刺，都是诊断水痘宫内感染的方法。

带状疱疹是由与水痘相同的病毒引起的。它很少在怀孕时发生。V-Z 病毒感染有免疫活性的人不会产生病毒血症，因此没有传染给胎儿的风险。

7. 肠道病毒

肠道病毒包括三大类：脊髓灰质炎病毒、柯萨奇病毒、埃科病毒。肠道病毒是具有 RNA 内核的小病毒（18 ~ 30nm）。胎儿和新生儿感染都与这三类病毒有关。与年龄较大的肠道病毒感染的儿童相比，胎儿和新生儿的肠道病毒感染更严重，这可能是因为胎儿和新生儿的免疫系统相对不成熟。

8. 脊髓灰质炎病毒

孕期脊髓灰质炎病毒感染可能会导致流产、死产、低出生体重儿和新生儿小儿麻痹症。尽管脊髓灰质炎病毒可透过胎盘感染胎儿，但大多数（近 2/3）有临床小儿麻痹症状的孕妇可生产健康的足月婴儿。

9. 埃科病毒

现已发现有 33 种埃科病毒。该种病毒可导致成人和儿童的若干种疾病，包括呼吸系统疾病、皮疹、胃肠炎、结膜炎、无菌性脑膜炎和心包炎。孕期埃科病毒感染不会导致自然流产、早产、死产或先天性畸形。有报道指出多种埃科病毒感染可导致新生儿感染。在临床上发现与新生儿埃科病毒感染有关的症状包括发热、脾大和淋巴结肿大、斑点、皮疹、腹泻和呕吐、肺炎、中耳炎、黄疸、带有咳嗽的鼻炎、脓毒性脑膜炎。然而，先天性埃科病毒感染可引起婴儿严重疾病和损伤。已报道的并发症包括发绀、低温、肝大、心动过缓、紫癜、肝坏死、出血和死亡。

10. 柯萨奇病毒

柯萨奇病毒分为两大类，A 类包括 23 种，B 类包括 6 种。A 组柯萨奇病毒除一些罕见的例子之外，不会造成明显的围生期疾病。B 组柯萨奇病毒可引起胸膜炎、脑膜脑炎和心肌炎。肝炎溶血性尿毒症综合征和肺炎并不常见，但却是 B 组柯萨奇病毒感染的严重表现。已经证实 B 组柯萨奇病毒可穿透胎盘，但没有表明对胎儿的危害程度。大多数感染 B 组柯萨奇病毒的孕妇不会对胎儿有不利影响。没有证据显示，柯萨奇病毒会导致自然流产或早产。据报道，孕妇感染 B2、B3、B4 和 A9 柯萨奇病毒可导致胎儿畸形。早孕期 B4 柯萨奇病毒感染与泌尿生殖系统畸形有关，如尿道下裂、尿道上裂和隐睾。孕妇感染 A9 柯萨奇病毒与消化道畸形有关。B3 和 B4 均与心血管缺陷有关。B1 ~ B5 柯萨奇病毒组和先天性心脏病有关。心肌炎是新生儿 B 组柯萨奇病毒感染最主要的表现。

11. 微小病毒

人类微小病毒是一族 DNA 病毒，其中人类微小病毒 B19 是唯一已知的人类病原体。该病毒偏爱造血系统，对原始红细胞有细胞毒性作用。微小病毒 B19 可引起胎儿宫内感染和非免疫性胎儿水肿。感染微小病毒的儿童最多见的表现为传染性红斑，在成年人，最常见的症状为多关节痛，可累及手、腕和膝关节。其在孕妇中发病率低，仅 0.9‰，并有明显的职业特征，多发生在幼儿园、托儿所及小学的女教师中。对于人类微小病毒感染，没有有效的疫苗或治疗。通过避免暴露于传染性红斑来预防疾病的发生是唯一有效的方法。一旦发生宫内胎儿水肿，可以考虑行宫内输血治疗，有可能降低胎儿死亡率。

12. 肝炎病毒

急性病毒性肝炎是一种主要累及肝的全身性感染。已经分离出的嗜肝病毒可导致 A、B、C、D 和 E 型肝炎。其他可传播的因子可导致继发性肝炎，包括 CMV 病毒、EB 病毒、带状疱疹病毒、柯萨奇 B 病毒、单纯疱疹病毒和风疹病毒。影响胎儿和新生儿的肝炎主要是 B 型和 C 型肝炎。

怀孕期间（主要是生产过程中）母婴传播是 HBV 传染最常见的一种方式，通常导致的后遗症就是肝硬化和肝癌。母婴传播可以通过 4 种途径，包括①经胎盘传染（很少）；②产时；③产后；④哺乳期或初乳期。围生期 HBV 传播的主要途径是产时暴露于血液、产道分泌物以及粪便。

如果母亲在妊娠末 3 个月患急性乙肝，有 80% ~ 90% 的新生儿会出现 HBsAg 阳性。相反，如果在怀孕早期发生，HBV 传播给新生儿的概率为 10%。母婴垂直传播的决定性因素是是否存在 e 抗原。HBeAg 阳性的母亲拥有更高的病毒载量并且更易传递给她们的后代，几乎所有 HBeAg 阳性母亲的新生儿均在 1 岁以内感染 HBV，其中 85% 成为慢性 HBsAg 携带者。然而，母亲是 HBsAg 阳性，HBeAg 阴性的婴儿也有可能被感染（为 5% ~ 10%）并发展成慢性肝炎。新生儿感染 HBV 后 85% 成为慢性携带者，并且有 25% ~ 30% 的风险发展成为慢性肝病和肝癌。

所有的孕妇都应该进行乙肝筛查，母亲为 HBsAg 阳性（或者情况不明）的婴儿，应在出生后 12 小时内接受乙肝免疫球蛋白（HBIG）和首剂乙肝疫苗的主动和被动联合接种方案。

（张岱　廖秦平）

39 哪些细菌感染可能传染给胎儿

1. 李斯特菌病

李斯特菌病是一种由单核细胞增多性李斯特菌引起的感染，李斯特菌是一种革兰阳性杆菌。李斯特菌感染一般是散发的，病菌可从宫颈上行至羊膜腔（甚至穿过完整的膜）；或者继发于母体感染，导致胎盘感染之后引发胎儿多器官败血症。李斯特菌病可导致早产、感染性流产、胎儿宫内感染、死产或新生儿感染。但母亲的感染通常较轻，多数呈上感样表现。青霉素 G 和氨苄西林对李斯特菌是非常有效的。

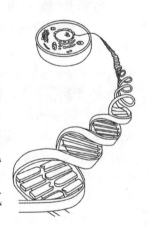

2. 结核病

随着耐药结核病的出现，妊娠期结核又引起人们的重视。孕期结核病与非孕期结核病的发病率没有明显差异，胎儿有可能受到感染导致宫内结核病，但很罕见。宫内感染结核病常见表现为肝脾大、呼吸窘迫、发热等。孕期应注意对高危人群的筛查，积极治疗。

3. B 组链球菌感染

B 族溶血性链球菌（无乳链球菌，GBS）为兼性革兰

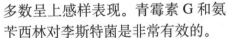
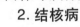

阳性双球菌。无症状的阴道 GBS 携带者在妊娠妇女中占 20%。GBS 是围生期感染的首要致病菌，是新生儿出生后 2 个月内菌血症和脑膜炎的最常见致病菌。孕期 GBS 可引起尿路感染、羊膜炎、产后子宫内膜炎、伤口感染、产时和 / 或产后菌血症以及死产。生殖道 GBS 菌落可引起胎膜早破和早产。孕晚期生殖道 GBS 携带者的孕妇需要在产时进行抗生素治疗以减少新生儿感染和母体感染。

4. 淋菌感染

淋病（gonorrhea）是由淋病奈瑟菌引起的感染，主要为侵犯泌尿、生殖系统的化脓性炎症，也可造成眼、咽喉、直肠，甚至全身各脏器损害。淋病是目前世界上最常见的性传播疾病。妊娠早期淋菌性宫颈炎可导致感染性流产和人工流产后感染；妊娠晚期早产、胎膜早破、绒毛膜羊膜炎及产后感染的发生率增高。胎儿在经过淋病孕妇的产道时，易患淋菌性结膜炎或败血症。淋菌感染可用头孢菌素治疗。

（张岱　廖秦平）

40　围孕期寄生虫及其他致病微生物感染的危害

1. 弓形虫病

弓形虫病是弓形虫通过接触猫或猫科动物中含弓形虫卵囊的排泄物或进食污染的生肉进入人体的寄生虫病。妊娠期弓形虫病发生率为 0.2% ～ 1%。妊娠期弓形虫病的母婴传播率平均为 40%，随孕周增加而上升。孕早期感染率虽低，但胎儿损害重，常导致死亡而自然流产。弓形虫主要侵犯中枢神经系统，可有脑积水、小头畸形、脑钙化、肝脾大、腹水、FGR 等。新生儿可有抽搐、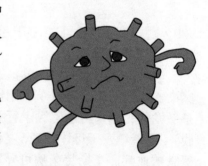脑瘫、视听障碍、智障等，其死亡率达 72%。发病越晚，中枢神经系统损害与智障发生率越低。

弓形虫感染的孕妇一般无明显症状，需靠病史如养猫、接触其污物，或生食肉类或厨具不卫生（生、熟不分）等。血清学 TOXO IgG、IgM 有一定的参考价值。值得注意的是，血清学受检测条件影响可能有假阴性或假阳性，而孕妇感染不能代表胎儿有感染，故不能以孕妇血清学抗体结果来决定终止妊娠，需在妊娠 20 周后做进一步检查如羊水穿刺、超声等来综合判断。不同于 CMV 感染，妊娠期弓形虫病经积极治疗，可降低先天性弓形虫病的发生，并能减少严重的胎儿损害。及早宫内治疗的效果远较新生儿期治疗为佳。中枢神经系统后遗症、智障、视网膜病变发生率明显下降。现欧洲主要用螺旋霉素治疗，而 WHO 与美国则在妊娠 12 周后用磺胺嘧啶和乙胺嘧啶治疗。

2. 沙眼衣原体感染

沙眼衣原体（chlamydia trachomatis，CT）介于细菌与病毒之间，所引起的泌尿生殖道感染近年来在很多发达国家已成为性传播疾病中最常见的一种，其发病率有上升趋势。

大多数 CT 感染者无症状或症状轻微，不易被察觉，使病程迁延。约 80% 以上的孕妇为无症状的 CT 感染者，约 10% 以上可有 CT 宫颈炎，即孕妇白带呈脓性，可有阴道分泌物增多，宫颈充血、触血及水肿。

新生儿衣原体感染主要是在阴道分娩时经感染的宫颈而被传染。新生儿衣原体感染主要表现为结膜炎和肺炎。

（1）衣原体眼结合膜炎：新生儿在产后 1～3 周出现眼部症状，较轻的是眼分泌物增多，及时治疗无后遗症；仅少数新生儿在治疗后结膜上留有瘢痕。

（2）衣原体肺炎：CT 经鼻咽部至下呼吸道，引起婴儿在出生后 3～4 个月内患肺炎。表现为断续咳嗽，常无发热，X 线片见灶性或间质性肺炎，一般症状较轻。

由于约 80% 的孕妇感染后无症状，如不及早发现并治疗可能会发生早产等，新生儿可能患眼炎、肺炎。因此应对所有高危孕妇在妊娠末期及分娩期做检测。

治疗孕妇应选用红霉素，治疗新生儿可局部用红霉素眼膏治疗，但最好用红霉素全身治疗以防止 CT 进一步经耳或咽部致肺部感染。

3. 支原体感染

支原体是一种特殊的微生物，介于细菌与病毒之间，种类较多，常寄居于呼吸道和生殖道黏膜。孕妇有较高的阴道解脲支原体携带率，阴道携带解脲支原体一般不致病，少数情况下支原体上行感染至宫腔，引起绒毛膜羊膜炎，可导致早产、胎膜早破。早产儿支原体感染有可能导致呼吸道疾病及脑膜炎等。确诊支原体感染需要进行羊水检查，阴道检出支原体不能作为致病指征。

（张岱　廖秦平）

41 子宫肌瘤患者，应先手术治疗还是先怀孕

据卫生部门统计，子宫肌瘤是妇女常发肿瘤，多见于 30～50 岁，生育期发病率可达 20%～30%，也就是说，每 3 个成年女性中，便有 1 个子宫肌瘤患者。

根据肌瘤所在子宫肌壁的部位不同可分为壁间、浆膜下、黏膜下及阔韧带内肌瘤。

小型肌瘤及浆膜下肌瘤多无症状，常于妇科检查时被发现。常见症状有月经过多，经期延长，周期规则但缩短。如为黏膜下肌瘤，常表现为不规则阴道出血。但肌瘤体积较大，患者可以在腹部摸到包块。当肌瘤压迫膀胱或直肠产生压迫症状时，表现为尿频、里急后重等。当浆膜下肌瘤蒂扭转或黏膜下肌瘤刺激子

宫收缩时可产生疼痛，而肌瘤发生变性（红色变性或肉瘤变）时也可产生疼痛。

一般根据患者年龄、生育要求、肌瘤大小、有无症状及肌瘤增长速度等决定治疗方案。肌瘤不大（<10 周妊娠子宫大小）、无症状者可定期复查，尤其是近绝经期患者，肌瘤多于绝经后萎缩。而对于子宫 >10 周妊娠子宫大小、肌瘤虽不大但症状明显，或肌瘤增长快，不能排除恶性者，以及特殊部位肌瘤，如黏膜下肌瘤、宫颈肌瘤和阔韧带肌瘤等，可以考虑手术治疗。手术方式有子宫切除术，适于完成生育功能的妇女；或者肌瘤剥除术，适用于年轻、未婚、未生育及其他要求保留子宫的患者。手术可经腹、经阴道或经腹腔镜进行。黏膜下子宫肌瘤可在宫腔镜下行电切术。

有子宫肌瘤是先手术治疗呢？还是先怀孕？子宫肌瘤对妊娠和分娩的影响与肌瘤的大小及生长部位有关。在妊娠早期，黏膜下肌瘤会影响受精卵着床，导致流产；大的肌壁间肌瘤可使宫腔变形或子宫内膜供血不足而导致流产。到了妊娠中晚期，大的子宫肌瘤可妨碍胎儿在宫内的活动而造成胎位不正，臀位和横位的发生率增加，因而剖宫产率也增加。而且宫腔变形或机械性梗阻会阻碍胎盘、胎儿发育，易导致早产。在分娩期，子宫肌瘤影响子宫的正常收缩，引起宫缩乏力，使产程延长；嵌顿在盆腔内的子宫肌瘤如宫颈肌瘤、巨大的子宫下段肌瘤等，可以阻塞产道，造成难产。而子宫肌瘤在孕期有 20% 的可能继续长大，也有变性的风险。所以，医生需要根据患者的具体情况，如肌瘤的位置、大小，患者的年龄和生殖能力，给予个体化的治疗方案。如果单个肌瘤直径超过 4cm，或者为特殊部位肌瘤，如黏膜下肌瘤、宫颈肌瘤和阔韧带肌瘤等，或者肌瘤造成患者月经过多而贫血，肌瘤引起尿频等症状可以考虑先手术治疗，根据切开子宫肌层的深浅决定术后多长时间可以怀孕。

（薛晴　廖秦平）

42　宫腔回声团会影响怀孕吗

子宫是产生月经和孕育胎儿的重要场所，是人类生命的摇篮。没出生前，妈妈的子宫就是宝宝获取营养的最温暖、最幸福的"房子"，在这里，宝宝将度过生命中最特别的 280 天。然而，在宝宝还是一颗受精卵的时候，他（她）是一个非常挑剔的住客，如果妈妈的子宫患上疾病，让"房子"的质量出现了问题，可能就会让宝宝无法安家，让辛苦到达的受精卵遭遇淘汰的命运。这就像一位挑剔的豌豆公主，如果"床垫"不够舒服就会夭折。所以，我们在孕前最好做个 B 超检查，了解一下子宫的情况。

超声是一种影像学诊断方法，宫腔回声团就是 B 超下宫腔内某些病变的回声改变，如子宫内膜息肉、子宫黏膜下肌瘤、子宫纵隔、子宫内膜结核、血凝块、宫腔异物、妊娠物残留，甚至子宫内膜癌等。这些病变破坏了宝宝的家，很

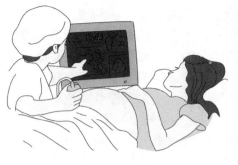

容易影响受精卵着床，可以造成不孕或流产。而当"房子"出现问题时，往往会表现很多的反应，如白带异常、阴道不规则出血、月经不调、腰腹坠胀、不孕等，这些异常是在提醒我们的"房子"生病了，提醒你该关注它，爱护它了。这时，就应该去医院咨询医生，根据医生建议做相应的检查。

宫腔镜检查是一种先进的诊断宫腔内病变的方法，被誉为诊断宫腔内病变的"金标准"。宫腔镜是一根细长的医学内镜，将它通过人体的自然孔道（经阴道、子宫颈口）伸入宫腔，医生可直接观察宫腔内部状况，并在宫内可疑部位进行活检，对病灶进行相应的治疗，如子宫内膜息肉摘除术、子宫黏膜下肌瘤切除术等，可以不经开腹，直接在宫腔镜下完成，所以宫腔镜以其创伤小、恢复快、不留瘢痕、集诊断治疗为一体等优点深受患者的欢迎。

在医生的帮助下，让我们尽量在准备怀孕前先调理好子宫的环境，给宝宝一个"完美的家"，这样，孩子才可以在温暖的小房子里茁壮成长。

（薛敏）

43 行输卵管造影检查后多久才能准备怀孕

输卵管看不着也摸不到，却是女性孕育下一代不可或缺的生殖器官，具有运送精子、摄取卵子、受精及把受精卵运送到子宫腔的重要作用。但如输卵管发生功能性或器质性病变，不能完成其正常功能，就会导致女性不孕症中最常见的输卵管性不孕。子宫输卵管造影术（HSG）的使用距今已有近百年的历史，目前仍是检查输卵管的最常用的方法。

那么，行输卵管造影检查后多久才能怀孕呢？这是许多迫切想做妈妈的朋友们都非常关心的问题。

专家指出，输卵管造影时所用的方法及造影剂不同，对怀孕的时间限制也会有所不同。有些造影剂在隔月就可以怀孕，有些则可能需要等 3 个月才能怀孕。因此，女性朋友应该在医生的指导下进行怀孕准备。

下面，让我们了解一下子宫输卵管造影的常用方法及造影剂。

1.经 X 线的子宫输卵管造影检查

是目前诊断输卵管疾病非常准确的方法。通过导管向宫腔及输卵管注入含碘的造影剂，在 X 线下观察造影剂在输卵管及盆腔内的显影情况，同时摄片记录，来了解输卵管是否通畅、阻塞部位、宫腔形态及盆腔粘连情况。

造影剂有 2 种：

（1）传统的碘油：优点是黏稠度高、密度大，影像清晰，流动慢，摄片时间比较充裕，摄第 1 张片后待 24 小时摄第 2 张片，不仅可观察输卵管形态、通畅情况，还可通过 24 小时照影剂弥散情况来观察盆腔有无粘连等情况。缺点是检查时间长，吸收慢，易引起异物反应，形成肉芽肿。术后需要避孕 3 个月。

（2）可吸收的碘水：如泛影葡胺、碘海醇等。优点是黏稠度低，流动快，相隔 10～15 min 连续摄片 2 片，检查时间短，可快速经肾排出，不产生异物反应。缺点是：流动快，消失快，如配合不好，照片显影不清晰，而且对于盆腔情况的观察欠准确。但一般不影响下个月怀孕。

2. 子宫输卵管超声造影

是利用超声造影剂（如过氧化氢）对输卵管造影，在 B 超下观察造影剂微气泡在子宫腔、输卵管内的流动情况，以判断输卵管的通畅情况，还有疏通治疗的作用。检查明确、快捷，但这种方法有时不能明确输卵管阻塞的部位。因超声造影剂无毒副作用，又可免受 X 线照射，不影响下个月怀孕。

虽然临床上观察造影后当月怀孕的女性，并没有增加胎儿异常的危险。但是从优生优育及安全角度出发，目前医学界仍主张女性最好在接受过输卵管造影第 3 个月后再怀孕，以减少 X 线照射及造影时宫腔操作有可能产生的影响，并且建议在怀孕时做好孕前检查及产前检查。

（薛敏）

44 子宫畸形一定要手术治疗后才能怀孕吗

世间万物，形态各异，缤纷缭乱。作为人类发源地的子宫，由于胚胎期未发育完全，有时亦呈现出意想不到的形态，子宫畸形并不罕见，而且是导致不孕或习惯性流产的常见原因之一。而有些子宫畸形，如双角子宫、双子宫并不影响生育。

众所周知，子宫是一个倒置、梨形的肌性器官，正常的子宫腔形状呈倒三角形。那子宫为什么会发生畸形呢？"人之发肤，受之父母"。子宫是早在胚胎时期孕 9 周左右从双侧苗勒管发育而来的，由两侧的副中肾管逐渐融合而成，在性分化过程中，如果受到各种不良因素的影响，生殖器官发育未能按正常程序进行，则可发生各种各样的畸形，如双子宫、双角子宫、纵隔子宫、单角子宫、残角子宫以及子宫发育不良、无子宫等先天性畸形，其中以子宫纵隔最为常见。一般通过辅助检查，如超声、输卵管造影、宫腔镜、腹腔镜检查等才得以明确诊断。值得注意的是，由于女性生殖器官与泌尿器官在起源上相同，在诊断生殖器官异常的同时，要考虑是否伴有泌尿系统异常。

初始乍听"子宫畸形"，总会让人心生畏惧。不少女性对于子宫畸形的认识不足，往往心理负担过重。其实，子宫畸形的程度不同，对怀孕的影响亦不同。

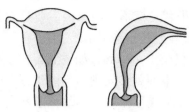
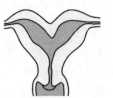
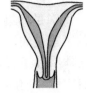

正常子宫　　子宫畸形-单角子宫　　子宫畸形-双角子宫　　子宫畸形-双子宫，双宫颈

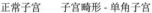

有一部分病人的生育能力并不受影响，亦无任何不适，甚至终生不知道自己患有生殖器畸形。但也有一些畸形使子宫的形状严重变形或容积过小，影响精子的运行、受精卵着床和胎儿的生长、发育，造成不孕、习惯性流产、早产、胎位异常、宫外孕，甚至影响子宫收缩造成产后大出血等。对确实影响怀孕及分娩的畸形宜先进行手术治疗。宫腔镜、腹腔镜在矫正子宫畸形、治疗不孕症方面显示出微创技术的显著优势。子宫畸形确诊后，治疗应依其畸形类型，给予不同的处理。

（1）单角子宫

虽易发生晚期流产或早产，但妊娠本身可促使子宫发育，有50%的活婴率，一般不予处理，而且也没有很好的处理方法。

（2）残角子宫

一旦妊娠，可发生子宫破裂、大出血而危及生命，有时甚至可发生残角子宫侧输卵管妊娠，一经诊断应切除残角子宫及同侧输卵管。

（3）双角子宫或双子宫畸形如反复流产可行子宫矫形术，术后需2年后才能怀孕。

（4）纵隔子宫则可通过宫腔镜切除纵隔，手术简单、安全，通常术后3个月即可怀孕，妊娠结局良好，手术应争取一次成功。

所以说，子宫畸形，可查可治，要以乐观的心态配合医生治疗，莫轻言放弃！

（薛敏）

45 子宫小会影响怀孕吗

您知道吗？正常的女性，其子宫大小应该是长5～7cm，宽4～5cm，厚2～3cm，宫腔容积为5ml。子宫的神奇之处在于其具有良好的伸缩性，可随胎儿的生长发育而逐渐增大，至足月妊娠时，宫腔容量可达5000ml，足足比原来扩大1000倍。但经常有女性朋友查体发现自己的子宫偏小，不由自主地会担忧：这会影响怀孕吗？自己的"小子宫"能够担当起生育一个健康宝宝的重要责任吗？

"小子宫"是指青春期后子宫仍小于正常范畴，医学上称为"子宫发育不良"，常伴有月经稀少、停经或闭经等症状。子宫发育不良的原因主要是内分泌功能不全，特别是卵巢功能障碍引起雌激素、孕激素分泌不足。"小子宫"一般指的是始基子宫或幼稚子宫。始基子宫极小，仅长 1～3 cm，如蚕豆大，多数无宫腔，呈实体肌性子宫，常因青春期后无月经来潮而就诊发现，不能生育。偶见始基子宫有宫腔和内膜，有周期性腹痛或宫腔积血需手术切除。幼稚子宫大小及形态如婴儿子宫或青春前期子宫，体积较小，子宫颈相对较长，宫体和宫颈长度比例约为 1：2，而正常为 2：1。有时因为子宫前壁或后壁发育不全呈极度前屈或后屈，临床上主要因为不孕、痛经、月经过少等原因就诊。幼稚子宫不易怀孕，但经过治疗后仍有怀孕的希望。治疗方法主要是用人工周期激素疗法，即补充雌、孕激素。还可补充维生素 E 或采用中药辨证施治辅助治疗。经过治疗后，在一定程度上也能促使子宫发育接近正常，轻度发育不良经过治疗后妊娠率达30%，重度发育不全经治疗后妊娠率只有 15% 左右。一旦妊娠，应注意预防流产或早产。但如果超过 30 岁，恢复起来就很难了，所以应早发现、早治疗。女孩青春期后如果出现月经稀少、闭经或严重的痛经等症状时，应及时去医院做相关检查排除子宫发育不良。

另外，女性朋友要特别注意：如果卵巢功能发生障碍，除了会使子宫发育不良外，还常常导致无排卵或者黄体功能不全，这些不利因素均可造成妇女不孕。在怀孕前一定要到医院做一个全面的检查，了解自身有哪些缺陷不利于怀孕，这样才可做到优生优育。

（薛敏）

46 肥胖对怀孕有影响吗

肥胖，越来越受到现代女性的关注。虽然古代常常以胖为美，以胖为富态和尊贵的象征，但现在人们逐渐认识到肥胖不但会造成体态臃肿，行动不便，而且易诱发多种慢性疾病，是人类健康的杀手。

然而，大部分女性并不清楚，过度肥胖影响的并不只是自己的外表，而且还会引起内分泌紊乱，甚至能剥夺女性做母亲的权利。对女性而言，正常月经和生殖功能需要足够的脂肪储存量，但是体重过高却会使生育能力下降，是女性不孕症的"帮凶"。

有资料表明肥胖对生育能力影响很大。肥胖的发生与多囊卵巢综合征的发生发展存在相互促进的作用，肥胖妇女出现无排卵和多囊卵巢的概率为 35%～60%，而 40%～60% 患有多囊卵巢综合征的女性体重超标，其中 75% 的女性婚后不孕。

那么，多囊卵巢综合征又是一种什么病呢？

体重飙升，腰身发福，月经越来越少，甚至闭经，脸上长出了青春痘，最可恶的是嘴上的胡须及身上的体毛愈来愈浓密，活脱脱成为"男人婆"，这就是多囊卵

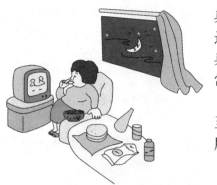

巢综合征的常见症状。由于内分泌紊乱，雄激素过多，很多卵泡发育但均不能发育成熟，造成卵巢呈多囊样改变，体积增大，包膜增厚，不能正常排卵，如此恶性循环，最终导致不孕。

肥胖妇女在不孕治疗周期中的妊娠率低，甚至诱导排卵率和试管婴儿成功率亦低。可见，肥胖对不孕的治疗结局也存在负面影响。

怎样知道自己是不是肥胖症呢？

目前尚缺乏统一的肥胖症诊断标准。下面介绍一种常用的标准体重计算法：标准体重（kg）=[身高（cm）-100]×0.9。正常人的体重波动在 ±10% 左右。标准体重的 120% 为肥胖症，其中 ≥ 120% 为轻度肥胖，≥ 150% 为重度肥胖。

研究发现：对肥胖妇女而言，减肥是恢复生育能力的最有效办法，肥胖妇女减轻体重的 5%～10% 可使 55%～100% 的患者在 6 个月内恢复生殖功能。减轻体重的方法包括"饮食控制＋运动＋行为"的综合治疗。以运动、饮食调整为基础，行为改变为关键。以日常生活为基本场合，家庭成员、肥胖者共同参加，创造一个轻松的环境。但减肥不是一朝一夕的事情，需要持之以恒及顽强的毅力。通过一系列措施减轻体重不仅可改善生殖内分泌异常和不孕，也有利于身体健康，提高生活质量。但不宜采用药物减肥，它将会加重内分泌失调。

所以，摆脱肥胖是孕育宝宝的首选，也是健康生活的理性选择。

（薛敏）

男性备孕

47 准爸爸要注意哪些问题？做哪些准备

拥有一个健康、可爱的宝宝，是每一个准爸爸、准妈妈一生中最重大的事件。计划生育之前，应当规划双方的工作安排、住房条件、身体状态、经济能力、生活方式及习惯改变，兼顾心理承受能力及变化。下面分门别类讲述准爸爸要注意的各项问题，以及最实用的准备工作。

（1）首先要有适当的心理准备。宝宝固然是梦寐以求的，但是，作为一个"第三者"，无疑会影响到以往逍遥自在的"二人世界"，强迫准爸爸、准妈妈们改变许多生活方式和生活习惯。同时，也会带来身体心理的变化，经济负担增加。凡此种种，必须做好心理调整，要做到"有备而生"。

（2）尽量避免长期或过量接触可能伤害男性生育力的各种因素（参见后述）。

（3）合理安排膳食，增加营养。如果你营养不良或没有得到足够的、适当的食物和营养物质，精子健康可能受到影响。体内维生素 C 水平低可能会导致精子凝集，降低怀孕率。

（4）适当频率的性生活。一般 3 ~ 6 天 1 次，可以蓄积精子数量和提高精子受精能力。

（5）保持阴囊凉爽。穿宽松的内衣，不穿紧身衣裤。避免泡热水澡、热水浴、桑拿浴或炎热的工作环境。

（6）严格戒除吸烟、酗酒、吸食毒品或其他成瘾性药物（例如，海洛因、大麻、可卡因等）。

（7）避免使用可能伤害精子的药物（参见后述）。

（8）增加有氧运动，避免剧烈运动。锻炼过度，可能会减少精子数量，因为剧烈运动可能增加睾丸周围的热量。

（9）最重要的一点，调整心态，放慢生活节奏，缓解工作中的压力。对生育子代不要过于紧张或焦虑，顺其自然。调节情致，应保持心境豁达开朗、不存疑忌、学会排解郁闷等不健康的情绪，这是优生优育非常重要而又往往被忽视的一个方面。

（赵永平）

48 调节生活方式

良好的生活方式有利于改善及保护男性生育力，也有利于优生优育；不良的生活习惯则会损害男性的生育能力。例如，久坐、长期大量吸烟、酗酒、不洁性生活史、职业性高温作业等。改变不良的生活习惯，可改善生育力。

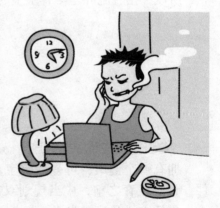

（1）久坐：久坐是目前最常见的不良生活习惯。长时间保持坐姿，会阴部与双侧大腿根部以及坐垫会紧紧包裹着阴囊及睾丸，局部热量积聚使温度升高；同时，会阴部、阴囊血流不畅使静脉回流受阻；久坐还导致睾丸、附睾和精索长期挤压，局部血液循环受阻，代谢废物积聚，对精子的生成和贮存都产生不利影响。每天久坐 8 小时以上，持续 6 个月以上者，精液质量可发生明显下降。持续 24 个月以上者，男性不育的发病率明显升高。如果避免久坐，每天坚持有氧运动（快慢走、跑步、游泳、球类运动等）1 小时并持续 6 个月以上，精子质量能够得到一定的改善。建议职业性久坐人员（如 IT 工作者、办公室工作者、司机等），每坐 1 小时后站起来活动 10 ~ 20 分钟。工休时间可以做一套广播体操。

（2）高温环境：较常见的有职业司机、厨师、锅炉工、高温泡浴及蒸桑拿等。司机除需要久坐外，发动机还产生大量热量，会阴部和睾丸周围温度明显升高，精子质量发生异常。有报道提示，驾车 8 年以上司机组的精液质量明显低于驾车 8 年以下组；厨师不育组精液质量异常率显著高于非厨师不育组和正常生育组，操厨工龄越长，精液质量异常率越高。

（3）吸烟：大多数研究表明，长期大量吸烟不仅对男性生育力有损害作用，还与配偶自然流产、子代先天异常、儿童癌症的高发生率有关。长期吸烟者精子正常形态率与不吸烟者有显著差异，无定形头精子百分率显著高于不吸烟者，精子的密度和活力下降。烟雾中的尼古丁等物质有降低性激素分泌和杀伤精子的作用，直接影响精子的产生。每天吸烟 21 ~ 30 支者，精子的畸形率显著增高，精子存活率仅为 49 ％；吸烟时间越长，精子畸形率越高。丈夫每天吸烟 10 支以上，胎儿产前死亡率可能会增加。丈夫吸烟的妻子生先天性畸形胎儿的概率比不吸烟者高 2.5 倍。长期吸烟还可能导致雄激素分泌减少，腔内精子出现畸形或丧失。

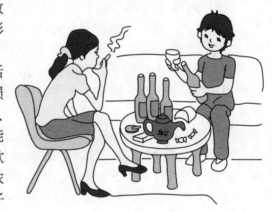

（4）酗酒：酒精对精子浓度、活力、正常形态率及受精能力均具有损害作用，损害程度与开始饮酒的年龄、饮酒量和持续时间密切相关。酗酒能导致酒精中毒，引起睾丸萎缩、性欲减退、精子正常形态率降低、精子浓度及总数减少。慢性酒精中毒者精子存活率低于 80 ％，18 岁以前开始饮酒造成的危害明显大于 18 岁以后饮酒的成人。很多研究资料显示，长期饮酒者正常形态精子百分率明显低于不饮酒者。饮酒组无定形头精子百分率显著高于不饮酒组。

（5）过度劳累、长途骑车：会阴及阴囊长时间处于挤压状态，一方面影响前列腺和精囊腺的分泌；另一方面，睾丸处于长时间缺血状态，甚至轻微外伤。这些都能影响精液质量。

（6）频繁手淫：手淫是未婚青年和两地分居男性常见的自慰行为，但频繁手淫可致神经衰弱、早泄、精液质量下降或阴茎勃起功能障碍。

（7）不良心理状态：心理压力过大、长时间处于过于紧张、抑郁、焦虑状态等都可导致精液质量下降、生精功能障碍、受孕率降低。

（8）性生活频率不当：适当频率的性交不仅有利于男女双方的生理健康和心理平衡，还能改善精液质量，增加受孕概率。但是，性交过于频繁，会使精子密度及数量减少，影响配偶受孕，而并非像有些朋友误认为的"勤耕才有收获"；当然，性交次数过少，排卵期往往会被错过，也会影响配偶受孕；另外，长时间不同房或不射精，精子活力及受精能力也会下降，因此，并非禁欲越久精子质量越好。WHO 推荐，禁欲 2～7 天的精液质量最能反应此阶段男性的真实生育力。建议夫妻双方要清楚排卵期，并选择合适的检测排卵的方法，因为排卵期是女性受孕的最佳时机。精子在宫颈黏液中能够存活 48 小时或更长时间，卵母细胞的寿命较短，如果性生活发生在排卵之前 3 天之内，则女性较易受孕，如果在排卵之后进行性生活则易错过最佳受孕期。建议每 3～6 天进行一次性生活较为适宜。此外，在同房时最好不要使用润滑剂。

（赵永平）

49 影响精子质量的环境因素

人们知道，一个精子结合了一个卵子，就创造出一个完全独特的不可替代的新的人类生命，这是一个神奇、美妙、复杂的过程。然而，大多数男性并不知道该做什么才能有助于生殖健康。或者反过来说，哪些事情、哪些不利因素可能会伤害我们的生育力或精子的健康。这里，我们将用科学依据探讨如何保护我们的生育力和精子的健康。事实上，我们可以预防性做一些事情，并预见性地避免一些事情，以保障我们的生殖健康，保障我们未来孩子的福祉。目前，可以肯定的有害的环境因素主要有：

（1）含有苯及其同系有机物质的化学物质，如油漆、印刷、制鞋、香料、炸药、橡胶、绝缘材料、五金机械、电子仪表以及化工合成。

（2）含有二硫化碳的物质，如食品加工及储存、人造纤维、纺织业、制造塑料产品的弹性材料。

（3）含有二噁英类的物质，常见的有化工产品及废弃物焚烧、化工生产和金属冶炼等过程中随废气或残渣排放的微量或大量污染物。

（4）有机农药污染的粮食、蔬菜、水果、水源等；常见的有机农药有有机磷农药（甲胺磷、敌敌畏、马拉硫磷）、有机氯农药（DDT）、除草剂、杀虫剂（二溴氯丙烷）、有机汞农药等。食品中有机农药浓度超标是目前国内最主要、最严重的环境污染问题之一，也是导致精液质量下降、胎儿畸形率升高及胚胎停育发生的重要因素之一。

（5）医疗及卫生防疫方面消毒剂和熏蒸剂中含的环氧乙烷。

（6）染发剂、美发剂。长期接触或使用染发剂、美发剂（发胶、冷烫精、定型摩丝）等美容产品，都可引起精液质量下降、精子畸形率升高，对胚胎也具有毒性作用。

（7）隐藏于身边的多种重金属。较常见的有日用化工产业、食品加工及储存、美容护肤品等中的铅、锰、汞、锰、镉和铬等。

（8）新装修的房子及新家具可能产生的污染物，主要有苯、甲苯、二甲苯、甲醛等。一些装饰材料还具有一定的放射性。

（赵永平）

50 孕前男性如何调理饮食

丰富的饮食可提供精子生成所必需的各种蛋白质、钙、锌、硒、磷、镁、维生素 C、维生素 A 和维生素 E 等营养物质。建议每天食用新鲜的蔬菜、水果、牛奶，饮食多样化，食用量可以参考相关的营养手册。尽量不吃油炸食品、加工食品、饮料。适当补锌、硒可提高精子活力，改善精子形态，增加受精能力。含锌较丰富的食物有核桃仁、猪肝、黄豆、青菜、干海带、花生米、虾皮、墨鱼等。有文献报道食用过多的芹菜可引起精子数量减少。

（赵永平）

51 药物对精液质量的影响

越来越多的证据表明，许多药物都能影响精液质量。药物的男性生殖功能毒性机制非常复杂。需要注意的是，有些药物的生殖毒性是可逆的。停药一段时间后生精功能可以完全或部分得到恢复。但是，有些药物的生殖功能损害是永久性的，使用这类药物之前，应当咨询专业医生，必要时可以在使用药物前冷冻保存精液。

（1）化疗药物：化疗药物是治疗很多疾病尤其是肿瘤疾病所必需的。但是，部分化疗药物都具有生殖毒性。目前生殖毒性比较明确的主要有烷化剂（氮芥、环磷酰胺、美法仑、苯丁酸氮芥、白消安等）、抗代谢药（羟基脲、阿糖胞苷）、天然抗癌药物（羟喜树碱、长春碱）及其他抗癌药（格列卫、VEENAT、丙卡巴肼）。

（2）成瘾性药物：鸦片类药物（海洛因、美沙酮、吗啡）可以抑制下丘脑-垂体-性腺轴功能，导致性功能减退，精液量减少，精子密度、活力、精子形态学均明显异常。长期吸食可卡因可以抑制阴茎勃起功能。大麻也可以抑制睾丸生精功能，影响精子质量。过量的安非他明可以降低性欲。

（3）抗高血压药物：抗高血压药物对男性生殖健康有损害。大部分抗高血压药物通过影响男子性功能而致生育力低下。

（4）精神疾病治疗药物：安定药抑制中枢神经系统的多巴胺生成，抑制下丘脑 - 垂体 - 性腺反射轴，导致性欲减低。三环类抗抑郁药物和选择性复合胺再摄取抑制剂（SSRIs）能导致勃起功能障碍，减低性欲。抗抑郁药及吩噻嗪都可能引起高泌乳素血症，从而抑制下丘脑分泌促性腺激素释放激素（GnRH），持续的高泌乳素水平抑制 LH 与睾丸的 Leydig 细胞结合，对生精过程产生不利影响。另一类重要的抗抑郁药即单胺氧化酶抑制剂可以导致射精和勃起功能障碍。碳酸锂抑制中枢神经系统中的多巴胺生成，使性欲减低。

（5）激素类药物：雄性激素睾酮是维持精子发生、成熟的必不可少的因素。但是，长期或大剂量使用外源性睾酮却会抑制精子生成，甚至导致不可逆的生精功能损害。抗雄性激素的药物也能干扰体内正常睾酮的生理功能，导致性欲低下、生精功能减退。切勿随意使用激素类药物。

（6）抗生素类药物：一些抗生素具有一定的生殖毒性。如大环内酯类抗生素（螺旋霉素、新霉素、红霉素）、氨基苷类抗生素（庆大霉素）、四环素类抗生素、硝基呋喃类抗生素。

（7）免疫抑制剂：环胞素 A 等免疫抑制剂具有抑制精子生成、降低精液质量的作用。

（8）其他药物：有资料报道，西咪替叮、秋水仙碱等也具有生殖毒性。

（赵永平）

52 泌尿生殖系统疾病对精液质量的影响

男科疾病不可小觑。看似小问题，却会对精子健康构成潜在的威胁，甚至伤害。

（1）前列腺炎：慢性前列腺炎是男性泌尿生殖系统常见病，与男性不育存在一定关系。近年来，越来越多的研究证实，慢性前列腺炎与男性不育有密切的关系。慢性前列腺炎可通过多种途径如顶体反应、氧自由基、内分泌、自身免疫、病原菌、梗阻及神经精神系统等方面影响男性生育功能。对于男性不育合并会阴部疼痛或尿道症状者，怀疑其有前列腺炎时，应详细告诉医生会阴或骨盆部疼痛性质、特点、部位和排尿异常等症状，以及治疗的经过和复发情况。

（2）弓形虫感染：弓形虫病可以引起男性不育。弓形虫（toxoplasma gondii）是一种人畜共患的寄生虫病。弓形虫在人群中不仅感染率高，而且可导致不育、不孕，占不育人群的 18.15%，是一种危害人类健康的生物源性致病原。研究发现弓形虫速殖子对精子运动速度和运动方式有明显影响，弓形虫感染对睾丸组织细胞周期也具有损害作用。

（3）生殖道解脲支原体（UU）感染：UU 是引起前列腺和精囊感染最常见

的病原微生物。UU 感染可影响精液液化时间、阻碍精子运动、降低精子穿卵能力，同时 UU 可以吸附并且遮盖顶体后区和赤道板部，妨碍精卵识别与融合，从而可以引起男性不育。精液液化不良与生殖道解脲支原体感染关系密切。

（4）沙眼衣原体感染：WHO 的研究报告认为沙眼衣原体感染是引发附睾炎的常见原因。临床研究结果显示，在沙眼衣原体感染的男性不育患者中，抗精子抗体的阳性率明显高于对照组。

（5）附睾疾病：常见的附睾疾病主要是附睾炎。附睾不仅是储存精子的场所和运输精子的通道，而且，它还是精子进一步成熟、发育、获能的地方。附睾炎或其他附睾疾病不仅可能会引起精子运输通道阻塞，还会影响精子的质量和受精能力。发现阴囊肿大、疼痛时，需要引起足够重视，及时就医。我们在生殖医学门诊经常发现附睾炎病人，但是，都是因为无精子症就诊。因此，错过了最佳治疗时机。

（6）隐睾：睾丸未降至阴囊内（隐睾）对男性生育力影响较大，尤其当两边睾丸都未降至阴囊时，就会严重损害睾丸生精功能。对于隐睾症患者，如果在 2 岁之前行睾丸固定术，则睾丸生精功能的损害程度会较小。

（7）睾丸炎：睾丸炎可由多种因素导致，较常见的病因有细菌性睾丸炎、病毒性睾丸炎。一侧或双侧睾丸肿胀疼痛时，都要考虑睾丸炎的可能。细菌性睾丸炎常常伴有附睾炎、输精管炎，疼痛较严重。而病毒性睾丸炎多由腮腺炎病毒、柯萨奇病毒或者其他类型的病毒引起。腮腺炎如发生在青春期前，通常情况下对睾丸生精功能影响较小。如果发生在青春期之后，则可能会严重损害睾丸生精功能，甚至丧失。腮腺炎性睾丸炎可能会导致睾丸逐渐萎缩（50% 左右）、睾丸弹性差。病理学分析显示生精细胞脱落，生精管玻璃样变性或纤维化，生精过程停滞。临床表现为畸、弱、少精子症，甚至无精子症。

（赵永平）

53 精液的奥秘

精液的构成：精液由精浆及游动在其内的精子构成。精子在睾丸内产生，精浆是由附睾、前列腺、精囊腺、尿道球腺、尿道旁腺等产生的混合分泌物。人类的精子形态呈小蝌蚪状，全长 60 μm，分为头部、颈中部、尾部三部分。他们是人体内唯一能够依靠自身能力运动，并极具团队与牺牲精神的"小精灵"！精子头部由高度浓缩的细胞核和核前部的顶体组成，核内含有父系的遗传物质，携带着父系的遗传信息。顶体内则包含着多种酶，是精子穿越卵子放射冠、透明带和卵细胞膜的关键化学物质。精子的尾部呈鞭毛状，其内装备着精致的轴丝和线粒体鞘。线粒体为精子活动提供源源不断的能量，轴丝的摆动则推动着精子不停地向前奔跑。

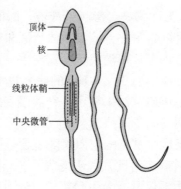

精子的头部呈扁卵圆形，长4～5 μm，宽2.5～3.5 μm，厚度约1.0 μm。正面观察精子的头部呈卵圆形，侧面看精子头部呈梨形，这种特殊的体形非常有利于精子在黏稠的精浆中或女性生殖道体液中向前游动。精子特殊的头部体形既可增加精子的浮动能力，又极大地减少前向运动的阻力，同时适合精子群体协调地向前涌动。

精子的生成：精子是由睾丸曲细精管内生精细胞生成的。从精原干细胞开始到精子形成需要经过一个极其复杂的细胞分化过程。由精原细胞的增殖分化、精母细胞的减数分裂以及精子形成 3 个主要阶段组成。精子的发生过程需要 64～72 天。精子的发生是持续不断的，精子的释放也是连续进行的。人类精子的发生率是：每天每克睾丸组织可以产生 $(3～7) \times 10^6$ 个精子。

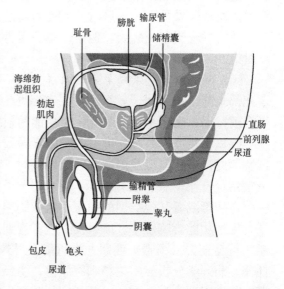

精子的成熟：睾丸内刚刚产生的精子仅是"半成品"。虽然在形态结构和染色质方面已基本成熟，但是，尚不具备运动能力或运动能力极弱，也没有精卵识别能力和精卵结合的能力。当这些小精灵们随着睾丸输出小管进入附睾后，在经过附睾头—附睾体—附睾尾的运行过程中，精子进一步发生一系列形态结构、生化代谢、生理功能等变化，不断成长与成熟，最终成为强壮的、具有快速前向运动能力、精卵识别能力和精卵结合能力的成熟精子。这个过程需要 10～14 天。

（赵永平）

54 弱精子症或无精子症患者还能有宝宝吗

说起弱精子症，大家或多或少都知道一些相关的知识。但是，对于"无精子症"却知之甚少。当得知丈夫诊断为"弱精子症"或"无精子症"时，几乎所有的患者夫妇会产生"不敢相信"，甚至产生"绝望"的想法。

弱精子症、无精子症是否就意味着"不能再生育"？无精子症真的就是无法治疗的"绝症"吗？其实不然。只要及时、准确地诊断，结合病因施治，必要时借助现代辅助生殖技术，弱精子症、无精子症患者还是有生育机会的。

什么是无精子症呢？如果精液检查2次以上均未发现精子（需离心后检测），即可诊断为无精子症。其实，无精子症有两种情况：一种情况是睾丸真的没有产生精子，医学上称为"非梗阻性无精子症"；另一种情况是睾丸一直在不断产生精子，只是由于睾丸、附睾、输精管等疾病导致精子不能输出，医学上称为"梗阻性无精子症"。

临床上，我们可以通过详细的体检、分析精浆成分、检测血液中性激素水平等，初步判断无精子症属于上述哪种情况；必要时可以进行附睾穿刺或睾丸活检，做病理学分析或直接在显微镜下寻找精子，进一步确诊无精子症是梗阻性还是非梗阻性的。值得注意的是，有些病人精液常规检查提示"无精子"，但是经过离心后检测沉渣却发现有精子。这种情况称为隐匿性精子症，不属于无精子症。

无精子症并非"绝症"。10多年前，人类辅助生殖技术尚未能达到现在的水平，许多无精子症确实是"无法治疗的疾病"。但是，随着人类辅助生殖技术的不断完善和广泛应用，这些往日"无法治疗"的"绝症"都有了多种可供选择的治疗方案。

梗阻性无精子症（obstructive azoospermia，OA），是指由于双侧精子运输通路完全阻塞导致精液或射精后的尿液中未见精子或生精细胞。目前，对梗阻性无精子症可根据病情实施各种疏通精子输出通道的手术，如输精管－输精管吻合术、输精管－附睾吻合术等；或采取微创手术方法获取精子，施行卵胞浆内单精子注射技术（ICSI）。

非梗阻性无精子症（non-obstructive azoospermia，NOA），主要是指各种原因导致的原发性睾丸生精功能衰竭。有50%～60%非梗阻性无精子症患者的曲细精管内有生精功能，其中部分患者可以经过促生精药物治疗、病因治疗等治疗重新产生精子；也可以参照前述梗阻性无精子症获取精子的方法，获取精子进行ICSI。有些原因不明的非梗阻性无精子症患者，睾丸局部生精小管存在局灶性精子发生，或部分生精小管中精子发生正常。经系统的遗传学评价和遗传咨询后，可以经过促生精药物治疗重新产生精子；或使用睾丸精子进行ICSI。如果治疗失败，建议采用供精人工授精或收养孩子。

对于弱精子症患者，只要明确病因，综合治疗，加强锻炼，一部分患者还是有机会生育子代的。如果治疗效果不佳，或女方年龄偏大，或不孕不育时间很长，可以考虑接受辅助生殖技术。

（赵永平）

新生儿出生缺陷预防

55 什么是出生缺陷

出生缺陷也称先天异常、先天畸形。它包含两个方面：一是指婴儿出生前，在妈妈肚子里发育紊乱引起的形态、结构、功能、代谢、精神、行为等方面的异常。形态结构异常表现为先天畸形，如无脑儿、脊柱裂、兔唇、四肢异常等，功能、代谢缺陷常导致先天性智力低下（俗称呆、傻）、聋、哑等异常，精神、行为方面的缺陷常表现为精神、神经症状，如遗传性痉挛性共济失调、肝豆状核变性、精神分裂症等。二是指婴儿出生后表现为肉眼可看见，或者必须通过辅助技术诊断的器质性、功能性异常，如先天性心脏病、白血病、青光眼等。但不包括出生时损伤造成的异常。有的缺陷只影响身体的某一部分，称为单发性缺陷，有些累及身体的好几个部位，称为综合征。

出生缺陷从发生原因上来看有 4 种类型：①畸形缺陷：胚胎发育早期由于某种因素，使其发育异常，这种类型缺陷是临床上最常见的也是最严重的缺陷。②裂解缺陷：精子与卵子结合后在发育过程中由于某种原因使其正常组织受损而引发的缺陷。③发育不良：胎儿在发育过程中由于某种因素使胎儿身体某部位或某组织发育不良所导致的缺陷。④变形缺陷：即异常压力作用到胎儿身体的某部分所产生的形状改变。

出生缺陷严重程度不一，有些出生缺陷是轻微的，对身体健康影响不大。而一些严重的出生缺陷则可引起胎儿或婴儿死亡、寿命缩短或导致儿童长期患病，甚至终身残疾。有些缺陷在婴儿出生时便可发现，有些出生缺陷要在儿童的生长发育过程中才被发现（如智力低下），甚至若干年后才显示出来。7.5% 左右儿童的出生缺陷到 5 岁才能诊断出来，其中大多数为小畸形。

目前我国最常见的出生缺陷分别是：先天性心脏病，唇腭裂，多、并指（趾），神经管畸形（无脑儿、脑膨出、脊柱裂等），肢体短缩和外耳畸形，尿道下裂等。

（胡丽娜）

56 我国出生缺陷情况严重吗

全世界每年出生 500 万的"出生缺陷"儿，其中 85% 出生在发展中国家。中国目前是出生缺陷的高发国家，中国出生缺陷监测中心监测数据显示：1996-2007 年，我国出生缺陷发生率从 8.77‰ 上升到 14.79‰。全国每年有 20～30 万肉眼可见先天畸形儿出生，加上出生后数月和数年才显现出来的缺陷，总数高达 80 万～120 万，约占每年出生人口总数的 4%～6%，这就意味着我国每 30 秒就有 1 个缺陷儿出生，而且间隔时间在逐年缩短。其中，除 20%～30% 患儿经早期诊断和治疗可以获得较好的生活质量外，30%～40% 患儿在出生后死亡，约 40% 将成为终生残疾。这触目惊心的现状，使家庭、社会、国家不堪重负……

根据全国出生缺陷监测的结果推算，我国每年神经管畸形有 8 万～10 万，占全世界 1/4，也就是说，平均每 5.5 分钟就有 1 个神经管畸形的孩子出生，位居全球最高，是全球神经管畸形的"珠穆朗玛峰"。低体重新生儿的发生也高达 2.58%，按全国每年出生 2000 万计算，约有 51.6 万名新生儿为低出生体重，同时，我国 0～14 岁智力低下患病率为 1.2%，其中先天致残的占 50% 以上，出生缺陷可造成胎、婴儿死亡，新生儿死亡中 30%～50% 源于出生缺陷；40% 的出生缺陷儿可形成残疾。患有神经管畸形的婴儿大部分在出生前、出生时或出生后 1 年内死亡，据估计，因此中国每年造成的经济损失约 2 亿元人民币，先天愚型的治疗费超过 20 亿元，先天性心脏病的治疗费更是高达 120 亿元，全国累计有近 3000 万个家庭曾生育过出生缺陷和先天残疾儿，约占全国家庭总数的近 1/10。我国出生缺陷高发的现状给中国许多家庭造成了无法弥补的精神痛苦和沉重的经济负担，使许多家庭从小康水平又回到了贫困状态，它已成为严重阻碍我国经济发展和人们正常生活的社会问题。

（胡丽娜）

57 我国常见的出生缺陷有哪些

出生缺陷是一个全球性问题。我国出生缺陷状况不容乐观。在我国 2001—2006 年卫生部以医院为基础的出生缺陷监测结果显示，出生缺陷发生率呈逐年上升的势头，每年有 80 万～120 万出生缺陷儿诞生，占全部出生人口的 4% 到 6%。

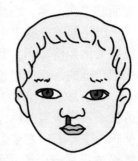

随着我国产前诊断水平和出生后早期诊断技术的提高，出生缺陷的发生率及先天畸形的种类也在发生变化，主要先天畸形的种类逐渐向发达国家接近，可控、有明确干预措施的畸形发生率呈下降趋势，而与诊断能力有关的畸形如先天性心脏病的发生率呈上升趋势。从下面的表中就可明显地看出我国出生缺陷种类的变化（该表引自《实用产前诊断学》）。

1996—2005年前6位先天畸形发生率顺位的变化

1996年	2000年	2005年
总唇裂（14.5万）	总唇裂（14.1万）	先天性心脏病（24.0万）
神经管缺陷（13.6万）	多指（趾）（12.5万）	多指（趾）（14.7万）
多指（趾）（9.2万）	神经管缺陷（12.0万）	总唇裂（13.7万）
先天性脑积水（6.5万）	先天性心脏病（11.4万）	神经管缺陷（8.8万）
先天性心脏病（6.2万）	先天性脑积水（7.1万）	先天性脑积水（7.5万）
肢体短缩（5.2万）	肢体短缩（5.8万）	肢体短缩（5.8万）

我国目前最常见的出生缺陷是先天性心脏病、多指（趾）、总唇裂、神经管缺陷、先天性脑积水和肢体短缩。

（张颖　薛凤霞）

58　出生缺陷的危害有多大

在我国，出生缺陷已经成为突出的公共卫生和社会问题。主要表现为随着卫生状况和生育医疗保健水平不断提高，婴儿死亡率呈下降趋势，但出生缺陷所造成的胎儿和婴儿死亡比重在逐渐增加，出生缺陷已成为我国婴儿死亡的主要原因。出生缺陷的主要危害是危及婴幼儿的生命，幸存活下来的出生缺陷儿大多会留有不同程度的残疾，严重影响今后的生活质量。如先天性脊柱裂的胎儿出生后要面临多次手术，而且大多都会下肢瘫痪，只能爬行而不能站立行走。

出生缺陷儿的出生，对国家来说会影响整个民族人口素质的提高，同时也造成巨大的经济负担。我国每年因神经管畸形造成的直接经济损失超过 2 亿元，唐氏综合征的治疗费用超过 20 亿元，而先天性心脏病的治疗费用高达 120 亿元。

对于每个有出生缺陷儿的家庭来说，无疑是一种灾难。这些家庭不仅要承受给孩子治病所需的巨大经济负担，而且要承受我们常人无法想象的精神压力。精神压力主要表现在：①艰难的选择：如坚持治疗可能会是倾家荡产、人财两空的结局或得到一个严重残疾生活不能自理的孩子。如放弃治疗则将使仅有的一丝希望破灭，眼看着自己的亲生骨肉离去而无能为力。②对残疾孩子的担忧，每时每刻在关注着孩子，唯恐有任何闪失；对孩子的未来担忧，自己老了谁来照顾孩子？③为了解决上述问题，许多家庭选择了再生一个健康孩子，那么随之而来的就是整个孕期的担忧焦虑，唯恐再生一个缺陷儿。而这个健康孩子在未出生前就背负上了照顾残疾姐姐或哥哥一生的重任。④有些家庭因为不能承受巨大的精神压力而导致家庭破裂，甚至发生亲手杀死自己亲生骨肉的刑事案件。⑤有些人会有不同程度的心理障碍，在社会上自卑，担心周围的人看不起自己。⑥残疾儿本身的生存不但要承担身体上的痛苦，而且要承担巨大的精神压力。

总之，出生缺陷儿的出生，不仅给本人、家庭造成极大不幸、带来极为沉重的精神和经济负担，也会给社会带来巨大的负担，有碍于人口素质的提高。

（张颖　薛凤霞）

59 出生缺陷发生的原因有哪些

出生缺陷是一种与遗传和环境，特别是孕妇营养状态紧密相关的疾病，营养因素可以影响遗传因素，同时也可以对抗环境污染。遗传因素包括染色体病和单基因病。有些出生缺陷是由于遗传父母双方或一方的异常基因所致，有些出生缺陷是由于基因突变所致，还有一些出生缺陷是由于染色体的异常，如多一条或少一条染色体。年龄越大的孕妇，尤其是年龄超过35岁，胎儿有染色体异常的概率越大。许多染色体异常在妊娠早期都能检查出来。最常见的疾病有先天愚型21-三体综合征和18-三体综合征，这部分的出生缺陷占整个出生缺陷的20%～30%。

环境因素包括生物因素、化学因素、物理因素和药物因素等。有5%～10%的出生缺陷是环境因素导致的。其中生物因素是引起出生缺陷较重要的原因之一，特别是母亲在孕期受到某些病原体感染时（包括病毒、细菌、寄生虫等），这些病原体能通过胎盘绒毛屏障或子宫颈上行感染胎儿，它们有弓形体、风疹病毒、巨细胞病毒、单纯疱疹病毒，此外还有水痘、带状疱疹病毒、肝炎病毒和梅毒螺旋体等。其他如敌敌畏、美曲膦酯（敌百虫）、有机氯、有机汞、苯氧酸类除草剂、二溴氯丙烷、敌枯双等以及铅、镉、汞、锰、铝等重金属和氯乙烯、氯丁乙烯、丙烯腈等化学因素及辐射噪声和振动等也可引起染色体畸变而导致胎儿发生畸形。同时，胚胎细胞对抗肿瘤药物比成熟分化的细胞敏感，因此，这类药物大多在较低剂量时就对胚胎产生较大的损害。抗菌素类如链霉素、卡那霉素以及大部分抗结核药、激素类和活疫苗等在孕早期及致畸敏感期使用均有致畸危险。

其他如烟酒，吸烟可引起流产、早产、先天性心脏病和新生儿低体重等，大量使用后胎儿发生畸形的风险很大，其特征为发育迟缓、小头畸形、多发性小样畸形等。

另外，60%～70%的出生缺陷都是由环境因素和遗传因素共同作用引起的，是多基因疾病，有一定的遗传因素的背景，还需要环境因素的参与才可以导致，这一类出生缺陷是最常见的，先天性心脏病就属于多基因疾病。

（胡丽娜）

60 胎儿发育的哪个阶段容易发生出生缺陷

每一个家庭都期待生育一个健康、聪明的宝宝。从受精卵形成到宝宝呱呱落地，经过了漫长的280天。在这280天内，各种遗传因素、物理、化学及生物性的有毒、有害物质无不在威胁着准妈妈腹中的小宝宝。胎儿发育的哪个阶段容易发生出生缺陷是准妈妈、准爸爸最关心的问题之一。

　　胎宝宝在妈妈的子宫内主要经历3个发育阶段：第一阶段是器官形成前期，即胚胎发育的第1~2周，主要是受精卵卵裂、植入及二胚层胚阶段。在此阶段一般对致畸因子不敏感，如受到较轻的影响，受精卵会自我修复而正常发育；如受到严重影响不能自我修复时，则发生胚胎死亡而流产。第二阶段是器官形成期，即胚胎发育的第3~8周，主要是细胞高度分化和各器官、系统基本形成期。该阶段为致畸敏感期，主要因为这一发育阶段的胚胎对大多数致畸因子都高度敏感。在此阶段，环境致畸因子对胚胎的影响可表现为多种结构畸形，并常伴随胚胎死亡和自发性流产。第三阶段是胎儿期，从器官形成期后至分娩期，这一阶段以器官系统的发育为主。在该阶段，随着大多数器官的形成及这些器官对致畸作用的敏感性降低，胚胎作为一个整体对致畸的敏感性也逐渐降低。一般认为胎儿期的胚胎接触致畸因子后，常表现为胎儿生长迟缓，某些特异性生理功能缺陷，出生后行为发育异常以及新生儿肿瘤等。

　　虽然胚胎作为一个整体在器官形成期对致畸因子最敏感，最易发生出生缺陷，但各个器官在这一时期的发育是不一致的，各器官的致畸敏感性不同，作用时间不同，反应程度不同，随之而来的是出生缺陷的类型不同。

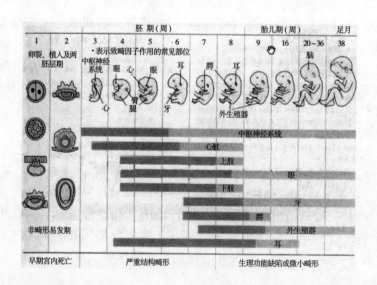

　　从图中可以看出，孕第1~2周，为非畸形易发期，胚胎如受到致畸因子的影响主要表现为早期宫内死亡。孕第3~8周为高度敏感期，主要表现为严重结构畸形：孕3~5周的胚胎接触致畸因子可引起中枢神经系统畸形，3~5周可引起心血管系统畸形，4~7周可引起四肢和骨骼畸形，4~7周可引起眼睛畸形，

6~8周可引起牙齿畸形，6~8周可引起腭畸形，7~8周可引起外生殖器畸形，4~8周可引起耳畸形。孕第 8^+ 周~足月，为不敏感期，主要表现为生理功能缺陷或微小畸形。从图中还可以看出，对于中枢神经系统、眼睛、牙齿以及外生殖器，致畸因子的不敏感期贯穿于整个孕期，不敏感不等于不受影响，而致畸因子对心血管系统、上／下肢的作用只限于孕8周之前，对腭发育的影响只限于孕 9^+ 周之前，对耳的影响只限于孕16周之前。

从上述我们知道胎儿发育的3~ 8^+ 周是出生缺陷最容易发生的阶段。

（张颖　胡丽娜）

61 如何预防新生儿出生缺陷（三级预防）

降低新生儿出生缺陷的主要措施是做好三级预防。

一级预防：是在婚前、孕前采取的措施，利用婚前保健和孕前保健的手段，以预防出生缺陷儿的发生。

（1）受孕前要排除遗传和环境两方面的不利因素

遗传和环境是影响优生的两大因素。凡是夫妇双方之一有遗传病家族史、一方为遗传病或染色体病患者或携带者；女方年龄大于35岁，有过畸形儿、智力低下儿生育史或反复自然流产等情况，都需在计划受孕前进行针对性的遗传咨询。孕前3个月不要接触高温、放射线、化学溶剂、农药等有毒有害物质。

（2）身体生理条件的准备

患病期间，应该避免受孕。如女方患有肝炎、肾炎、心脏病、甲亢、甲减等疾病，应暂时避孕，待疾病完全治愈恢复健康后在专科医生指导下怀孕。男方如患有肝炎、肾炎、结核等疾病也应暂时避孕。生殖器官存在异常尚未经过矫治，或患有性病未经过诊治或尚未治愈，都有可能造成新生儿出生缺陷。

（3）健康生活方式的培养

合理营养，戒烟戒酒，远离宠物，预防感染，谨慎用药。正确补充叶酸。

二级预防：孕期的产前筛查和产前诊断

（1）在早孕或中孕期间一定要进行血清学唐氏综合征的筛查，对于神经管缺陷筛查高风险的人群应进行超声学确诊检查，以防止神经管缺陷儿的出生。对于唐氏综合征筛查高风险的人群，在知情选择的情况下应进行绒毛染色体或羊水染色体检测，防止染色体病患儿的出生。

（2）在中孕期间尤其是在孕20~24周应进行胎儿的系统超声检查，防止结构异常的缺陷儿出生。

（3）定期产前检查，重视孕期糖尿病、妊娠期高血压疾病的诊治并预防产科并发症的发生。

三级预防：新生儿疾病的筛查。

新生儿疾病筛查是通过相应群体的初筛、复查，将那些能够并早替代治疗、早期干预的疾病尽早发现，适当治疗或纠正，从而提高下一代的身体状况和生活质量，其是提高出生人口素质、减少出生缺陷的三级预防措施之一，已纳入我国的母婴保健法。目前在我国进行的新生儿疾病筛查主要有先天性甲状腺功能低下症（简称"甲低"）、苯丙酮尿症（简称"PKU"）的筛查以及新生儿听力筛查。

（张颖　薛凤霞）

优生优育常识

备
孕

🌸 62 最佳生育年龄

当谈到生育的时候，人们往往首先想到的是计划生育。目前，不少人总是把计划生育片面地理解为少生、晚生，或只生1个孩子。其实，计划生育的重要内容，还应该包括优生。生育时机的计划性及生育所应具备的条件（如生理条件、心埋条件、经济条件）等，也是计划生育及优生优育的重要内容。那么，要开发小儿出生后的智力，必须重视优生，必须选择良好的生育时机，为儿童智力培养做相应的科学准备。孩子的机体来自父母，并在母体内经历最初的生长孕育阶段，因此，父母的年龄会对儿童的智力发育产生一定的影响，这主要取决于父母双方某些遗传素质的差异。

1. 男性最佳生育年龄

在生育问题上，科学家们的着眼点是遗传。法国遗传学家摩里士的研究成果表明，年龄在30～35岁的男人所生育的后代是最优秀的。摩里士说，男性精子质量在30岁时达到高峰，然后能持续5年的高质量。

2. 女性最佳生育年龄

生理学家公认，女性在23～30岁是生育的最佳年龄段。这一时期女性全身发育完全成熟，卵子质量高，若怀胎生育，分娩危险小，胎儿生长发育好，早产、畸形儿和痴呆儿的发生率最低。处于此年龄段的夫妻，生活经验较为丰富，精力充沛，有能力抚育好婴幼儿。女性若过早怀孕生育，胎儿与发育中的母亲争夺营养，对母亲健康和胎儿发育都产生不良的影响。

3. 遗传学对生育年龄的影响

遗传学的研究表明母亲年龄过小，自身尚未完全发育成熟，对孩子的发育肯定会有不良的影响；另外，从培养的角度讲，父母社会经历的薄弱也会直接影响到儿童的智力教育。但也不可年龄过大，母亲年龄过大，生唐氏综合征、18-三体综合征等染色体疾病的患儿机会较大。原因是随着产妇年龄的增加，卵子形成过程中会引起染色体不分离现象增加，可能导致儿童智力低下和其他神经系统发育异常。一般来说，女性怀孕年龄在 25～30 岁为好。因为随着年龄的增加，卵细胞也会衰老，卵子染色体衰退，一些遗传疾病发生的概率随之增加。

同样，父亲的年龄也不能过大。男子年龄过大，精子的活力会减退，胎儿各种疾病的发生率亦会相对增大，如精子异常，受孕后容易发生流产、早产和婴儿先天畸形，还会发生软骨发育不全、先天性耳聋和先天性心脏病等。

（刘娟）

63 受孕的最佳时间

孩子是我们的希望和未来，谁都想生个健康的宝宝，看着身边来来往往可爱的小宝贝们，你是否也感叹生命的美丽与神奇，那么我们怎样才能够有个健康的小宝宝呢？什么时间怀孕最好呢？

1. 最佳受孕时间：排卵 24～48 小时内受精。

一项最新的研究结果表明：在排卵期当天及前 5 天，性交受孕率较高，受孕率的"顶点"是排卵那天。为了增加受孕的机会，提高胎儿质量，排卵期前男女双方之间应节欲一段时间，使双方精血旺盛。性交次数过疏或过频都不利于受孕，性交间隔过短，精液稀薄，精子量少，不利于受孕，通常要在排卵期性交前节欲 3～5 天，以保证足够数量的高质量的精子受精。另外，应尽量安排在最接近排卵日的时间性交。因为排卵之前过早性交，精子在女性生殖道里停留时间过长，至排卵后过迟性交，卵子等待时间过久，受精时质量差。这两种情况都影响受精卵的质量，不利于优生。

男性精子在射精完成进入女性生殖道后，生命期为 1～3 天。若这段时间未能遇到卵子，精子就失去了受孕能力。精子的数量也是女性受孕的关键因素。一般正常男性精液中，精子浓度每 ml 为 2000 万～1 亿以上，精子数量越多越易怀孕，女性的生殖特点是有周期性，一般每个周期只排 1 个卵。而卵子成熟的周期只有 14 天左右，卵子排出后必须在 24～48 小时内受精才能受孕。因此，在排卵后 48 小时之内受精是怀孕最基本的条件，此时卵子新鲜、健康，是保证胚胎健康的先决条件。为此，怀孕的妇女要了解自己的排卵期。粗略地说，如果月经周期是 28 天，则月经第 14 天排卵；如果月经周期长，则排卵期相应后错。如果想精确地找到排卵日，方法有很多，如每日清晨试基础体温。一般在排卵后由于黄体的作用，体温上升 0.3～0.5℃，体温上升日即为排卵日。还可以配合其他征象找到排卵期，在排卵期前由于女性激素分泌达到高峰，可以出现白带量增加、变稀，似蛋清样。在妇女排卵日前后行房事，可以增加受孕机会，而此期间精子、卵子处于新鲜、健康状态，无疑对保证受精卵的健康是有益的。

女性受孕不一定必须有性高潮，但性高潮可以增加受孕机会，因为性高潮中子宫内为正压，性高潮后急剧下降到负压，子宫内产生吸引作用，有利于精子的游入。另外，在性兴奋中，阴道的内 2/3 段膨大，变成性交后的精液池，外 1/3 段收缩，减少精液外流，而且兴奋时子宫上提，消退期子宫下降，这也有利于精子从精液池流入子宫。再者，性兴奋中，阴道分泌碱性黏液，使平常呈酸性的阴道环境 pH 值上升，有利于精子的生存和活动。

2. 哪些情况下不宜受孕

不要在情绪压抑时受孕：因为精神紧张焦虑可影响母体激素分泌，使胎儿不安、躁动而影响生长发育，甚至可能引起流产和胎儿畸形。

不要在蜜月时受孕：因为新婚蜜月时体力消耗过大，性生活频繁，会影响精子和卵子质量及在子宫着床的环境，降低受孕质量，从而不利于优生。

有某些急性传染病接触史者应暂缓怀孕：如接触了急性传染性肝炎、腮腺炎、流感等患者，应先行检查，排除受染后再怀孕。因为这些病毒都可以通过胎盘，感染胎儿，造成出生缺陷。另外，明确有致畸作用的病原体如风疹病毒、巨细胞病毒、弓形虫、单纯疱疹病毒等感染，应待治疗痊愈后妊娠。

尽量避免高龄受孕：35 岁以上妇女发生染色体畸变而导致畸形胎儿的比例呈逐渐增高的趋势，因此妇女生育的最佳年龄是 24～30 岁。

避免不良理化因素的影响：长期接触一些环境致畸因素，如长期服用一些有致畸倾向的药物（甾体激素类药、抗精神病药、抗肿瘤药等）或由于职业原因长期接触铝、铬、苯、砷、胺等化学物质；长期接触 X 射线、噪音、高温、强磁场、电磁辐射等，怀孕前应停药或脱离一段时间再受孕。

计划怀孕时应提前 3 个月戒烟戒酒：烟酒对生殖细胞和胚胎发育的不良影响已被广泛公认。烟中含有尼古丁、一氧化碳、烟焦油等多种有毒物质，这些物质对人体健康都有影响，对精子的影响也很明显。孕妇被动吸烟，可使子宫及胎盘血管收缩，影响胎儿发育。

其他：女方患有重要脏器慢性疾病，如心脏病、肾炎、肝炎、肺结核、糖尿病、甲亢、哮喘等，应积极治疗，视脏器功能情况征求医生的意见酌情妊娠；盆腔、腹腔、乳腺、甲状腺等部位有良性肿瘤者，应酌情治疗或适时手术、以免孕期疾病加重难以处理；亚急性或慢性但经常发作的阑尾炎也应孕前治疗，以避免孕期发作时用药、手术可能造成的影响或流产。

当您打算怀孕的时候，一定要做一下孕前准备，选择一个双方精力、体力都比较充沛的时候受孕，这样可以在一定程度上避免出生缺陷的发生。

（宋静慧）

64 生男生女，谁来决定

生男生女历来是人们最关心的问题之一，许多人都希望能按照自己的意愿生男孩或女孩。古往今来，也总是有各种各样的"秘方"和"学说"，声称能够左右生男生女。到底这些说法是否可信，生男生女又是由什么决定的呢？

生儿育女的秘密是美国人麦克鲁格于1902年揭开的，他发现了决定性别的染色体X和Y。人体细胞内共有23对46条染色体。其中，男性和女性有22对（44条）染色体是相同的。这些相同的染色体称为"常染色体"。剩下的1对是非常特别的染色体，男性和女性的这对染色体组合的方式不同。女性具有的这对特殊染色体由两条X染色体配对而成（即XX），男性的这对染色体由1条X染色体和1条Y染色体配对而成（即XY）。染色体组合的如此小小差别却造就了不同性别的产生。新生儿具有来自母亲的23条染色体和来自父亲的23条染色体，也就是说卵子和精子各提供22条常染色体和1条性染色体。母亲所提供的只能是X染色体，Y染色体是从父亲那里获得的。精子的性染色体半数是X，半数是Y，在精子和卵子结合的一瞬间决定了将来孩子的性别。因此，精子与卵子的结合是随机的，不以人们的意志为转移，这样才能维持人类两性比例的大体平衡，这也是人类繁衍的自然选择，这个平衡决不容破坏，否则，必然造成不堪设想的社会问题。

现代科学发现，X染色体在酸性环境下比Y染色体更有活力，在碱性环境下则Y染色体比X染色体更有活力一些，但这种差别非常微弱，人为控制是不可能的。即便是人工授精也是在形成受精卵之后才能确定性别，而之前是让2个X染色体还是让1个X染色体和1个Y染色体结合，是没法控制的。

1987年12月24日，英国剑桥大学生物研究院公布了他们的新发现，胎儿性别是由一种称为TdF的基因决定的。科学家们认为正是这种称为睾丸决定因子（TdF）的异位或缺失引起了遗传性别和表现型之间的变态，即XY遗传性别患者含有TdF，故分化为男性表现型；XX遗传性别的患者，因无TdF而分化为女性表现型。所以胎儿的男女性别是由TdF基因决定的。这一研究成果无疑具有划时代的意义。但是，性别决定因子迄今为止仍是不完全清楚的问题，有待进一步研究。

至于育龄夫妇的喝酒、抽烟等不良习惯，确实会对胚胎的发育有影响，可能导致小孩畸形或造成其他一些变异，但绝不可能左右小孩的性别。而所谓"酸儿辣女"，则是因为怀孕期间胎盘分泌出的激素会对食欲有一定影响，以致有些孕妇胃口不好，而酸辣食物都属于刺激性的食物，吃了这类食物能够刺激味觉，从而起到开胃的作用，对生男生女则毫无影响。

总之，想要人为地干预生男生女是没有必要也是不现实的，正所谓"机关算尽也枉然"，不如心平气和地服从自然法则的安排。无论是男宝还是女宝，都是上天赐予父母的最好礼物，也是父母获得快乐的源泉之一。做父母的，与其费尽心思采用各种不科学的手段"生儿子"，还不如多花点时间和精力，注意膳食平

衡，坚持适当的运动，保持舒畅的心情，迎接健康宝宝的到来。

（宋静慧）

65 意外怀孕终止妊娠后何时是再怀孕的最佳时机

流产后多久能怀孕？这是很多女性朋友关心的问题。从生殖生理角度讲，女性怀孕后，不仅使生殖系统发生变化，而且全身各系统都将随之发生很大变化。怀孕一旦被中断，全身各系统的变化加上流产失血等对母体的损伤都需要一段时间才能恢复，尤其是子宫和卵巢等生殖器官都有一个恢复过程，而且大多数的流产都需要进行刮宫或吸宫术以清除宫腔内的胚胎等残留组织，以致子宫内膜组织会受到一定程度的损伤。子宫内膜是受精卵种植和发育的"床"，流产后过早怀孕，人的体力不足，内分泌功能没有很好恢复，子宫内膜更没有生长好，受精卵便会在贫瘠的子宫内膜上着床不稳，营养不好，容易发生非人为的流产，不利于母子健康，反复流产不仅影响妇女健康，还增加治疗的困难。

因此流产后不要急于受孕。一般来说，流产后至少半年，最好是 1 年后再怀孕为好。其一是经过充分的休息、调养，无论是机体还是内分泌或生殖器官的功能，对受孕怀胎、母子健康以及优孕、优生优育都大有裨益。其二，若第 1 次流产是因孕卵异常或患病所致，那么，两次妊娠期相隔的时间越长，再次发生异常情况的机会也就越少。

但是，"流产后多久能再怀孕？"这也是一个因人而异、个体化很强的问题。有的学者认为，流产后再次试孕的时间不宜拖得过久，因为时间越长，患者的家庭和社会压力就会越重，精神负担就会越多，这种负面情绪反过来对性腺轴功能有不良影响，不利于下次怀孕。因此，难免流产（胎胎停育）行清宫手术的妇女，调理 3 ~ 6 个月，若月经比较规律、不良体质因素得以纠正、各项指标基本正常后，即可再次怀孕；而症状轻微的自然流产者，如是生化妊娠，因其对子宫内膜的创伤、对性腺轴的影响很小，所以经调理，有过一次规律月经，若各项指标基本正常，就可以试孕了；对于年龄偏大的女性，时间越久，卵巢功能越差，可以酌情提前试孕。但所有有过流产史的夫妇，在再次试孕前应到医院做相关的检查，如看看各项指标有无异常，如生殖内分泌功能、子宫宫颈因素、感染因素、免疫因素、男方因素等，若发现流产原因，要在孕前治疗。试孕前 3 个月开始补充叶酸。

为此，建议流产后坚持科学的避孕，待一年半载后再怀孕，孕前到医院做全面检查，这对保障母子的健康、孕育一个健康活泼的宝宝更有利。

（宋静慧）

66 患麻疹能怀孕吗

麻疹俗称"打糠"，是以往儿童最常见的急性呼吸道传染病之一。我国从 20 世纪 60 年代开始广泛应用麻疹疫苗以后，麻疹发病率已明显下降。

该病传染性极强，易感者（指未患过麻疹者，或未接种过麻疹疫苗者）接触患者后 90% 以上均发病，过去在城市中每 2 ~ 3 年流行一次，1 ~ 5 岁小儿发病率最高。使用麻疹减毒活疫苗后，发病率已下降，但由于疫苗产生的免疫力不持久，随着时间延长，免疫效应可逐渐变弱，因此，这种传染病的发病年龄逐渐后移。目前青年人是患病的主要人群之一，甚至可形成社区内流行。

儿童患麻疹后，一般表现为发热、上呼吸道炎症（咳嗽、咽痛等）、出现麻疹黏膜斑（又称为 Koplik 斑：即在发疹前 24 ~ 48 小时出现，为直径约 1.0 mm 的灰白色小点，外边有红色晕圈，开始仅见于对着下臼齿的颊黏膜，但在 1 天内会很快增多，可累及整个颊黏膜并蔓延至唇部黏膜）及全身斑丘疹等。

成人麻疹与儿童麻疹的不同之处是：成年人肝损坏发生率高；胃肠道症状多见，如恶心、呕吐、腹泻及腹痛；骨骼肌病，包括关节和背部痛；麻疹黏膜斑存在时间长，可达 7 天，眼部疼痛多见。

麻疹的传染源是麻疹患者，并且是唯一传染源，麻疹患者从接触麻疹后 7 天至出疹后 5 天均有传染性，病毒存在于眼结膜、鼻、口、咽和气管等分泌物中，也就是说，通过喷嚏、咳嗽和说话，就可以造成传播。

患有麻疹的育龄期妇女在患麻疹期间是不能够怀孕的，因为孕妇感染麻疹病毒后，可经胎盘传染给胚胎或胎儿，特别是在怀孕最初的 12 周感染麻疹病毒，对胎儿的危害极大，容易导致流产。怀孕后期感染可引起胎儿宫内发育迟缓或死亡，因此建议患有麻疹的育龄期妇女最好在麻疹治愈后再考虑怀孕。

孕前关怀最重大的突破之一始于 1969 年，当年推出了麻疹疫苗。孕期的麻疹感染可导致胎儿先天性麻疹综合征，造成严重畸形。为了提高人口质量，防止和减少遗传疾病的发生，在孕、产期要避免一切可能导致胎儿畸形的不良因素。对于已怀孕后才感染麻疹的患者，建议行流产或引产。

对于麻疹，目前还没有特异性（特效）的治疗方法，主要是对症处理，卧床休息，进食营养丰富及易消化食物。

预防麻疹的最好方法是实施全民麻疹疫苗接种，使用减毒活疫苗进行接种，接种后产生的抗体可以维持 7 年以上。

由于减毒活疫苗可以经过胎盘传染给胎儿并导致胎儿畸形，所以怀孕期间不宜接种疫苗，育龄期妇女在妊娠前应进行麻疹病毒抗体的检查，阴性者应接种麻疹疫苗，并严格避孕 3 个月后再准备怀孕。

（郝敏）

67 水痘患者能怀孕吗

水痘是感染水痘 - 带状疱疹病毒后引起的急性传染病，生育年龄妇女患有水痘不应该怀孕，因为患有水痘的妇女怀孕后容易引起新生儿先天性水痘感染，称为先天性水痘综合征，主要症状为皮肤病损、眼病、神经系统缺陷及骨骼发育不良组成的四联征。约 1/4 上述病变的新生儿在出生后 1 周内死亡。

准妈妈感染水痘的时间影响胎儿被感染的概率和感染类型：

（1）女性怀孕早期感染水痘

孕早期孕妇感染水痘会导致胎儿发生先天性多发性畸形。

（2）女性怀孕中期感染水痘

孕中期孕妇感染水痘后，胎儿子宫内感染发生率及畸形发生率高于其他时期，尤其是孕 13 ~ 20 周。

（3）女性怀孕晚期感染水痘

妊娠晚期孕妇感染水痘时，新生儿临床感染发生率为 24%。孕妇在分娩前 5 天内或产后 2 天内感染水痘时，她的宝宝感染常出现在出生后第 5 ~ 10 天，病情常很严重，可出现弥散性血管内凝血（DIC）、肺炎和肝炎，且新生儿病死率高达 30%。

因此，提倡生育年龄期妇女孕前常规筛查抗病毒抗体，以指导受孕计划，应待抗体转阴后再考虑怀孕。水痘 - 带状疱疹病毒抗体分为几型，其中 IgM 阳性者，应等待抗体转阴后妊娠；IgG 阴性者可口服疫苗，并待 IgM 转阴、IgG 阳性后受孕。避免对孕妇接种水痘 - 带状疱疹病毒活疫苗。对未患过水痘而近期有水痘患者接触史的孕妇，在接触后 96 小时内注射水痘免疫球蛋白，可减轻病情、保护胎儿和避免孕妇患严重水痘。

治疗方面：孕妇患水痘对孕妇本身并非特别重要。目前也没有有效的治疗方法，多为对症处理，可给予退热、止痒、止痛和镇静治疗；局部可用碘苷（疱疹净）溶液湿敷，勤换衣服、保持局部清洁。目前还没有预防胎儿患先天性水痘综合征抗病毒治疗的特效药物，在证实婴儿患有先天性水痘综合征时应给予抗病毒治疗，主要药物为阿昔洛韦，可阻止新生儿眼病加重。对新生儿应注射水痘 - 带状疱疹病毒活疫苗（荐剂量为 125U）阻止新生儿水痘感染加重。

（郝敏）

68 病毒性肝炎患者能怀孕吗

病毒性肝炎是由多种肝炎病毒感染人体引起的，以肝脏损害为主的一组全身性急性传染病，是对婚育有影响的主要传染病之一。主要由 5 种独特的嗜肝病毒引起，它们分别是：甲型肝炎病毒（HAV）、乙型肝炎病毒（HBV）、丙型肝炎病毒（HCV）、丁型肝炎病毒（HDV）、戊型肝炎病毒（HEV），目前以 HAV、

备孕

HBV、HCV、HDV 为常见。HAV 和 HEV 主要经消化道传播（由粪-口途径），引起急性肝炎，一般不发展为慢性，其他 3 型主要通过输血、注射、母婴垂直传播、皮肤破损、性接触等消化道以外的途径感染。孕妇在怀孕的任何时期都可能被感染，其中以乙型肝炎最为常见。孕妇肝炎的发生率约为非孕妇的 6 倍，而急性重型肝炎的发生率为非孕妇的 66 倍。在妊娠期的后 3 个月患上严重的肝炎会给孩子带来很大的感染危险，而在妊娠期前 6 个月，这种危险几乎为零。在妊娠晚期患病，尤其是黄疸性肝炎，发展为重型或急性、亚急性黄色肝萎缩的比例高，病死率亦高，肝炎孕妇的死亡率很高，为 1.7%~10.4%。

由于目前对病毒性肝炎没有有效的治疗药物。尤其是乙型肝炎，在我国大约有 1 亿患者，很难清除病毒，患者可能会终生携带病毒。无论男女，可以正常结婚、妊娠、生育，但应注意夫妻间传播和母婴传播问题，已患肝炎的育龄妇女应选用工具避孕，忌用对肝脏有毒性作用的口服类或注射类避孕药物，准备怀孕时应选择好怀孕的时机，因为：

（1）怀孕会加重肝病

甲型、戊型肝炎患者怀孕时，可发生肝衰竭，病死率较高；轻型慢性乙型肝炎患者如怀孕或产后哺乳，会加重病情，并且可通过母乳将疾病传染给婴儿。较重的慢性乙型肝炎或活动性肝硬化患者可发生胎儿宫内死亡。

（2）病毒性肝炎是具有传染性的疾病

各型肝炎患者及慢性病毒携带者是主要的传染源，患病时结婚会把疾病传染给配偶，因此，建议急性病毒性肝炎患者暂不宜婚育，应积极治疗，等到疾病恢复、至少传染性消失后半年，最好 2 年后再妊娠为宜。慢性肝病患者也应待病情稳定后再结婚。

（3）母婴传播

慢性 HBV 携带者妇女，无论是"大三阳"（HbsAg 阳性、抗 HBc 阳性、HBeAg 阳性），还是"小三阳"（HbsAg 阳性、抗 HBc 阳性、抗 HBe 阳性），怀孕和生育时最大的危险是将乙型肝炎（乙肝）病毒传染给新生儿，怀孕 28 周至分娩后 7 天的感染者中 6%~95% 将发展成为慢性 HBV 携带者，而成人感染后成为慢性携带者的比例仅占 8%。这充分说明，新生儿期和婴幼儿期感染乙肝病毒是最危险的。

因此，提倡婚前检查，慢性乙肝病毒携带者结婚前，男女双方应主动进行婚前检查，化验乙肝病毒的五项指标、肝功能等，如果一方为乙肝病毒携带者，另一方乙肝五项指标全部阴性，应按 0、1、6 月程序注射乙肝疫苗，3~6 个月再结婚，那时体内已产生足够的乙肝保护性抗体，获得了对乙肝病毒的免疫，在接触到乙肝病毒就不容易患乙肝了。但如果女方是乙肝，又是"大三阳"患者，在怀孕的第 7、8、9 月份，需要分别注射 1 支高效价乙肝免疫球蛋白，以阻止孕妇宫内将乙肝病毒传播给胎儿：待胎儿出生后立刻注射 1 支高效价免疫球蛋白；1 周后，再按 0、1、6 月方案（出生后注射第 1 针乙肝疫苗，1 月后注射第 2 针乙肝疫苗，6 月时注射第 3 支乙肝疫苗），准时为新生儿接种乙肝疫苗。如果女方为乙肝"小三阳"，新生儿出生后，立刻按 0、1、6 有方案进行免疫。这样做可以使 90% 以上的新生儿免受上一代乙肝父母的垂直传播，获得一个健康的身体。

（郝敏　侯永丽　张娜）

69 人体免疫缺陷病毒感染者能怀孕吗

艾滋病，也称为获得性免疫缺陷综合征（acquired immunodeficiency syndrome，AIDS）。该病是由人类免疫缺陷病毒（human immunodeficiency virus，HIV）感染引起的，它主要通过性行为传播，也可通过输血、共用针头、母婴传播等途径传播。

正常孕妇的抵抗力较非孕妇女低，如果在感染 HIV 后受孕或怀孕期感染 HIV，容易导致病情进一步发展，出现艾滋病的临床表现。患艾滋病的孕妇出现的临床表现多种多样，有如下表现：不明原因的持续发热、疲劳感、腹泻、体重明显减轻；不明原因的全身两处以上的淋巴结肿大；干咳、盗汗；口腔及咽部出现真菌感染和皮肤感染等。值得注意的是，这些表现不只见于艾滋病，所以，如果感觉自己出现了上述某种表现，不必恐慌。但是，如果长时间出现上述几种表现，一定要到医院检查。

对于准备怀孕的妇女如患有艾滋病是否能够怀孕，答案不一。这些妇女应该掌握有关艾滋病母婴传播方面的信息，再根据自身的情况，理性、自主地选择是否怀孕。

母婴传播艾滋病即指母亲通过怀孕、分娩和产后的 3 个渠道将艾滋病病毒传播给孩子。母亲在怀孕期间，可能会通过胎盘将艾滋病病毒传染给宝宝。在生产的过程中，因为宝宝要经过妈妈的产道，要接触一些血液或者是分泌物，可能会被感染。宝宝出生后，如果吃妈妈的奶，妈妈的奶里可能会含有艾滋病病毒，宝宝也有可能在这个阶段被感染。

那么，能不能尽量避免艾滋病的母婴传播呢？对于感染艾滋病的孕妇来说，要想生一个健康的孩子，不仅要正确面对现实，而且在整个怀孕期间也要保持良好的心态。同时，要积极寻求治疗以降低母婴传播的概率。为了预防艾滋病的母婴传播，我们可以施行综合性干预措施，使艾滋病母婴传播率下降 1/2～2/3（最低可降至 2%）。这些措施包括开展孕产期自愿咨询与检测、预防性应用抗病毒药物、积极推广住院分娩、提倡人工喂养等。

（郝敏　侯永丽　张娜）

70 患梅毒能怀孕吗

梅毒，是梅毒螺旋体感染引起的性传播性疾病。95%的病人是通过性生活传染的。与未经治疗的病人发生性接触后1~2周最容易被传染，随着患病时间的延长，传染性减小。它可以由母亲传染给宝宝，严重危及下一代的健康。

为了进一步了解梅毒，有必要为准妈妈们介绍该病的元凶——梅毒螺旋体。梅毒螺旋体，只感染人类，能侵犯身体任何部位，从而出现各种表现。它在体外一般不容易生存，一般消毒药水如升汞、苯酚、乙醇、肥皂水、煮沸及干燥的环境均易使其死亡，但在潮湿的器皿和毛巾上可存活数小时，对寒冷抵抗力强，0℃时可存活1~2天，在人体内可长期繁殖。

准备怀孕的妇女如患有梅毒是否可以怀孕呢？未经规范治疗和检查的妇女绝对不可以怀孕，而且不同期别的梅毒孕妇要分别对待。因为梅毒孕妇对宝宝的损害是极为严重的，而且早期梅毒孕妇较晚期梅毒更易传染给宝宝。依照疾病过程，梅毒分为早期梅毒和晚期梅毒。早期梅毒又分为一期和二期梅毒。感染梅毒螺旋体后3个月内为一期梅毒；感染梅毒螺旋体后3个月到2年为二期梅毒。晚期梅毒也称为三期梅毒，感染梅毒螺旋体2年以上的为晚期梅毒。

一、二期梅毒孕妇的传染性最强，梅毒螺旋体在宝宝身体中大量繁殖，现已证实从怀孕6周开始梅毒螺旋体即可感染胎儿引起流产。怀孕16~20周后梅毒螺旋体可通过感染的胎盘播散到宝宝所有器官，引起肺、肝、脾、胰和骨骼病变而致流产、早产，部分宝宝出现畸形、死胎。流产多发生在孕16~24周，早产多发生在孕28~32周。因此，在要孩子之前要到医院做全面检查，需确定梅毒无传染性后，才可怀孕。

未经治疗的晚期梅毒孕妇感染胎儿的可能性约为30%，晚期潜伏梅毒孕妇（感染超过2年，没有梅毒的临床表现，梅毒血清学试验阳性），虽然发生性接触后不会发生传染，但母体内的梅毒螺旋体仍有10%的可能性传染给宝宝。若宝宝幸存，娩出先天梅毒儿（也称胎传梅毒儿），一般病情较重，早期表现有皮肤大疱、皮疹、鼻炎及鼻塞、肝脾大、淋巴结肿大等；晚期先天梅毒多发生于2岁以后，表现为楔状齿、鞍状鼻（塌鼻梁）、间质性角膜炎、骨膜炎及神经性耳聋等。以后这些孩子不是夭折就是终身残疾，给社会和家庭带来沉重的负担。

因此，为了避免悲剧的发生，要求每个孕妇在产前检查时一律要做梅毒血清学筛查试验，若是阳性，还得进一步做确诊试验，仍为阳性，则梅毒诊断成立，夫妻应立即接受正规的治疗，并定期随访，同时禁止性生活，直到梅毒血清学筛查试验和确诊试验均为阴性，方可继续怀孕，否则应考虑终止妊娠。

（郝敏 侯永丽 张娜）

淋病是由淋球菌感染引起的性传播疾病，表现为泌尿生殖器官化脓性感染。淋病是目前世界上发病率最高的性传播疾病，我国近年来报告的性传播疾病中也以淋病最多。该病主要通过性生活传播，也可通过接触（共用物品，如浴池、手巾等）传播。对于感染淋病的孕妇来说，不仅危害自身，还能传染给宝宝，贻害后代。

准备怀孕的妇女如患有淋病是否可以怀孕呢？患有淋病的妇女最好在淋病治愈后再怀孕，因为患淋病期间怀孕对怀孕的结局有严重影响。孕妇感染淋病后有80%以上无明显症状，因此多数感染淋病的孕妇未能得到及时治疗，直到出现严重后果或生出患有淋病的宝宝时，才知道淋病危害的严重性。

孕妇感染淋病可发生在怀孕任何阶段，怀孕早期感染淋病，可发生淋菌性宫颈炎，导致感染性流产和人工流产后感染；怀孕中、晚期感染淋病，易发展成播散性淋球菌感染，可导致早产、胎膜早破、羊毛膜绒毛膜炎、胎儿发育迟缓及死胎；产时发生死产、滞产；产褥感染等。

未经治疗的淋病孕妇生出的宝宝中近1/3会发生感染，尤其是淋病性结膜炎。当宝宝娩出时，淋菌可感染宝宝发生淋菌性结膜炎、呼吸道炎症、肺炎等，甚至播散性淋病，于出生后不久发生淋病性关节炎、脑膜炎、败血症等，造成宝宝夭折的悲剧。

患有淋病的妇女在患病期间怀孕了，怎么办呢？这些妇女要特别注意：①患淋病的孕妇及其爱人应同时治疗并检查有无其他性传播疾病。②怀孕早期如发现淋病，不要急于做人工流产，因为此时对淋病的治疗效果较好，经正规治疗后，一般都能治愈。当然，怀孕早期如需要或想做人工流产也不是绝对不可以的，但是要严格掌握流产的时机，必须在彻底治疗后再行人工流产。因为在淋病未治愈时，人工流产作为一种手术，必然会引起子宫内膜的创伤，这就很可能使淋菌侵入子宫腔，进而造成盆腔感染，其后果不仅导致炎症扩散，而且还会造成输卵管不通等，引起继发不孕这一更加严重的后果。

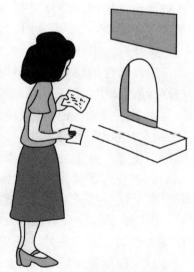

如何避免悲剧的发生呢？第一，每位孕妇在初次产前检查与怀孕末期应进行常规筛查，均应做子宫颈管分泌物涂片或培养。第二，患有淋病的妇女切记在未治愈前要暂缓结婚或怀孕，性伴侣应同时接受治疗，治疗结束2周后应避免性接触，患者所用用品均需消毒。第三，一旦发现怀孕，要早诊断、早治疗。淋病孕妇生出的宝宝应隔离观察，出生后预防性给予1%硝酸银溶液、0.5%红霉素眼膏或1%四环素眼膏涂眼。如通过眼分泌物培养或涂片证实宝宝有淋球菌感染，须住院治疗。

患有淋病的妇女最好在淋病治愈后再怀孕，那么怎样才算是治愈呢？最后请准妈妈们了解一下淋病的治愈标准：①临床症状或体征全部消失；②尿液澄清，不含菌丝，常规检查正常；③治疗结束后1周从尿道外口及宫颈取材，分泌物涂片及培养均阴性；④2次培养均阴性为痊愈。

（郝敏　侯永丽　张娜）

72 肺结核病人何时能怀孕

结核病是由结核杆菌引起的慢性传染病，可累及全身多个器官，但以肺部感染最为常见。近年来，青年结核病人呈增加趋势，应引起重视。因为青年的特定年龄，恋爱与婚姻成为困扰年轻肺结核患者的首要事情，此时的态度应该是将治疗疾病放在第一位，若尚无恋爱对象，待完全康复后再考虑恋爱之事，以便集中精力治好病。因为治疗期间一旦发生失恋，精神上的打击和刺激、情绪的不稳定，可能造成结核病恶化，给治疗和康复带来不利影响。如果已有恋爱对象，也应该集中主要精力治病，待结核病治愈后再考虑结婚。若病情尚不稳定就匆匆结婚，将会遇到夫妻生活、生儿育女、家务劳动等一系列繁琐的问题，不利于疾病的康复。因此，建议肺结核病患者需推迟1~2年，待疾病治愈不需要服用抗结核药物时，再考虑结婚及妊娠。

妊娠期由于内分泌改变，以及早孕反应、机体负担的加重、分娩时体力的消耗和产后哺乳的劳累等因素，均会使孕妇免疫力下降，容易感染结核病，也容易诱发体内已治愈的结核病复发和使原本未治愈的病情加重。这就使得妊娠前3个月，产后1年（尤其是产后3个月）成为妊娠期结核病复发或恶化的高危时期。

未治愈的结核病患者应注意：处于结核病活动期时，一定要做好避孕，避免妊娠。凡是肺结核患者痰菌阳性并有发热、咳嗽、咯血等症状，病灶明显活动者，一定要暂时禁止房事，以减少体力消耗，避免因疲劳影响治疗效果或使病情加重，同时因为妊娠期卵巢激素会使肺持续充血，血液中胆固醇增高，有利于结核菌生长，会使结核病进一步恶化，因此应避免妊娠。另外，应在传染科医师指导下做好隔离和防护工作，以免传染家庭成员和其所接触人员。如果肺结核病妇女未治愈即已妊娠，应在妊娠早期及时进行人工流产，终止妊娠，以免导致病情加重和流产、死胎、生育畸形儿等不良后果。结核病患者只有在遵医嘱完成正规抗结核治疗，病情稳定后至少停药1年再考虑妊娠。因为只有停药1年之后，抗结核药物导致的可逆性损伤才逐渐修复，机体抵抗力、身体调节功能才会恢复至基本正常的状态。已治愈的结核病妇女妊娠后需要有足够的营养，充足的睡眠，规律的生活及安静、清新的环境，并定期行产前检查，在传染科监测结核病有无复发。总之，曾患肺结核的孕妇应在医生的指导及监护下安全地度过孕期。孕妇分娩后需要舒适的环境、充足的营养和充分的休息，以促进产妇尽快恢复体力及机体抵抗力，若产妇一般情况差，可考虑给予适当的支持治疗。应尽量避免过度劳累，如有必要，产妇应和婴儿分开。婴儿暂时由家人照顾，以免孕妇产后因机体抵抗力降低导致结核病复发。若孕妇产后结核病复发或新感染结核病，应立即停止哺乳，给予正规的抗结核治疗，并严格与婴儿隔离，并及时给新生儿接种卡介苗，如此则新生儿被传染的可能性会很小。

若在妊娠期间孕妇患上肺结核，要视病变的具体情况听取传染科和产科医师的综合建议决定是否继续妊娠。如果患者处于肺结核活动期，发现妊娠后应尽早实行人工流产，待结核病治愈，停药一年后，身体恢复到基本正常的状态时再考虑妊娠。由于抗结核药物可能对胎儿造成畸形、流产和死胎等不良影响，因此，妊娠期间抗结核药物的选择受到局限，这就使得部分抗结核的一线药物在孕妇治疗的过程中不能应用，必然导致治疗效果不佳，病情难以控制；同时，胎儿也会因孕妇长期的病理状态，受到缺氧及营养不良等影响，导致发育不良、死胎等；此外，结核菌也可以通过血行播散，在胎盘内形成结核病灶，破坏绒毛后进入胎儿体内，传染给胎儿，总之，结核活动期患者不宜妊娠，可根据具体情况建议其人工流产或引产。

若病情允许继续妊娠，在抗结核病药物的选择上应考虑到对胎儿的影响，如氨基苷类抗生素：链霉素、卡那霉素等，会损害胎儿的听力，应避免应用。在抗结核治疗的同时要及时行孕期保健检查，应给予孕妇精神安慰和鼓励，消除思想负担，防止妊娠期高血压疾病等并发症的发生。

（王惠兰　徐春琳）

73 怀孕前能接种疫苗吗

孕前可以接种疫苗。且孕前疫苗的接种是孕育一个健康宝宝十分必要的前提，但须把握好恰当的接种时间。如在不恰当的时间接种不但不能起到预防作用，反而会导致感染、流产、胎儿畸形等严重不良后果。接种前应进行相关病原体感染的检测，并根据检测结果决定是否需要接种。由于疫苗接种后，一般需要3～6个月后体内才能产生抗体，在此期间若感染了病毒，机体尚未产生免疫力，病毒感染依然可导致胎儿畸形。另外，某些疫苗是减毒活疫苗，疫苗的毒素很可能对胎儿造成不良影响。因此，孕前疫苗的接种，应根据疫苗种类的不同决定其接种的时间。

1. 乙型肝炎疫苗

应在孕前12个月接种。因为乙肝疫苗是按照0、1、6月的程序接种的，即从第 1 次接种算起，在此后 1 个月时接种第 2 针，6 个月时接种第 3 针，再待 6 个月后体内产生抗体。所以须在孕前 12 个月进行接种，才能保证妊娠时体内乙肝疫苗病毒完全消失，并且已经产生了抗体。

2. 风疹疫苗

孕前 9 个月接种。接种风疹疫苗后至少应避孕 3 个月，以免疫苗在孕早期导致胎儿感染。为安全起见，建议提前 9 个月接种风疹疫苗。并在接种疫苗后 2 个月检测风疹病毒抗体，以确认是否已接种成功。但是如果已经妊娠，则禁止再接种该疫苗，以免胎儿发生感染。

3. 甲型肝炎疫苗

至少在孕前 3 个月接种，甲型肝炎病毒主要通过水源、饮食、亲密接触等途径传播。妊娠期孕妇的内分泌变化较大，营养需求多，导致肝的负荷加重、抗病毒能力降低等。甲肝疫苗虽非孕前必须接种，但如果你经常出差或有较多的应酬，则在孕前 3 个月接种甲肝疫苗是十分必要的。

4. 水痘疫苗

水痘具有终身免疫性，如果你在幼年时曾患水痘，则无需再接种水痘疫苗，反之就应该接种。如果在妊娠早期感染水痘，会引起胎儿先天性水痘或新生儿水痘；若在妊娠晚期感染，则可能导致孕妇患严重肺炎甚至危及生命。因此，应结合当地水痘疾病的流行情况决定是否需要接种。若需接种，应在孕前至少 3 个月接种。

5. 流感疫苗

流感疫苗的接种并非孕前必须进行，可根据个人身体的具体情况决定。若机体抵抗力较差，平时易感染流感，或你计划妊娠的时间正值流感流行期，则建议接种流感疫苗。并需要至少在孕前 3 个月接种。

在妊娠期间是否可以进行预防接种，则应由需要接种的疫苗的性质来决定。孕期母体免疫力降低，常影响接种效果；另外，需要接种的疫苗可能是减毒活疫苗，虽然减毒后的活疫苗致病力已减弱，但毕竟还是活的病毒或细菌，可能通过胎盘进入胎儿体内，对胎儿造成不良影响。因此，孕妇应避免使用。有些是没有必要在孕前接种的疫苗，如狂犬症疫苗、破伤风免疫球蛋白等，如在妊娠期间遭遇意外情况，可以注射相应的特异免疫球蛋白进行被动免疫治疗，因特异免疫球蛋白是具有抗体活性的蛋白质，不具有在机体内继续生长繁殖的能力，故不会影响胎儿发育。对于乙型肝炎患者，妊娠期最大的担心是母婴传播，目前的观点不主张妊娠期干预，应于分娩后 6 小时内注射新生儿乙肝疫苗和人乙肝免疫球蛋白进行阻断治疗。

此外，卡介苗、麻疹疫苗、白喉百日咳疫苗、乙脑疫苗等，应在出生之后，按照国家疫苗接种相关规定给予婴幼儿接种，孕前无需特意接种。

（王惠兰　徐春琳）

备孕

猫、狗等动物可以是弓形体病、狂犬病、出血热、流行性乙型脑炎、肝吸虫病、绦虫病等病的传染源。其中，弓形虫是寄生于人和哺乳动物（以猫为主）组织细胞内、广泛性分布致病的原虫。且传染途径难以控制。人接触或进食含有传染性弓形虫包囊的不熟肉类，或接触、进食被患弓形虫病动物污染了的水和食物后都可能被感染。近年来养宠物的人越来越多，使得孕妇在妊娠期间，因感染弓形虫导致流产、死胎、胎儿发育异常及胎儿畸形的发病率呈上升趋势。弓形虫感染会给孕妇及婴幼儿带来严重不良后果，因此，女性孕前需常规进行微生物（TORCH 检查，T 代表弓形虫，R 代表风疹病毒，C 代表巨细胞，H 代表单纯疱疹Ⅶ型）检查，以确定其是否感染弓形虫。如果 TORCH 检验显示已经感染过弓形虫，可以不用担心。因为感染过弓形虫的人，体内已经产生了抗体，不会再感染。如果显示从未曾感染过，则表明机体对弓形虫没有免疫力，那就要在整个孕期注意喂养宠物的方式和自己的饮食卫生，以防弓形虫感染导致不良后果。如果化验结果显示正在感染，则暂时不要妊娠。如果在妊娠的前 3 个月内，孕妇的 TORCH 检验显示新近感染了弓形虫，则应立即中止妊娠，因为孕期感染弓形虫对胎儿的发育影响较为严重。因此，妊娠前、后的女性，如养有宠物应注意以下几点：

（1）禁止猫或狗住在人的卧室或睡在人的被褥里，要经常给宠物洗澡以保持其身体干净。

（2）应设宠物专用的窝、食盆等器具，并定期对这些器具用沸水冲洗，每次冲洗至少保持 5 分钟。

（3）要注意保持室内卫生，接触宠物的器具、处理宠物的排泄物时应戴手套，防止人体直接接触，处理完成后应立即洗手。

（4）防止与宠物过度亲昵接触，禁止宠物添人的手、面部，禁止宠物舔主人的餐具。

（5）蔬菜、水果可能被患病的动物污染，因此，食用前要洗净。不吃生蛋或未煮熟的肉，且生 / 熟菜板、菜刀要分开，饭前要洗手。

（6）宠物要养在家里，喂熟食或成品宠物粮，不要让它们在外捕食，及时给宠物接种兽用疫苗，加强宠物管理。

孕期最好不养宠物，避免接触猫、狗的排泄物。可将自己的宠物暂时寄养到亲戚或朋友家。因妊娠期感染不仅危害母体，还可以导致流产、早产、死胎、胎儿生长迟缓及发育畸形等。此外，弓形虫还可通过产道和母乳引起新生儿感染，如累及神经系统，可导致不同程度的智力障碍以及各种瘫痪、失聪、失明等严重后果。

妊娠的不同时期，弓形虫感染后产生的不良后果不同，孕早期感染弓形虫多引起流产或死胎；孕中期多引起死胎、早产或严重的脑、眼等部位疾病；孕晚期胎儿发育多已成熟，此时 90% 为隐形感染，即出生时无异常表现，但有可能出生数月或数年后出现心脏畸形、智力低下、耳聋及小头畸形等。

出生后的宝宝一旦感染弓形虫，可造成肝脾大、黄疸、贫血等。也可因虫体侵袭机体部位的不同而呈现不同的临床表现，淋巴结肿大是弓形虫病最常见的临床症状，颌下和颈后淋巴结肿大多见。其次，弓形虫常累及脑、眼部，引起中枢神经系统异常表现，免疫功能低下的幼儿常表现为脑炎、脑膜脑炎、癫痫和精神异常。

（王惠兰　徐春琳）

75 高龄孕妇如何优生优育

医学上把年龄在 35 岁以上妊娠的妇女称为"高龄孕妇"。女性的生殖细胞与女性自身年龄同龄，即年龄越大，卵子在卵巢内存积的时间越长，受到病毒、放射线、微波辐射和有毒化学物质污染的机会越多；同时，一般妇女 30 岁之后，随着年龄的增大，机体已跨过整体生育功能的鼎盛时期，35 岁以后卵巢功能便开始渐渐走向衰退，机体对外来有害物质的抵抗能力亦逐渐降低。从而使高龄女性的卵细胞在增殖发育的过程中出现错误的概率增加；同时，由于来自社会、工作、家庭的各种压力的增加，高龄孕妇机体的功能和状态亦非孕育胎儿的最佳时期。因此，胎儿的生长、发育会受到相应的影响。故高龄产妇分娩出染色体异常或发育不良婴儿的发生率远比年轻孕妇高。此外，高龄孕妇由于骨盆、会阴肌肉弹性减退或骨质疏松、体力不支等，可能导致分娩困难，易出现胎儿宫内窘迫和新生儿窒息，难产率和剖宫产率明显增加。

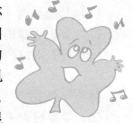

尽管高龄妇女妊娠与年轻妇女相比存在某些不利因素，但并非高龄孕妇就不可能分娩出一个健康的宝宝。但孕前须做好以下准备：

（1）建立良好的饮食起居习惯，早睡早起，尽量不熬夜，进行必要的体育锻炼，创造一个良好的适合妊娠的生活环境；

（2）监测排卵时间，排卵期前有计划地减少同房次数，以确保精子的数量和质量，在排卵期安排夫妻同房；

（3）在计划怀孕前至少 2 个月，每天补充 0.4～0.8mg 的叶酸可有效防止胎儿神经管缺陷的发生（如曾生产过神经管缺陷的婴儿则需每日补充 4mg 的叶酸）；

（4）避免接触各种有害因素，孕前不服用非必需药物；也不宜接受 X 线检查及接触有毒化学物品，如汽油、挥发油、觉醒剂、麻药等任何对机体有害的物质；禁止吸烟和饮酒。

（5）流产或早产后不宜立即怀孕。

备孕

（6）怀孕后要接受排畸检查。

（王惠兰　徐春琳）

76　测测您的生育力高吗

20 年前，我国育龄人群中不孕不育率仅为 3%。而现在，我国育龄人群中不孕不育发生率已攀升到 12.5% ～ 20%，接近发达国家 15% ～ 25% 的高比例。

生育能力的评估主要是由有经验的专科医师对有生育意向的育龄夫妇通过详细询问和查体，了解他们的病史、职业、饮食、居住环境、女性的排卵情况、输卵管功能及卵巢功能和男性精液情况等，并对其进行较为全面、系统的综合评估，根据系统评估后得出数据，以明确判断其生育力情况、自然生育的可能性及生一个健康宝宝的概率。医学生育力评估有别于孕前检查，它是一个更科学、更全面、更系统的医学检测体系，根据评估结果，医师结合患者的具体情况为其建立健康档案，对评估对象的生育情况实施跟踪随访，指导妊娠。生育力的高低决定其受孕概率的大小，一些生育力低下的夫妇在接受医生建议和指导后，可能自然受孕。

"生育力评估"的对象有：

（1）月经不调（月经周期、经期不规则及闭经）的女性；

（2）有不明原因自然流产或胚胎停育史的女性；

（3）有人工流产史的女性；

（4）ABO 血型溶血的育龄夫妇；

（5）年龄 >35 岁的女性；

（6）生育过先天缺陷儿的夫妇；

（7）身体偏瘦或偏肥胖的育龄夫妇；

（8）有减肥史、服用过减肥药的女性；

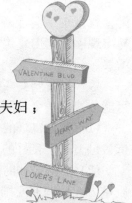

（9）婚后一年性生活正常，未采取避孕措施而未怀孕的夫妇；

（10）常接触放射性物质、工作中易受到辐射者；

（11）工作压力大、精神压力大的夫妇；

（12）有吸烟、喝酒爱好的育龄夫妇；

（13）性生活较为开放的人群；

（14）曾患生殖系统疾病的育龄夫妇；

（15）从事厨师、司机职业的男性及经常泡温泉的男性。

生育力评估需要检测的主要项目包括：

（1）男性：男科生殖器官检查、男科生殖器官 B 超检查、精液分析检测、抗精子抗体检测、激素检测、精浆生化检测、TORCH 检测、前列腺液常规、尿常规、血糖、血脂、血压、T3、T4 等检测；

备孕

（2）女性：妇科生殖器官检查、妇科生殖器官 B 超检查、子宫输卵管造影、各种免疫抗体检测、性激素、甲状腺功能、血型 RH 因子、TORCH 检查、白带常规、血常规、尿常规、生化检查、血糖、TCT、HPV 检查等。

女性受孕能力的自测与初步评判：

国内调查结果表明，育龄妇女如性生活正常，未避孕，大约 94.6% 以上婚后 2 年内应该妊娠。如此时还没有妊娠，应考虑到不孕症的可能。引起女性不孕的主要原因可能是：排卵障碍、输卵管阻塞、子宫畸形或肿瘤及宫颈炎症等。规律的有排卵月经是自我判断能否妊娠的主要条件，其他方面则需要专科医生通过检查来明确原因。医生建议婚后 2 年未避孕的未孕夫妇，应该及时到医院就诊，以便取得医师的帮助，争取在生育的最佳年龄孕育自己的健康宝宝。

（王惠兰　徐春琳）

77 如何怀一个健康宝宝：生理和心理准备

计划受孕为孕育一个优秀的宝宝提供了更高的保障系数，怀孕前夫妇双方应调整好生理和心理状态，做好一些必要的准备。只有考虑周全，做好充足的准备，才能有备无患，孕育出可爱、健康的宝宝。

1. 怀孕前生理上的准备

（1）怀孕前夫妻双方都要保证身体健康

计划受孕前夫妻双方都要处于体质健壮之时；患病期间应尽量避免受孕，尤其是传染病尚未恢复，心、肺、肝、肾重要脏器功能不佳，生殖器异常尚未矫正或性病未彻底治愈等情况下，更应暂缓受孕。特别是女方，妊娠常会使病情加重，疾病又可能增加妊娠和分娩的并发症，对胎儿生长发育也不利，而且在患病期间，大多需要使用药物，有的药物对胎儿发育会产生不良影响，如在用药期间受孕还会增加治疗上的困难。此外，女方在怀孕前应及时治疗口腔疾病。

（2）怀孕前夫妻双方都要戒烟戒酒

吸烟、酗酒、吸毒可使精子质量下降，饮酒过度可使精子发生形态和活动度的改变，甚至会杀死精子，从而影响受孕和胚胎发育，先天性智力低下和畸形儿的发生率增高。此外，怀孕前护肤品也要慎用；女性用的一些含雌激素的护肤品最好马上停用（许多护肤产品里面都含有大量的雌激素）。

（3）从优生的角度出发，如果刚经历一次流产或早产，应过半年后再怀孕，以便子宫有一个休养生息的时间；如果一直用节育环避孕，应在怀孕前 3 个月取环，使子宫内膜得到恢复。

（4）避免各种不良因素的伤害

女性在怀孕前 20 天内不宜大量饮酒，也不宜接受 X 线检查和接触有毒化学品等，以免影响卵子的质量；许多化学物品会影响男性生殖功能，如杀虫剂

DDT、狄氏剂、六六六、松油烃等；有机磷类对硫磷（1605）、敌敌畏等，还有杀真菌剂、杀螨剂、亚硝基类食品添加剂等；金属元素如铜、镉、铅、汞等，应当在受孕前尽可能避免接触。

（5）怀孕前夫妻双方都应注意饮食和身材

怀孕前夫妻双方都应少吃腌制食品如香肠、火腿、咸菜、肉、熏烤的羊肉串、油炸的薯条及一些罐头食品和饮料。女方多吃肉类、鱼虾、动物肝脏、豆类及豆制品，男方应多吃鳝鱼、泥鳅、鸽子、牡蛎、韭菜等。此外，太胖或太瘦的女性都应先把体重调整到正常状态后再怀孕。

（6）怀孕前应停止接触猫、狗及其他家畜，不吃未煮熟的鱼、肉。

2. 怀孕前心理上的准备

（1）怀孕前夫妻双方要保证有一个相对平静的心态

怀孕前夫妻双方多了解一些胎儿在宫内生长发育的孕育知识，这样才能在面对接踵而来的身体的种种变化时能够正确对待，泰然处之，避免不必要的紧张和恐慌。怀孕前调整好身心状态，多学习一些关于妊娠、分娩的知识，有足够的心理准备以积极防治焦虑症的发生。

（2）怀孕前夫妻双方要树立生男生女都一样的新观念，对于这一点不光是准妈妈本人，还要成为家庭所有成员的共识，准妈妈没有了后顾之忧，不再有了思想包袱，有益于优生。

（王良岸　杨冬梓）

78 准爸爸要做哪些准备来迎接新生命

现在随着社会的发展，优生优育成为每个准父母最为关心的内容，孕育一个高质量的宝宝，并不是妈咪一个人的事，健康的精子和卵子结合才能造就健康的下一代，要想孕育一个健康、聪明、可爱的孩子，男性精子的数量和质量是至关重要的，因此，准爸爸也要在孕前开始健康的生活。

（1）怀孕前准爸爸一定要戒烟、禁酒

男性对烟、酒中的毒素颇为敏感，尤其是生殖细胞更易受害。研究表明，烟叶中的尼古丁有降低性激素分泌和杀伤精子的作用。若每天吸烟30支，精子存活率仅有49%；吸烟者体内雄激素的分泌量比不吸烟者少16%～47%，从而使生产精子的能力相应降低。长期酗酒会对睾丸的生精细胞造成损害，影响精子产生，从而影响受孕和胚胎发育，使先天性智力低下和畸

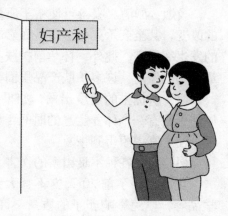

妇产科

形儿的发生率相对增高，有资料显示，父亲酒后"制造"出来的婴儿畸形、低能的概率很高。在西方有"星期天婴儿"的说法，是指那些在周末受孕而生的孩子，这些孩子智力不佳、身体孱弱，其原因是时逢假日，夫妇举杯痛饮，酒后受孕而致。准爸爸至少要在孕前 2～3 个月就开始戒烟、禁酒。

（2）远离有害物质

许多化学、生物因素会使精子畸形或染色体异常，如各种油漆、甲醛、农药、部分洗涤剂、除草剂、麻醉药等均可致胎儿畸形，因此，有孕儿计划的准爸爸在一年之内要远离以上物质，并且推迟家庭装修计划。

（3）用药要慎重

研究表明，很多药物会对男性的生殖功能和精子质量产生不良影响，如抗组胺药、抗肿瘤药、咖啡因、类固醇、利尿药、抗风湿药、抗高血压药、激素类药、镇静剂及麻醉剂等药物可引起男性不育，环磷酰胺可使睾丸生精功能障碍；甲氨蝶呤、可的松类制剂、柳氮磺吡啶等可致精子数减少，精子活力降低；西咪替丁等则通过抑制雄激素分泌，间接降低精子活力。这些药物不仅可致新生儿缺陷，还可导致婴儿发育迟缓、行为异常、颅脑肿瘤等。怀孕前应避免使用这些药物，丈夫用药要慎重，或等病愈停药半年以上再孕。

（4）降低辐射

研究已表明辐射可增加精子的畸形率，降低精子数量、密度。日常生活中，辐射源很多，微波炉、电脑、电视机、空调、手机等，都会产生辐射。因此，男性平时应尽量减少与辐射源的接触，手机电话不要别在腰间或放在裤兜里，卧室内不要放置电脑等，办公室电脑换成液晶屏，不用电热毯，适度使用笔记本电脑，近期不要进行 X 射线照射。

（王良岸　杨冬梓）

79 做足孕前准备

怀上孩子，为人父母，这些都会改变人们的生活方式，这些变化会对我们的生活造成影响，除投入时间及情感以外，还有许多实际的考虑，这些考虑都需要认真对待。我们必须要考虑健康保险的问题，还有财务计划和职业计划，之后才能谈到怀孕。

（1）健康保险

通常应预留一部分资金用于母子保险是非常重要的。此时，应该选择的保障包括：孕妇的健康、意外流产、生产时的安全保障及宝宝的健康等。许多雇主对健康保险能够覆盖孕期之前的就业时间有一个固定的要求。假如已经为保险所覆盖，那么，保险计划当中的孕期有多大百分比处在保险范围之内？假如发生并发症呢？保险理赔有什么限制？怀孕之前必须找到这些问题的答案，这样才不会为无法预料的账单而发怵。

生育期间的家庭保障尤其关键。"准妈妈"应该为自己和丈夫购买足额的养老和医疗保险，万一家庭有变化时，不会影响孩子的正常成长，同时，也应该对孩子的抚养、教育支出及早考虑。

（2）职业方面的考虑

事先了解单位针对怀孕和产假的政策是相当有益的，如员工孕期出现并发症，特别是那些因并发症不得不长时间病休时，单位如何处理？

（3）财务方面的考虑

一般来说，面临怀孕的职业女性应该做好以下几方面的财务规划：

①定期进行储蓄，积累出怀孕、生产、哺乳期间的开销以及请保姆的费用；

②预留出家庭 12 个月的生活费用，以备不时之需；

③严格控制家庭资产负债比例，不要在此时提前偿清住房按揭贷款，或者贷款购进汽车等大宗消耗型商品；

④预留一部分资金用于母子保险是非常重要的；

⑤生育期间的家庭保障尤其关键。"准妈妈"应该为自己和丈夫购买足额的养老和医疗保险，万一家庭有变化时，不会影响孩子的正常成长，同时，也应该对孩子的抚养、教育支出及早考虑。

只有做好充分的准备，才能有备无患，孕育出健康、可爱的宝宝。

（王良岸　杨冬梓）

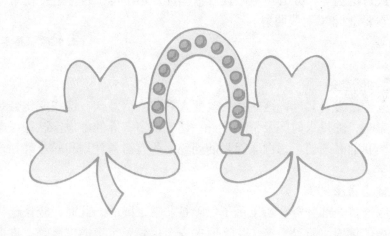

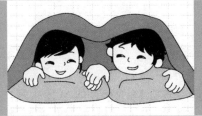

第二篇
孕产 创造最佳孕产环境

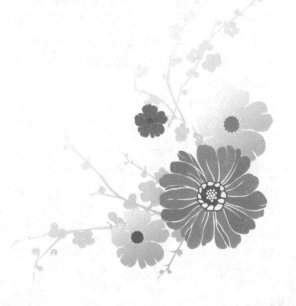

孕期常识

1 导致流产的不良生活习惯

生活中有许多不良习惯可能会导致流产，准妈妈们一定要熟记在心。

吸烟：吸烟对身体有害，对生育同样有不良影响。一些年轻女性把吸烟当做一种时尚的方式，其实这种潇洒带来的往往是无法追悔的痛苦。烟中所含的烟碱和尼古丁会引起全身血管病变，子宫血管因此受累。怀孕早期容易发生流产，中、晚期可能出现妊娠期高血压疾病，造成流产甚至早产。给母儿带来严重威胁。长期吸烟还会伤害身体的整个内分泌系统，影响卵巢功能，导致内分泌失调而引起不孕。

咖啡，饮酒：孕妇能否喝咖啡？咖啡对胎儿有没有不利的影响？在这一问题上，医生间存在着不少分歧。日前，欧美各大媒体都报道了一则最新研究，明确表示，每天摄入咖啡因超过 200mg（相当于喝 2 杯咖啡），流产的概率就会增加 1 倍。在怀孕前一段时间，孕妇们就应该戒掉咖啡，此外，在怀孕最初的 3 个月决不能喝咖啡。因为咖啡因会阻碍血液流动到胎盘，从而对胎儿发育造成不利影响，最终导致流产。另外，孕期也不宜饮酒。科学研究表明，酒中的主要有害成分是甲醇、铅、氰化物、杂醇油、锰等。明显损害人的大脑神经细胞及生殖系统，不能排除对胎儿的不良影响，有可能导致流产。

长时间上网：首先，对准妈妈的身体健康有直接影响。电脑显示器伴有辐射和电磁波，长期使用会伤害人的眼睛；其次是电磁波易对准妈妈造成胚胎发育异常甚至流产。怀孕早期的妇女，如果每周上机 20 小时以上，流产率和胎儿致畸率的可能性增加 80% 以上。所以，在计划怀孕前 3 个月，应远离电脑，或采取防护措施。

饲养宠物：猫狗身上潜藏着病毒、弓形虫、细菌等，感染孕妇后，可经血液循环到达胎盘，破坏胎盘的绒毛膜结构，造成母体与胎儿之间的物质交换障碍，使氧气及营养物质供应缺乏，胎儿的代谢产物不能及时经胎盘排泄，致胚胎死亡而发生流产，也可导致胎儿畸形发生。

使用指甲油等化妆品：指甲油以及其他化妆品往往含有一种名为酞酸酯的物质。这种酞酸酯若长期被人体吸收，不仅对人的健康十分有害，而且最容易引起孕妇流产及出生畸形儿。所以孕期或哺乳期的妇女都应避免使用标有"酞酸酯"字样的化妆品，以防酞酸酯引起流产或婴儿畸形，尤其是男孩，更容易受"伤害"。

过度劳累，压力大：过度劳累，压力大，会导致准妈妈的身体处于一种亚健康的状态，内分泌紊乱，以及精神压力大所致的焦虑不安等不良情绪，都有可能导致流产的发生。

（苟文丽 李雪兰）

② 哪些人容易怀缺陷儿

研究表明，以下情况下孕妇怀缺陷胎儿的可能性增加：

孕早期发生高热的妇女：怀孕早期出现高热的妇女，即使孩子不出现明显外观畸形，但脑组织发育有可能受到不良影响，表现为智力低下，学习和反应能力较差。这种智力低下是由于高热造成胎儿脑神经细胞死亡，使脑神经细胞数减少所致，这种智力低下是不能恢复的。当然，高热造成胎儿畸形还与孕妇对高热的敏感性和其他因素有关。

爱接近猫、狗的孕妇：很少人知道带菌的猫也是一种对导致胎儿畸形威胁很大的传染病源，而猫的粪便则是这种恶性传染病传播的主要途径。据有关资料显示，在英国，由于孕妇亲近猫而给婴儿造成不良后果的，约占染病孕妇的40%，每年约有500名婴儿被猫所害。

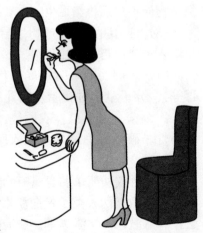

每天浓妆艳抹的女性：据美国的一项调查表明，每天浓妆艳抹者胎儿畸形的发生率是不浓妆艳抹者的1.25倍。对胎儿畸形发育所产生不良影响的主要是化妆品中含的砷、铅、汞等有毒物质，这些物质被孕妇的皮肤和黏膜吸收后，可透过血胎屏障，进入胎血循环，影响胎儿的正常发育。其次是化妆品中的一些成分经阳光中的紫外线照射后产生有致畸作用的芳香胺类化合物质。

孕期精神紧张的女性：人的情绪受中枢神经和内分泌系统的控制，内分泌之一的肾上腺皮质激素与人的情绪变化有密切关系。孕妇情绪紧张时，肾上腺皮质激素可能阻碍胚胎某些组织的融汇作用，如果发生在妊娠期间的前3个月，就会造成胎儿唇裂或腭裂等畸形。

饮酒的女性：孕妇饮酒，酒精可通过胎盘进入发育中的胚胎，对胎儿造成严重的损害。妊娠期每天饮酒2杯以上，可对胎儿有影响以至于有危险；每天饮酒2~4杯，则有畸形发育的危险。如脑袋很小、耳鼻极小和上嘴唇宽厚等。

进食真菌素食物的女性：有关专家指出，孕妇若食入被真菌素污染的食品（霉变食物），真菌毒素可通过胎盘祸及胎儿，引起胎儿体内细胞染色体断裂。

年龄在35岁以上的孕妇：因卵子老化，染色体容易发生突变，产生胎儿先天性畸形或先天愚型儿的风险较大。

有习惯性流产、多次胎死宫内史的妇女：有可能是由夫妇一方或双方染色体异常引起的，再次怀孕仍可出现畸胎。再次怀孕后，要进行相关检查。

曾生过无脑儿、脊柱裂或其他畸形胎儿的妇女：再次怀孕后，应进行产前检查和遗传咨询。因为她们再次生育同类异常孩子的危险性较一般孕妇高得多。

（苟文丽　李雪兰）

3 胎儿胎盘的构成及特定功能

胎盘功能极复杂，有物质交换、代谢、防御以及合成功能，是维持胎儿在子宫内营养发育的重要器官。

（1）气体交换：维持胎儿生命的重要物质是 O_2。O_2 和 CO_2 在母儿间通过胎盘以简单扩散方式交换。

（2）营养物质供应：葡萄糖是胎儿代谢的主要能源，以易化扩散方式通过胎盘。氨基酸以主动运输方式通过胎盘，其浓度在胎血中高于母血。脂肪酸以简单扩散方式通过胎盘。电解质及维生素多以主动运输方式通过胎盘。胎盘中含有多种酶（如氧化酶、还原酶、水解酶等），将复杂化合物分解为简单物质，也能将简单物质合成后供给胎儿。

（3）排出胎儿代谢产物：胎儿代谢产物如尿素、尿酸、肌酐、肌酸等，经胎盘送入母血由母体排出体外。

（4）防御功能：胎盘屏障作用极有限。各种病毒（如风疹病毒、巨细胞病毒等）、分子量小对胚胎及胎儿有害的药物，均可通过胎盘影响胎儿，致畸甚至死亡。细菌、弓形虫、衣原体、螺旋体不能通过胎盘屏障，需在胎盘部位先形成病灶，破坏绒毛结构后进入胎体感染胚胎及胎儿。母血中免疫抗体如 IgG 能通过胎盘。

（5）合成功能：胎盘具有合成物质能力，主要合成激素和酶。激素有蛋白激素和甾体激素两大类：蛋白激素有人绒毛膜促性腺激素、人胎盘生乳素等。甾体激素有雌激素、孕激素等。酶有缩宫素酶、耐热性碱性磷酸酶等。

（苟文丽　李雪兰）

4 羊水和脐带有何作用

整个孕期，胎儿在一个海洋（羊水）的世界中自由泳动，通过一条脐带与母体联络，羊水和脐带对胎儿的健康生长有着非常重大的意义。

羊水的作用

缓冲腹部外来压力，给宝宝营造安全的生长环境：有了羊水的缓冲，外来压力就不会直接伤及胎儿。此外，羊水还能稳定子宫内温度，使其不会有非常大的波动，让胎儿有一个相对稳定的生长发育环境。随着孕龄的增加，子宫体积不断增大，胎儿有一定的活动空间。在生长发育过程中不致受到阻碍而发生畸形。另外，羊水也可以减少胎儿在宫内活动时对母亲的刺激，减轻母亲的不适感。由于羊水中有一定数量的抗体，因此羊水具有一定的溶菌作用，可以减少胎宝宝在宫内的感染。

有助于顺利分娩：在分娩期，羊水形成水囊，可以起到缓慢扩张宫颈的作用。对产程的平稳进展有益，同时还可以防止脐带脱垂。在子宫收缩时可以缓冲子宫压力，使其不会直接加力于胎儿，尤其是胎儿的头颅部。羊水还可使羊膜腔保持一定张力，使胎盘在整个产程中附着于子宫壁上不至于发生胎盘早剥。破水后羊水又可以润滑产道、冲洗产道，使胎儿顺利娩出，减少胎宝宝在产程中经过产道时发生感染的机会。

提供胎宝宝健康信息：由于羊水中含有大量胎儿的健康信息，因此医学上常常通过检测羊水的质和量，以及其中的某些成分来了解胎儿的健康及成熟情况。如通过羊水穿刺抽取一定量的羊水，提取胎儿的成分可以分析胎儿有无染色体异常及一些先天性遗传疾病。测定羊水中的某些成分可以了解胎儿有没有成熟。这对优生优育无疑有较大的帮助。

脐带的作用

胎宝宝能在妈妈子宫内很好地生存并健康发育，并不是像鱼或者其他两栖动物一样在水中可以"呼吸氧气"。胎宝宝赖以生存的主要因素是胎宝宝与母亲之间的脐带，脐带与胎儿有重要血管联结，通过胎盘与子宫建立密切联系。

母亲体内富含的氧气及其他营养物质会通过胎盘再到脐带，然后传输到胎儿，使胎儿不需要借助呼吸即可得到生长发育所需的各种营养物质。同时胎儿又把体内代谢的一些废物通过脐带送到妈妈体内，妈妈再通过肾、肺及胃肠道把宝宝的废物排出体外，因此，胎儿在子宫内的羊水中并不进行有效的呼吸活动。

（苟文丽　李雪兰）

---

⑤ **胎儿畸形是否都能在妊娠期发现？排畸检查有哪些**

每一个家庭都希望生一个健康的宝宝，畸形也是准妈妈们最关心的问题。孕妇需要做哪些检查可以排除胎儿畸形？

1. 唐氏综合征筛查

一般在怀孕 16～18 周，通过检测孕妇血液中甲胎蛋白（AFP）及人绒毛膜促性腺激素（β-HCG）的浓度，察看胎儿是否存在染色体方面的异常。唐氏综合征筛查，不是必检项目，但在高发区应当常规检查。对于有以下情况的孕妇就应该做此检查。例如：年龄大于 35 岁；曾经有过发育异常胎儿的分娩史，如生了一个脑积水的孩子；有不明原因的胚胎停止发育；妊娠期间有阴道出血；在妊娠早期有服药史，又不知道这个药到底有没有影响；在妊娠早期有过有害物质的接触史；有遗传疾病染色体异常的家族史，孕妇本身虽然没有畸形儿分娩的既往史，但是有明确的家族史，第一次怀孕就应该做唐氏综合征筛查。

唐氏综合征筛查结果反映出胎儿患唐氏综合征（先天愚型）的风险。如果结果显示危险性低于 1/270，表示危险性比较低。但如果危险性高于 1/270，提示胎儿患病的危险性较高，应进一步做羊膜穿刺检查、脐带穿刺或绒毛膜采样检查。

2. 超声排畸检查

超声是产前诊断的主要手段。在不同的时期可筛查出不同的畸形。

孕 11 ~ 12 周，可行超声检查测量胎儿颈后透明带（NT）的厚度，如果 NT 值大于 0.25，胎儿有患 21- 三体畸形的风险。需要进一步做羊水穿刺，对胎儿细胞进行染色体核型分析来确诊。

孕 18 ~ 24 周，胎儿的各个器官大多发育形成，此时可通过超声检查，观察胎儿鼻唇部、心脏、脊柱等，可发现大部分解剖异常和出生缺陷，如无脑儿、脑积水、脊柱裂、肢体畸形、严重唇腭裂、先天性心脏病等。孕 24 周左右做三维彩超，可清晰显示胎儿各部位脏器，了解胎儿生长发育情况，观察头、肢体及各脏器大体结构是否有畸形。

3. 羊膜腔穿刺

羊膜腔穿刺术是在怀孕 16 ~ 22 周，在超声探头的引导下，用一根细长的穿刺针穿过腹壁、子宫肌层及羊膜进入羊膜腔，抽取 20 ~ 30 ml 羊水，以检查其中胎儿细胞的染色体、DNA、生化成分等，是目前最常用的一种产前诊断技术，可以诊断胎儿是否患有染色体疾病。

哪些孕妇需要做羊膜腔穿刺术？目前医学界认为有以下情况时最好做羊水穿刺检查：35 岁以上的高龄孕妇；唐氏综合征筛查高危的孕妇；曾生育过先天性缺陷儿尤其是生育过染色体异常患儿的孕妇；夫妇一方是染色体异常者；性连锁遗传疾病携带者，于孕中期确定胎儿性别时；曾生育过神经管缺陷或此次孕期血清甲胎蛋白值明显高于正常妊娠者。

4. 脐带穿刺

脐带穿刺是在 B 超监测下将细针刺入脐带，抽取脐带血。其意义与羊膜腔穿刺一样，都是通过胎儿细胞进行染色体核型分析，发现染色体异常。孕龄超过 23 周后，羊水中胎儿脱落细胞很少，因此无法通过抽取羊水来得到胎儿细胞，所以要选择抽取脐带血。脐带穿刺的指征同羊膜腔穿刺。羊膜腔穿刺和脐带穿刺都是有创伤的检查，但脐带穿刺要比羊膜腔穿刺操作风险高，对操作者的技术要求也较高。做完羊膜腔穿刺或脐带穿刺后，孕妇要留院观察至少 2 小时，确定胎儿无异常后方可离院。

通过上述的手段可以筛查出大部分的先天畸形，但仍有部分畸形无法在产前得到确诊。B超检查能发现大部分严重的畸形，但有些先天性心脏病，如心脏的心房中隔（即卵圆孔）缺损、动脉导管未闭等，因其本身在胎儿期就不会闭合，都是在出生后才会逐渐关闭的，所以无法在出生前就诊断；某些畸形要到胎儿近孕足月甚至出生后才发生或显示出来，如软骨发育不全、侏儒症；其次，能否发现畸形与检查时胎儿的体位，畸形的大小，部位、仪器的分辨率及医生的经验有关，如唇裂的检出率就不是100%，肢（指、趾）端异常如手（足）内翻或外翻、多指（趾）、并指或指节缺失等异常状况，也因为胎儿常处于握拳状态，几乎无法由超声确切诊断；另外，胎儿的视力和听力及先天性代谢异常在产前尚无法诊断。

（贵崴　郑建华）

6 何谓过期妊娠、多胎妊娠、高危妊娠

月经周期规律的妇女，怀孕达到或超过42孕周（≥ 294 天）者称为过期妊娠。过期妊娠发生率占妊娠总数的10%，属于病理妊娠。

一次妊娠同时有2个或2个以上的胎儿，称为多胎妊娠。多胎妊娠的妊娠期、分娩期并发症多，围生儿死亡率、新生儿死亡率高，故属高危妊娠。

高危妊娠对母婴的健康均不利。可能导致难产及／或危及母婴者，称为高危妊娠。具有高危妊娠因素的孕妇，称为高危孕妇。包括年龄小于18岁或大于35岁的孕妇；妊娠并发症；骨盆异常、胎位异常、产前出血、羊水异常、多胎、胎儿过大或过小，合并内科疾病如心脏病、糖尿病、血液病等，以前有妊娠及分娩不良情况如不孕症、多次流产史、早产史、难产史等；以及不良的环境、社会因素等，均可导致胎儿死亡、胎儿宫内生长迟缓、先天畸形、早产、新生儿疾病等，构成较高的危险性，从而增加了围生期母子发病率和死亡率。凡列入高危妊娠范围内的孕妇，均应接受重点监护，对孕妇和胎儿进行定期检查，及时治疗，纠正高危状态，并在适当时候终止妊娠。

（贵崴　郑建华）

7 妊娠剧吐的危害

孕妇在怀孕时出现头晕、倦怠、挑食、食欲缺乏、轻度恶心呕吐等症状，称为早孕反应。早孕反应一般对生活和工作影响不大，不需特殊治疗，多在妊娠12周前、后自然消失。少数孕妇早孕反应较重，过度频繁呕吐，不能进食、进水，全身乏力，明显消瘦，尿少并有酮体出现，伴有脱水、酸中毒和电解质紊乱，甚至肾功能受到损害等症状，这种情况称为妊娠剧吐。

妊娠剧吐对孕母和胎儿都是不利的。持续妊娠剧吐的患者由于蛋白质及碳水化合物的缺乏，导致体重明显下降，热量不足，机体转而动用脂肪，脂肪氧化不

全，产生酸性代谢产物而出现酮症。由于水、盐（电解质）及新陈代谢紊乱，还可以出现碱中毒或酸中毒。严重妊娠剧吐甚至可出现贫血、黄疸，重度脱水可引起肾功能损害。胎儿因母体营养及代谢紊乱，发育受到严重影响，缺乏蛋白质和核酸，影响脑细胞分裂，导致智力低下；严重营养不良，还可能引起流产、早产、畸胎、宫内发育迟缓，甚至胎儿死亡。妊娠剧吐孕妇的不良情绪可能影响孩子性格，导致孩子胆小脆弱，情绪易激动。因此，一般的妊娠呕吐只要孕妇正确对待，对胎儿发育无明显影响，而严重的妊娠剧吐则应高度重视，若孕妇出现体重迅速减轻，脱水，电解质紊乱，酸中毒，就应尽快到医院就诊，积极治疗，防止病情进一步恶化。

（贡崴　郑建华）

8 哪些药物容易致畸

妇女孕期是一个特殊的生理时期，在这个特殊的时期里，由于孕妇患有疾病而不得不使用药物时，要特别注意药物对胎儿可能造成的不良影响。因为很多药物都能够通过胎盘进入到胎儿体内。特别是在妊娠的前3个月，是胎儿各个器官分化发育的形成阶段，也是形成畸形的敏感时期，此时一旦受到药物影响，损害的细胞将无法得到补偿恢复，因而容易造成畸形，包括中枢神经系统、心血管系统、肌肉骨骼系统及生殖泌尿系统等的畸形。在之后的孕中期及孕晚期两个时期中，药物的不良作用仍会对胎儿的发育情况造成影响。因此，整个怀孕过程中的用药应当在专业医师的指导下使用，选择比较安全的药物，避免使用容易致畸的药物。

那么，哪些药物容易导致畸形呢？下面我们来分类论述一下：

（1）镇静类：主要有地西泮、氯硝西泮、三唑仑等，此类药物会影响胎儿的神经系统，对胎儿的智力发育、行为能力有一定影响，安定可导致唇裂和腭裂。

（2）抗癫痫类：主要有苯妥英钠、苯巴比妥、扑米酮、卡马西平等，孕期使用可能导致畸胎，引起头面畸形、心脏畸形、早产、身体和智力发育迟缓，还会引起外生殖器异常。

（3）镇痛类：主要有吗啡、哌替啶等，抑制呼吸，造成宫内缺氧，影响智力发育、行为能力。

（4）降血糖药：甲苯磺丁脲、氯磺丙脲、格列本脲（优降糖）等，会导致多发性畸形如先天性心脏病、兔唇、腭裂及骨畸形。

（5）抗甲状腺药：丙硫氧嘧啶、甲巯咪唑、甲亢平等，会导致先天性甲状腺肿大、呆小病，放射性碘剂也会引起胎儿甲状腺功能低下。

（6）抗疟药：奎宁。可使胚胎耳聋、视力缺陷、肾损伤、脑积水、心脏及四肢畸形。

（7）维生素：服用维生素 A 过量会导致胎儿骨骼畸形、并趾、腭裂、眼与脑畸形、肾及中枢神经损害；服用维生素 K 过量会导致新生儿患高胆红素血症甚至核黄疸，而使智力迟钝。

（8）抗生素：链霉素、卡那霉素及新霉素在妊娠全期都不宜应用，以免使胎儿患先天性聋或内耳前庭损伤；磺胺类药物在妊娠早期会致畸，妊娠后期会使新生儿患溶血型贫血、高胆红素血症和引起核黄疸而惊厥死亡或智力低下；氯霉素在妊娠期会使肝损伤，血小板减少；四环素、土霉素、金霉素、多西环素在妊娠早期会使胎儿患先天性白内障、手指畸形、脑假性肿瘤及死胎，妊娠 4 个月后会使骨发育不良，牙齿黄染、溶血型黄疸和急性脂肪肝；在妊娠期间应用诺氟沙星、氧氟沙星会使胎儿发生关节病变。

（9）糖皮质激素：可的松、泼尼松、泼尼松龙等在妊娠早期应用会引起死胎、早产、唇裂和腭裂。

（10）阿司匹林和水杨酸钠：在妊娠早期会引起脑及肾畸形、易出血，妊娠晚期会引起肝损伤、黄疸及容易出血。

（11）抗癌药：氨基蝶呤、6- 巯基嘌呤、5- 氟尿嘧啶等。

综上所述，孕期应注意避免使用容易导致胎儿畸形的药物，如果出现确实需要使用此类药物的情况，必须在专业医师的指导下使用，选择代谢快的药物，应用小剂量，才能有效地防止畸形胎儿的出现。

（薛晓鸥）

9 孕期用电脑能致畸吗

用电脑是否会造成胎儿畸形，这个问题已经被关注讨论了很久，生活中有很多关于电磁辐射的说法，如微波炉有辐射不能多用、孕妇不能接触电脑等。目前的研究尚无定论。

电脑辐射量极低，不会影响胎儿。北京大学生育健康研究所的李竹教授曾做过追踪报道，明确指出妇女孕期使用电脑不会使胎儿造成畸形。其在全国范围内通过对 2000 余万例孕期至 7 岁的儿童进行跟踪，将孕妇使用电脑作为调查的一项指标，未发现使用电脑会对胎儿造成畸形。早前美国和加拿大的媒体就有过报道，证实女电脑操作员的流产量增加是因为在妊娠早期操作电脑量过大，一周超过 20 小时，但未明确发现胎儿出生有缺陷增加的迹象，当时世界卫生组织的专家们认为，影响胎儿畸形的主要原因是工作量大，过于劳累引起。

也有研究表明，电脑会产生低频电磁场，这种电磁场可以在细胞膜水平上干扰细胞的代谢和增殖，进而导致染色体结构发生变异，影响胎儿的正常发育，尤其是怀孕的头 3 个月。有动物实验表明，各种不同的电磁辐射场可引起动物生殖系统染色体畸变和基因调控失控。

尽管电脑辐射量对孕妇的危害到底有多大尚无定论，但有关孕妇防辐射的话题却越来越多，特别需要注意的是，辐射不仅局限于人们热衷的电子产品方面，装修中一些放射性的大理石、新装修房屋中的甲醛、甲酸污染及马路上的废气等对胎儿的影响也是很大的。

虽然目前研究报道对电脑辐射引起胎儿畸形尚无定论，但由于怀孕头 3 个月是有害物质致畸的敏感期，对辐射要加以防护，所以此期孕妇尽可能远离电脑。如果确因工作需要，孕妇每周接触电脑的时间最好不超过 20 小时。长时间操作计算机的孕妇可穿戴防辐射的服装。同时，电脑操作者长时间保持固定的坐姿，有碍胎儿正常成长发育，还会引起孕妇盆腔血流不畅，引发下肢水肿、痔疮，因此每工作 1 小时应该休息、走动 15 分钟，并且注意电脑与座椅高低的合理配合。还需要注意的是，孕妇接触电脑时，要注意油墨中的铅对人体的危害，孕妇吸收过多的铅就会影响胎儿，因此电脑室要注意通风，孕妇应多到室外活动。

（薛晓鸥）

10 孕期能看电视吗

如今，电视机和我们的业余生活联系的越来越密切，看电视如同添加剂或调味品一样，可以让我们的生活更加丰富多彩，已经成为我们生活中不可缺少的内容之一。孕妇看电视是调节情绪、陶冶情操、利于母儿身心健康的一种方式。但必须要注意"适量"和"适度"。适量是指应限制看电视的时间，适度是指看电视时应注意的一些问题，如电视机的种类、距电视屏幕的距离、观看的内容以及看电视的一些习惯等。

因为电视机本身可以产生电磁辐射，如果不加注意，在带给我们利处的同时，也会对我们的健康产生影响。其影响程度取决于电视机发出的辐射量、与屏幕之间的距离以及观看的时间等。

电视机产生的电磁辐射对健康的影响主要是中枢神经系统，如头痛、疲劳、嗜睡或失眠、记忆力减退、注意力不集中等。

电磁辐射单位是 μT，辐射量如超过 $0.4\mu T$，属于较强辐射，对人体有一定危害，长期接受强辐射，易患白血病；如果辐射在 $0.4\mu T$ 以下，对人体是相对安全的。$0.4\mu T$ 以内的 μT 值越小越安全。

我们平日看电视接受的辐射量究竟是多少呢？怎样看电视才能不影响健康呢？

看电视接受的辐射量与电视机的种类及观看电视的距离和位置有关。开机瞬间、正常观看、换台、待机状态等状态产生的辐射值有所不同。

无论哪一种类的电视，只要距离屏幕 3m，都是比较安

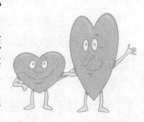

孕产

全的。同一种类的电视，观看距离越远，μT 就越小，也就越安全，因此，看电视时距电视机屏幕 3m 左右最好。

除电视机的种类和观看电视的距离外，掌握好看电视的时间对健康的保护也十分重要。有调查显示，每周近距离接触荧光屏 20 小时的孕妇，有 20% 会发生自然流产，每周近距离接触荧光屏 40 小时的孕妇，自然流产发生率更高。孕妇即使按标准距离，长时间观看也会产生疲劳，影响睡眠和休息，因此建议，每天看电视以 2 小时为宜。

观看内容虽然和辐射无关，但孕妇最好不要看刺激性较强（激烈、紧张或惊险恐怖）的节目，以避免因过度紧张、激动造成情绪上的影响。

孕妇在看电视期间还要注意适当活动身体，不时地改变体位，避免久坐不动影响下肢血液循环。

因电视荧光屏表面存在大量静电，还应该养成良好的习惯，如及时洗脸洗手，注意饮食：多吃一些富含维生素 A、维生素 C 和蛋白质的食物，如海带、胡萝卜、豆芽、西红柿、卷心菜、豆腐、红枣、橘子以及牛奶、鸡蛋、动物肝脏、瘦肉等，可以增强机体抗辐射能力。

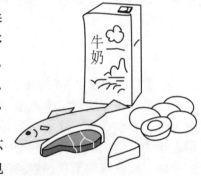

虽然电视机可产生不同程度的辐射，但并不是说孕妇不能看电视，关键是如何科学地看电视，适度和适量看电视有益于母亲的身心健康和胎儿的生长发育。

（崔满华）

11 孕期超声检查对胎儿是否有影响

超声作为现代医学影像学的一个组成部分已经广泛应用于产科临床，每个孕妇从早期妊娠至足月分娩，至少需要做 3 次超声检查，分别是孕① 11～14 周，主要目的是核对孕周，发现严重畸形如无脑儿、内脏外翻等，同时通过颈项透明层测量对染色体异常胎儿进行早期筛查。② 20～24 周，主要是进行胎儿畸形筛查，本次超声检查能发现 90% 以上的先天性畸形，如唇裂、脊柱裂、脑积水、肢体发育异常及严重复杂先天性心脏畸形等，同时对胎儿生长发育进行评价。③ 28～30 周，主要评价胎儿生长发育情况，同时进一步发现部分早期表现不明显的先天性畸形，如左心发育不良、盆腹腔囊肿等。除了上述 3 次超声检查，对于早孕期出血、腹部不适的孕妇，需超声除外宫外孕、胎停育等不良妊娠；对于宫内发育受限、羊水异常、母亲有妊娠期合并症如高血压、糖尿病等的胎儿，应根据病情需要，超声动态监测胎儿发育情况。因此，孕期超声的安全性一直是孕妇关心的问题之一。近年来，许多医院竞相开展三维成像技术，给胎儿"照相留影"以吸引广大妊娠妇女，也带来了关于三维超声安全性问题的争议。

多数学者认为在胎儿期接受诊断剂量级超声辐照的儿童，和胎儿期未接受超声辐照的儿童相比，其身高、体重、听力、视力、智能等发育没有统计学意义的差别，也未增加患癌症和精神病的风险。

为了进一步提高孕期超声检查的安全性，2005 年中国超声医学工程学会第二届超声诊断安全阈值及胎儿畸形研讨会提出以下观点：早孕期，妊娠使用仪器超声强度应在 $10\ mW/cm^2$ 以内，探头移动扫查法不超过 5 分钟，固定法不超过 2 分钟，慎用彩色多普勒、频谱多普勒等大型超声诊断仪。孕中期、孕晚期，对胎儿每个器官的检查不应超过 3 分钟，对颅脑、脊髓、眼球更应减少检查时间。产科超声诊断如遵守上述超声强度低、检查次数少、检查时间短 3 项慎用原则，对胚胎并无损害。不提倡无医学需要、以娱乐为目的的胎儿三维超声录像留念。

（裴秋艳　杨振娟　李云桃）

12 孕期宫颈细胞学异常该怎么办

孕期宫颈细胞学异常者应结合患者的综合病史评估，必要时进行阴道镜检查。

目前，宫颈细胞学检查主要用于宫颈癌的筛查，是通过显微镜对宫颈脱落细胞进行形态学观察，评估宫颈是否存在病变。细胞学检查只是对脱落的细胞进行形态学的评估，而对宫颈病变的部位和程度并不能准确判断，不能作为临床处理的依据，只能应用于宫颈癌初筛，对于初筛发现的问题需要进行阴道镜检查。

对于妊娠前 1 年内未进行宫颈癌筛查的女性，孕期应常规做细胞学和 HPV 检查筛查。筛查结果异常者进行阴道镜检查，必要时取活检明确诊断。

（赵昀）

13 孕期可以进行阴道镜检查吗

孕期宫颈癌筛查异常者应进行阴道镜检查，如果操作规范，孕期阴道镜检查不会对孕妇和胎儿造成危害。

阴道镜检查是在强光源照射下，应用放大技术，将下生殖道上皮放大 10 ~ 40 倍，直接观察病变部位，在可疑部位活检并进行病理学检查。阴道镜检查时需要暴露宫颈，但并不困难，不会对孕妇带来很大的不适。阴道镜检查时会用到生理盐水、5% 的醋酸、复方碘液，这些试剂的使用会造成孕妇感觉不适，但不会危及母婴健康。

妊娠期宫颈受体内激素水平的变化，体积增大，柱状上皮外移，血运丰富，细胞学取材、阴道镜活检后可能会造成宫颈表面少量出血，局部压迫片刻即可止血，不会对妊娠造成危害，不必因此而惊慌。

阴道镜检查是妊娠期宫颈病变最好的随诊方法，妊娠期的阴道镜操作宜由有经验的阴道镜医生进行。妊娠期阴道镜下宫颈活检主要目的是排除宫颈浸润癌，只要不是癌，无论是何等级别的癌前病变，原则上都不必要终止妊娠。对于某些高级别癌前病变患者，有必要在 8～12 周做阴道镜复查，某些低级别癌前病变患者可以产后再进行复查。

（赵昀）

14 孕期发现宫颈上皮内瘤样病变如何处理

孕期发现的 CIN 可以安全随诊观察至产后再处理，前提是要排除存在宫颈癌的可能。

孕期 CIN 的发现多是孕前没有进行宫颈癌筛查的女性，孕期出现细胞学异常，行阴道镜检查取活检明确诊断的。组织学诊断的 CIN 依赖于活检取材的部位，因此对孕期 CIN 的诊断，阴道镜检查至关重要。孕期阴道镜检查时，对于可疑有高级别以上病变者可以取活检明确诊断，以排除宫颈癌的可能。由于孕妇宫颈增大、质软、充血，因此阴道镜检查一定要由经验丰富的医生执行。

从 CIN 进展到宫颈癌并非短期内进行的。如果阴道镜检查准确，活检部位选取恰当，病理学诊断准确，孕期组织学诊断的 CIN，无论低级别还是高级别，均可以随诊观察，不做任何处理，直至产后复查细胞学、阴道镜，依据产后的病理学诊断结果进行相应的处理。孕期最佳的随诊方式是每 8～10 周检查宫颈，必要时行阴道镜检查，直至孕晚期。

（赵昀 姜思志）

15 防辐射服有用吗

辐射对人体是有伤害的。辐射分电磁波辐射和电离辐射。然而，日常生活中的辐射源是不可避免的，主要是电磁波辐射，很多日用品如电视、冰箱、空调、微波炉，以及手机、吹风机、榨汁机、加湿器、电磁炉等小家电在给我们生活带来方便、快捷的同时，都会产生不同程度的电磁波辐射。根据《环境电磁波卫生标准》，电磁辐射的强度小于 10 伏特 / 米时，属于安全范围。如果长时间处在超过 10 伏特 / 米电磁辐射的环境下，人体就有可能受到伤害。

据专家测试，微波炉、加湿器、电吹风以及笔记本电脑的电辐射强度都超过 10 伏特 / 米。微波炉辐射最强的部分是控制面板，接近 20 伏特 / 米，笔记本电脑键盘区域和电脑背面的辐射强度都接近 13 伏特 / 米，但在距离电脑约半米远的位置，辐射强度则降到了 5 伏特 / 米以下。冰箱前面的把手位置电辐射接近 10 伏特 / 米，空调的辐射约 3 伏特 / 米。等离子电视机屏幕前方辐射在 4 伏特 / 米以下。

防辐射服有两种类型，孕妇防辐射服主要是隔离电磁波辐射。是将金属纤维配合织物一起织成布料做成衣服。金属网可以吸收、屏蔽电磁波、阻挡其对人体的辐射。它是利用服装内金属纤维构成的环路产生感生电流，由感生电流产生反向电磁场进行屏蔽。即辐射服内致密的金属网在周身形成一个安全的"防护罩"，利用其"电磁屏蔽"作用，防止电磁波进入体内，进而防止对胎儿的损害。还有一种防辐射服是用于隔离电离辐射的防护服，服装中必须含有一定量的铅，用于防止 X 射线、伽马射线等造成的电离辐射，非常笨重，主要用于电离辐射环境下的工作者，如从事 X 射线、雷达、发射台等工作者。

那么，孕妇穿防辐射服究竟有没有作用呢？

我们生活中使用的家电产生的辐射绝大多数是电磁波辐射，孕妇穿辐射服可以抵挡电器产生的电磁波辐射，但孕妇使用的防辐射服不能隔离所有种类的辐射。因服装内不含有铅，只能隔离电磁波辐射，不能隔离诸如 X 射线、伽马射线等产生的电离辐射，而起到防护作用。手机的辐射分为手机本身的辐射（近场辐射）和发射台的辐射（远场辐射），防辐射服只能阻挡发射台对手机的远场辐射，不能抵挡手机本身的辐射，而远场辐射对人的危害极小。

既然孕妇穿防辐射服可以隔离家电产生的电磁波辐射，那么，家电产生的电磁波辐射是不是一定要通过穿防辐射服去抵挡呢？

防辐射服固然有作用，但穿防辐射服也存在着一些问题：

（1）防辐射服除具备服装的基本性能外，还要满足防辐射性能的条件，孕妇防辐射服材质大都为金属丝，在洗涤时，金属丝会因反复折叠、揉搓而失去效果。

（2）孕妇防辐射服在隔离电磁波的同时，也隔离了接触阳光和新鲜空气的机会，使一些对身体有益的东西也同时被拒绝了，自然界中一些射线的适度照射（如阳光中的红外线）对身体是有益的，有助于胎儿健康发育。

（3）孕期穿防辐射服存在诸如不适、行动不便、洗涤等问题。

实际上，孕妇在日常生活中只要加以注意或重视，生活中遇到的电磁波辐射即使不穿防辐射服，也不难防护。研究发现，离家电的距离越远，人体受到的辐射越小。

怎样才能防止电磁波辐射呢？孕妇应尽量远离辐射源，与家电保持一定距离，一般距离 1.5m 以上比较适宜；对必须近距离使用的电器，如电吹风等，应尽量减少使用频率，缩短使用时间；不要把家用电器摆放得过于集中，尤其是电视、电脑、电冰箱等不宜集中摆放在卧室内，也不应经常一起使用，以免使自己暴露在超剂量辐射的危险中；不使用的电器，一定要关上电源，因为通电的电器同样会产生一定的电磁辐射。看电视距离屏幕的距离最好 3m 左右，每天看电视不应该超过 2 小时；

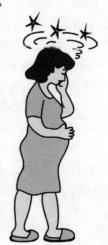

孕产

及时洗脸洗手，注意饮食：多吃一些富含维生素 A、维生素 C 和蛋白质的食物，增强机体抗辐射能力。

（崔满华）

16 发现有缺陷的胎儿如何处理

有缺陷的胎儿即为不正常胎儿，可以是器官形态或结构异常，也可以是代谢异常，或是染色体及基因的异常。如不及时终止妊娠或进行出生前干预治疗，出生后就叫做出生缺陷。可以表现出外观上的畸形或是生理功能障碍，或是代谢异常等，严重的甚至不能存活。有些出生缺陷可以在一出生的时候表现出来，如外观上的畸形，有些功能上的异常不一定马上表现出来，随着时间的推移会逐渐显现出来。

出生缺陷的发生有遗传因素，也有环境因素，或是遗传和环境因素共同作用的结果。即与遗传、免疫、环境、食物、药物、病毒感染、母儿血型不合等有关。有些出生缺陷在出生前通过产前诊断或产前筛查能够发现，有些出生缺陷则是目前医疗技术水平尚不能在出生前作出诊断的。

目前，产前诊断能够筛查出来的出生缺陷包括：染色体病（如先天愚型，又称唐氏综合征或 21- 三体综合征）、单基因病（包括常染色体显性或隐性遗传病以及性连锁遗传病，如苯丙酮尿症）、多基因病（是多个基因与环境因素相互作用的结果，如无脑儿、脊柱裂、唇腭裂、先天性心脏病等），以及各种环境致畸因子所致的先天畸形（如小头畸形、脑积水、白内障、胎儿生长受限等）。

有缺陷的胎儿出生后可能有以下情形：①不具备生存能力（如脑积水、双侧肾脏发育不全）；②缺陷儿具备生存能力，但出生后可能无认知能力或无独立的精神思维，或因器官功能障碍而生活不能自理；③出生后既不会死亡，也具有认知能力，但有发生精神发育迟缓，低智商或有增加发病率和死亡率的危险；④有生存能力，经过治疗后，生理功能基本正常，或可能将现有的缺陷遗传给下一代。

如果发现有缺陷的胎儿，处理方案有两种，一是终止妊娠，二是继续妊娠至足月分娩。继续妊娠的有一部分可以进行宫内治疗，另一些则是目前的医疗技术尚不能进行治疗的。如何选择，需根据缺陷的类型、严重程度、是否遗传以及孕妇和家属的意愿综合考虑。

对于目前的医疗技术尚不能进行宫内治疗，有严重畸形或重要器官的功能障碍（如无脑儿等），以至于出生后不能存活的致命性缺陷儿，应及时终止妊娠；对于出生后可以存活，目前可以进行宫内治疗的缺陷儿，可以进行宫内治疗；不能进行宫内治疗的先天畸形儿，但出生后可以进行矫治手术的，在孕期不做干预治疗，待出生后进行矫治手术。目前能够在出生后进行矫治手术的先天畸形包括消化道闭锁、单侧多囊肾、肾积水、良性囊肿（如卵巢、肠系膜、胆总管）等，还包括联体儿、骶尾部或颈部畸胎瘤等；而出生后能够存活，又无法进行宫内治疗，也不能在出生后进行治疗、但会出现不同程度的生理功能异常或可能遗传给下一代的缺陷儿，孕妇需要详细了解各种选择的利与弊后，作出是否终止妊娠的决定。

应该指出的是，发现有缺陷胎儿的任何医疗干预和决策是需要集医疗干预原则、社会理解、尊重孕妇及家属意愿为一体综合考虑的问题。特别是缺陷儿患有遗传性疾病，应进行遗传咨询。即告知遗传基础、遗传性疾病的病程、遗传模式、疾病预后、后代或家庭成员发病或遗传的可能性，可否预防，如何预防，可能导致的心理、社会、经济影响及伦理、歧视等问题。最终的选择应以遵守知情同意、充分考虑孕妇与胎儿利益、保护母婴、尊重孕妇自主权的伦理学为原则。

（崔满华）

17 孕期如何进行胎教

胎教是指在母亲孕育胎儿阶段，通过调整其身体的内、外环境，创造一种良好的宫内环境，消除不良刺激对胎儿的影响，并采用一定的方法和手段，积极主动地对胎儿进行训练和教育，使胎儿的身心发育更加健康成熟，为其出生后的继续教育奠定基础的母体内训练。胎教有两个层面的意义，一种是间接胎教，也称为优境胎教。即创造一个有利于促进胎儿生理上和心理上健康发育成长的环境，确保孕妇能够顺利度过孕期所采取的心理、饮食、环境、劳逸等各方面的保健措施，属于广义胎教范畴，如感受母亲的心跳速度、呼吸频率、血液流动的节奏、胃肠蠕动的韵律等。另一种是在胎儿发育成长的各个时期，科学地为胎儿提供视觉、听觉、触觉、运动觉等方面的刺激，使神经系统和各个器官的功能得到合理的开发，最大限度地发掘胎儿心智潜能的狭义胎教，又称为直接胎教。

有人会问，胎儿在宫内究竟能不能接受教育呢？回答是"能"。因为 5 个月时，胎儿视觉、听觉、嗅觉、味觉、触觉以及运动感知觉能力都已经充分发育，达到可以接受教育信息的程度了。只是胎教和儿童期的教育不同，不是教胎儿唱歌、识字、学算术，主要是对胎儿六感功能的训练，因此，胎教的目的是科学地输入各种信息，刺激胎儿的各个感官，促进其大脑的发育，尽可能早地发掘个体的潜能和先天遗传素质，为出生后的早期教育奠定良好的基础。

接受胎教的孩子与未接受过胎教的孩子究竟有什么不同呢？研究发现，曾接受过胎教的孩子，在音乐潜能、心理行为、语言发展、运动及动作协调能力、手的精细运动能力以及学习兴趣等方面都具有优势。

胎教的方法主要包括音乐、语言、运动（抚摩、触压或拍打）以及光照等方法。

音乐胎教是最方便和常使用的方法。主要通过音波刺激胎儿听觉器官的神经功能。定时播放优雅的音乐或父、母亲的歌声，可以促进胎儿感觉神经和大脑皮层感觉中枢的发育。可以采用两种方式：即收录机直接播放和胎教传声器。注意：收录机直接播放应距离孕妇1m左右，不要把收录机直接放在孕妇腹壁上，音响强度应控制在65～70分贝。而胎教传声器则是直接放在孕妇腹壁胎儿头部的相应部位上，声音强度的调节以成人隔着手掌听到传声器中的音响强度为准，孕妇腹壁的薄厚影响着胎儿对声音的接收效果，调节音量时需加以参考。音乐胎教可从怀孕16周开始实施。每日1～2次，每次15～20分钟，一般在晚上临睡前或有胎动时比较合适。最好选择旋律优美、节奏平缓、流畅、情调温柔、甜美的钢琴或小提琴乐曲，不要选用刺激性强的乐曲，如在播放胎教音乐的同时，孕妇也听一些自己喜爱的音乐，并随着音乐的节奏和对内容的理解进行情景的联想，或通过耳机收听带有心理诱导词的孕妇专用磁带，达到心情舒畅、心旷神怡的意境会增强胎教的效果。

语言胎教有两种方式，一是通过与胎儿对话，有意识地营造出一个与胎儿说话的环境，与他（她）进行交流。二是给宝宝阅读一些文学作品，如童话、寓言、幼儿画册，并将其所展示的幻想世界通过妈妈的语言传递给胎儿。研究证明：母亲的说话声及其伴随的胸腔振动可以传递给具有听觉功能的胎儿。语言胎教要注意的是与胎儿对话最好父母双方共同参与。因为男性的低音容易传入子宫内，是一种良性的音波刺激。每次对话时都要呼唤他（她）的名字，久而久之，使胎儿牢牢记住。对话过程应注意说话的音调、语气和用词；对话内容不要太复杂；最好在一段时间内反复重复一两句话，以便给胎儿深刻的记忆。

运动胎教是通过抚摩或触压和拍打腹部，帮助胎儿做"体操运动"，意义在于激发胎儿活动的积极性，胎儿会通过躯体的蠕动做出回应，从而形成良好的触觉刺激，促进大脑功能的协调发育。具体方法：抚摩：每晚睡觉前先排空膀胱，平卧床上，放松腹部，用手捧着胎儿，从上而下，从左到右，反复轻轻抚摩。然后再用一个手指反复轻压胎儿，在抚摩时注意胎儿的反应，如果胎儿出现躁动或用力蹬踢，说明对抚摩刺激不高兴，则应停止抚摩。如果抚摩后，出现平和的蠕动，则表示胎儿感到很舒服。抚摩胎教每次5～10分钟。注意动作要轻柔，切忌粗暴。

触压、拍打：平卧床上，放松腹部，用手轻轻推动胎体，胎儿出现踢母亲腹壁的动作，这时用手轻轻拍打胎儿踢的部位；当胎儿第二次踢腹壁时，再用手轻轻拍打胎儿踢的部位，直到出现第三次踢腹壁，这样反复的锻炼，可以使胎儿建立起有效的条件反射，并增强肢体肌肉的力量，胎儿出生后肢体的肌肉强健，抬头、翻身、坐、爬、行走等动作都比较早。如胎儿出现频繁胎动（蹬踢不安）时，应立即停止，以免发生意外。

需要注意的是，有流产、早产迹象者，不宜进行过度频繁抚摩、拍打；训练的手法宜轻柔，循序渐进，不可急于求成，每次仰卧的时间不能超过 10 分钟。理想的抚摸时间，以傍晚胎动较多时，或晚上 10 时左右为好。

光照胎教法是指通过适度的光照来刺激大脑感知外界的视觉刺激，以利胎儿的视觉健康发育。怀孕 27 周以后胎儿就能感知外界的光照刺激，孕 36 周时，对这些刺激可以产生应答反应。因此，光照胎教法可从怀孕 24 周开始，每天定时在胎儿觉醒时，用手电筒照射孕妇腹壁胎头方向，每次 5 分钟左右，结束前可以连续关闭、开启手电筒数次。但注意不要用强光照射，照射时间也不易过长。

（崔满华）

18 孕期疾病的预防及应对策略

在怀孕期间，孕妈妈可能会遇到很多常见疾病的困扰，如感冒、口腔疾病、便秘、痔疮等。孕期患病由于担心用药对胎儿发育有影响，常常不敢服用药物，自己"硬挺"，即使服用了药物，亦忧心忡忡，终日焦虑不安，担心胎儿的健康，很受折磨和煎熬。其实，孕期患病很常见，药物对胎儿是否有影响取决于多种因素，包括药物的种类、用药的时期、用药的剂量和胎儿对药物的敏感性等。在妊娠期是否用药取决于疾病是否必须治疗，权衡疾病与药物影响的利弊，有时疾病对胎儿的影响更大。但用药时要尽量选择对胎儿影响小的药物。

（1）正确对待孕妈妈感冒：感冒是病毒感染所引起的，一般来说，感冒几乎都可以不治而愈。只要补充大量的水分排出体内的病毒，加上充足的睡眠，就是对付感冒的良策。但是如果出现高热，则可能会威胁胎儿的安全，而且可能引起肺炎等并发症，这种情况下就需要应用相应的退热药、抗病毒药物和抗生素治疗，否则对孕妈妈和胎儿危害更大。另外，如果久咳不愈，应该到医院就诊开一些对胎儿影响小的止咳药，长期咳嗽会影响孕妈妈睡眠，影响胎儿发育，并容易诱发早产。

（2）孕期便秘是一种常见现象，怀孕后期最为严重。主要是因为孕期胃酸分泌减少；大量的黄体酮分泌，使子宫平滑肌松弛，也使大肠蠕动减弱；子宫不断增大，重量增加，压迫到大肠，造成血液循环不良，因而减弱了排便的功能。另外，孕妈妈便秘的发生也与运动不足、担心用力排便影响胎儿、饮食习惯不良、精神压力、睡眠质量问题、体质差异等因素有关。孕妈妈发生便秘，最好的改善方法是从生活方式着手，而非用药解决。例如，生活规律，保证充足的睡眠，适量活动。多摄取纤维素食品，比如糙米、麦芽、全麦面包、酸奶，还有新鲜蔬菜、新鲜水果，尽量少吃刺激辛辣食品，少喝碳酸饮料。多补充水分，每日至少

孕产

喝 1 000ml 水。养成每日定时排便的习惯，避免粪便在体内积存过久。另外，可以应用一些含益生元、益生菌、膳食纤维的食物或药物等治疗，调整肠道功能，促进肠蠕动，对胎儿也没有不良影响。

（3）孕妈妈容易患口腔疾病：由于孕期内分泌的改变，导致孕妈妈口腔内病菌容易繁殖，诱发口腔疾病，包括牙周病、龋齿和智齿冠周炎等。口腔疾病如果十分严重，在妊娠期间是可以治疗的，但孕妈妈要注意放松。一般来说，治疗口腔疾病需要应用抗生素和麻醉剂，因此尽量避免在妊娠前 3 个月医治口腔疾病。另外，由于拔牙过程可能会导致孕妈妈过于紧张，容易诱发子宫收缩而导致早产发生，因此应尽量避免拔牙。如果需要拍牙部 X 线片，尽管单次的牙部 X 线片并不能引起胎儿发育异常，但最好还是穿上含铅围裙保护腹部，而且 X 线片照射范围越小越好，照射时间越短越好。

（4）孕期容易患痔疮：怀孕时长期便秘容易引起直肠下部的静脉血管出现破裂、出血，发展成痔疮。不仅引起身体的疼痛，也给孕妈妈带来很多烦恼。孕妈妈患痔疮后一般不采用手术治疗，主要靠饮食调节，养成良好的饮食和排便习惯，每天熏洗坐浴、减少长期站立或坐的时间，通过进行自行收缩肛门等方式来治疗。即使病情非常严重，也要等到分娩后再进行手术治疗。

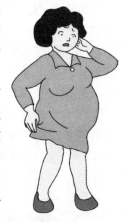

（李辉　张淑兰）

19　怀孕了，做好身心调整

孕育胎儿后，孕妈妈的身体要发生很多生理性改变，制订一个准备充分的生育计划，分别从生理、心理、家庭生活、环境等方面保护自己，有计划地安排受孕时间，科学孕育胎儿，这是对新生命负责的表现。但也不要精神过分紧张和担忧，不要期望值过高，要科学理智地面对孕育胎儿期间可能出现的异常情况。夫妻应该选择一些孕育胎儿方面的书籍，充分了解怀孕后孕妈妈可能出现的生理和病理性变化。尤其是在怀孕初期的一段时间内，孕妈妈往往会不同程度地出现头晕、倦怠、食欲缺乏、恶心呕吐等症状，事实上这是正常现象，称为早孕反应。出现这种情况时，孕妈妈要放下思想包袱，在精神上放松，多与朋友和家人在一起，丰富自己的业余文化生活，保持愉快的心情，这是减少早孕反应的一个有效措施。另外，要调理好饮食结构，并根据孕妈妈的口味，选择烹调方法，食物要多样化，且选择易消化的食物。孕早期特别是妊娠反应严重的孕妈妈，不要拘泥于进食时间，只要想吃就可以吃。尽管孕育胎儿是上帝赋予人类的本能，但发生生理改变的同时，也可能会出现很多病理性改变，因此应定期到医院检查胎儿的生长发育状况和母体的健康状况，及时发现可能的异常和潜在的危害。另外，做好充足的思想准备，一旦妊娠中出现异常状况，如胎儿发育异常等，要理智接受。胎儿的健康成长和发育取决于很多条件，是遗传和环境等很多因素综合作用的结果，孕育胎儿的过程错综复杂而且要求精确的时间和空间顺序。尽管在妊娠期非常注意和精心准备，但可能只是改变了外界的环境因素，我们通常改变不了的遗传基因，还有子宫、胎盘、羊水和脐带等决定胎儿健康成长的内环境，而胎儿能否健康成长和发育恰恰也跟这些因素密切相关。因此，孕妈妈要充分了解，尽管孕前、孕期夫妻进行了精心准备，胎儿也可能不健康发育和成长。还有，孕妈妈由于体内激素的改变和对胎儿健康状况的过分担忧，以及对分娩疼痛的恐惧等情况，可能会出现一些情绪变化，容易情绪低落、激惹和烦躁，容易发生抑郁等心理疾病，因此更应该注意对孕妈妈的身心进行呵护。丈夫应主动协调好夫妻关系，婆媳关系，尽可能多陪伴在孕妈妈身边。家庭、社会及其他有关人员除在生活上关心、体贴产妇外，还要耐心倾听其倾诉，使其从心理上树立信心，消除苦闷心境，让其感到自己在社会中、在家庭中及家人心目中的地位，适当调整孕妈妈的工作压力和负荷。同时，指导产妇注意调整心态，正确对待和处理产褥期间工作生活的各种变化，更好地完成孕育胎儿的神圣使命。

（李辉　张淑兰）

20　孕期偏食的危害

怀孕后，准妈妈不可避免地会对某种食物情有独钟，大概 85% 的女性都表示在怀孕期间至少有一种食物是她们特别想吃的。有些人喜欢吃巧克力，有些人想吃红烧肉，甚至有人会变得特别爱吃大蒜。真是酸甜咸辣样样都有。

若准妈妈偏食，会直接影响宝宝生长和智力发育，导致器官发育不全、宝宝生长受限及低体重儿，容易造成流产、早产、宝宝畸形和胎死宫内，但也要注意避免营养过剩，会引起巨大儿和微量元素过剩引起的中毒反应。所以准妈妈的合理营养应选择较广的食谱，做到精细搭配、荤素并用、蔬菜水果兼有，从而起到全面合理营养的作用。孕早期，提倡饮食清淡、爽口、多样化，以米、面为主，粗、细粮合理搭配。孕中晚期，胎儿各组织器官发育日趋完善，孕妇血容量增加且达到高峰，基础代谢率也增高，因此要加强热能供给和无机盐类补充。首先要

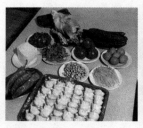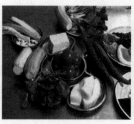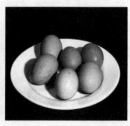

增加蛋白质、脂类的摄入量，如鱼、禽、蛋、瘦肉等，其中鱼类除了提供优质蛋白质外，还可提供多不饱和脂肪酸，对孕20周后胎儿脑和视网膜功能发育极为重要。同时由于胎儿骨骼正处于形成期，应该加强铁、钙和维生素的补充，进食一些动物肝脏、海带、紫菜、芹菜等。另外，在孕期全过程中应注意保证水分的供应和足够的新鲜果蔬。

维生素-矿物质补充剂作为孕期饮食的后备力量，就像一个"营养保险政策"，让准妈妈获得自己所需的营养元素。确保维生素补充剂里含有 600～800μg 的叶酸。孕期饮食中如果缺少这种 B 族维生素，可能会导致宝宝出生时有神经管缺陷，如脊柱裂。在怀孕的中、后期，准妈妈可能还需要服用铁或钙补充剂，以确保这些重要矿物质的摄入量，在一定程度上可以降低妊娠期高血压疾病的发病率。请记住，营养补充剂并不是越多越好。应避免大量服用维生素和矿物质，因为这样的孕期饮食方式可能会伤害到你发育中的宝宝。

（龚洵　冯玲）

21 危险的食物

怀孕了，作为准妈妈的你在各方面都要注意，饮食也应格外讲究一些，那么到底哪些不该吃呢，对胎儿又有何影响呢？下面这些孕期饮食禁忌，帮你识别哪些食物和饮料含有对胎儿有害的物质，以便你能远离潜在威胁，健康地度过孕期。当然，其中一些孕期饮食禁忌并不是绝对不能吃，而是要适量而止。

（1）螃蟹：它味道鲜美，但其性寒凉，有活血祛淤之功，故对孕妇不利，尤其是蟹爪，有明显的堕胎作用。

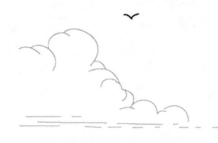

（2）甲鱼：虽然它具有滋阴益肾的功效，但是甲鱼性味咸寒，具有较强的通血络、散瘀块作用，因而有一定堕胎之弊，鳖甲的堕胎之力比鳖肉更强。

（3）薏米：是一种药食同源之物，中医认为其质滑利。药理实验证明，薏仁对子宫平滑肌有兴奋作用，可促使子宫收缩，因而有诱发流产的可能。

（4）马齿苋：它既是草药又可做菜食用，其药性寒凉而滑利。实验证明，马齿苋汁对于子宫有明显的兴奋作用，能使子宫收缩次数增多、强度增大，易造成流产。

（5）罐头食品：罐头食品在制作过程中都加入一定量的添加剂，如人工合成色素、香精、防腐剂等。尽管这些添加剂对健康成人影响不大，但孕妇食入过多则对健康不利。另外，罐头食品营养价值并不高，经高温处理后，食物中的维生素和其他营养成分都已受到一定程度的破坏。

（6）菠菜：人们一直认为菠菜含丰富的铁质，具有补血功能，所以被当做孕期预防贫血的佳蔬。其实，菠菜中含铁不多，而是含有大量草酸。草酸可影响锌、钙的吸收。孕妇体内钙、锌含量减少会影响胎儿的生长发育。

（7）巧克力和山楂：过多食用巧克力会使孕妇产生饱腹感，因而影响食欲，其结果是身体发胖，而必需的营养却缺乏。孕妇较喜欢吃酸东西，山楂便成了首选果品。山楂对子宫有兴奋作用，孕妇过食可使子宫收缩，导致流产的可能，故要少吃。

（8）猪肝：因为在给牲畜迅速催肥的现代饲料中，添加了过多的催肥剂，其中维生素 A 含量很高，致使它在动物肝脏中大量蓄积。孕妇过食猪肝，大量的维生素 A 便会很容易进入体内，对胎儿发育危害很大，甚至会致畸。

（9）久存的土豆：土豆中含有生物碱，保存越久的土豆生物碱含量越高。过多食用这种土豆，可影响胎儿正常发育，导致胎儿畸形。当然，人的个体差异很大，并非每个人食用后都会出现异常，但孕妇还是不吃为好，特别是不要吃长期贮存的土豆。

（10）热性调料：孕妇吃热性调料如小茴香、八角、花椒、胡椒、桂皮、五香粉等，容易消耗肠道水分，使胃肠分泌减少，造成肠道干燥、便秘。发生便秘后，孕妇必然用力屏气解便，使腹压增加，压迫子宫内的胎儿，易造成胎动不安、早产等不良后果。

（11）味精：味精的主要成分是谷氨酸钠，血液中的锌与其结合后便从尿中排出，味精摄入过多会消耗大量的锌，导致孕妇体内缺锌。而锌是胎儿生长发育的必需品，故孕妇要少吃。

（12）桂圆、荔枝：性温热易致胎热；

（13）石榴：贫血者要少吃；

（14）腌制酸菜：含有亚硝胺，可导致胎儿畸变。

（15）西瓜：每天吃水果不宜超过 250g，限量吃西瓜，因为西瓜是利尿剂，容易造成孕妇脱水。

（16）饮浓茶：茶叶中含有不少氟化物成分，一杯浓茶中氟化物含量可达1.25mg。用来喂养孕鼠，发现所生小鼠有骨骼方面的畸形，氟对胎儿的危害虽然尚未肯定，但还是不饮浓茶为好。孕期饮浓茶，不仅易患缺铁性贫血，影响胎儿的营养物质供应，由于浓茶内含有咖啡因，还会增加孕妇的心跳和排尿次数，增加孕妇的心脏和肾脏负担，有损母体和胎儿的健康。

（17）饮咖啡和可乐型饮料：咖啡和可乐的主要成分为咖啡因、可乐定等生物碱。一些研究表明，每天喝 4 杯以上的咖啡可能会导致流产、新生儿体重不足，甚至胎死宫内。另外，茶、可乐、某些软饮料、可可和巧克力中也含有少量咖啡因。孕期最好改喝不含咖啡因的汽水或饮料。

（18）饮酒：你也要改变下班后去酒吧小坐喝杯酒的习惯了。在怀孕期间，饮酒可能会导致宝宝出现出生缺陷、学习障碍以及情感问题。因此，许多专家建议在怀孕期间不要喝酒。

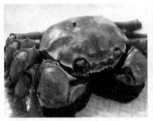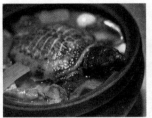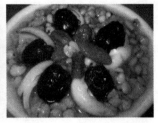

（龚洵　冯玲）

22 孕期锻炼

准妈妈坚持每天做简易运动有很多好处。一可缓解孕期因身体姿势失去平衡而引起的不适感；二可保持心血管系统的稳定和健康；三可活动关节，使韧带和肌肉松弛（特别是下腹部和盆部），利于分娩。

对于大多数准妈妈来说，低强度的体育锻炼（如散步、做广播体操）比打篮球、踢足球、跳绳、跑步等较剧烈的运动要好。而且，由于孕期体内的雌激素作用，部分韧带可能已经松弛、不稳固，如果做过于猛烈的伸展动作可能会拉伤韧带。此外，无论做操还是散步，都应尽可能选择空气流通的场所，并穿着宽松、舒适的衣服。锻炼前先排清小便，一般不宜进食。为维持体液平衡，可在锻炼前后半小时内各补充一杯水或果汁饮料。对于不爱运动的女性，可到孕中期再开始循序渐进的体育锻炼。一次活动不超过 20 分钟，脉搏呼吸加快，但休息 15 分钟后可以恢复者即可认为适量，如果出现不适感应及时停止，要学会运动中、运动后的休息、放松。但是有先兆流产、早产史、羊水过多、前置胎盘、多胎妊娠、严重的内科并发症等孕妇，做运动前，最好先征求医师意见。

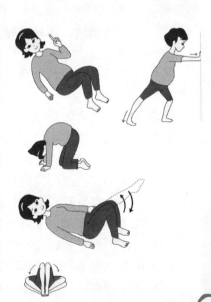

同时孕期也要注意休息，孕妇最好的休息方式即是睡眠，通过适当的睡眠解除疲劳，使体力与脑力得到恢复。如果睡眠不足，可引起疲劳过度、食欲下降、营养不足、身体抵抗力下降、增加孕妇和胎儿感染的机会，造成多种

疾病发生。但睡眠时间长短因人而异，一般以 9 ~ 10h 为宜。如果有条件，提倡 30min ~ 1h 的午睡。如无条件者，至少也应卧位休息半小时。

（龚洵　冯玲）

23　游泳对胎儿有益吗

游泳让全身肌肉都参加活动，促进血液流通，能让宝宝更好地发育。同时，孕期经常游泳还可以改善情绪，减轻妊娠反应，对宝宝的神经系统有很好的影响。

（1）沉重的妊娠子宫受到水浮力的支持，能够减轻支撑妊娠子宫的腰肌和背肌的负担，从而缓解或消除孕期常有的腰背痛症状。

（2）可减少胎儿对直肠的压迫，并促使骨盆内血液回流，消除淤血现象，有利于防止便秘、下肢水肿和静脉曲张。

（3）增加肺活量，并让产妇分娩时能长时间憋气用力，缩短产程。

（4）经常游泳，可逐渐消耗体内过剩热量。

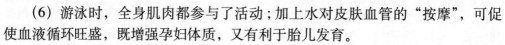

（5）孕妇在水中体位的变化，有利于纠正胎位，促进顺产。

（6）游泳时，全身肌肉都参与了活动；加上水对皮肤血管的"按摩"，可促使血液循环旺盛，既增强孕妇体质，又有利于胎儿发育。

（7）游泳可兼收日光浴之益。阳光中的紫外线不仅有杀菌作用，还可使皮下脱氢胆固醇转变为维生素 D3，这种维生素可促进钙、磷的吸收，有利于胎儿骨骼发育。

（8）可改善情绪，减轻妊娠反应，减少孕期头痛，对胎儿神经系统的发育也有良好的影响。

（9）经常游泳还可帮助孕妇保持健美的体型，尤其对分娩后的体型恢复大有好处。

但是孕妇游泳要注意以下几项：

（1）首先向医生了解自己的身体状况是否适合游泳。

（2）选择卫生状况良好的泳池。

（3）泳池的水温最好能够保持在 30℃ 左右。一方面在这种水温下，肌肉不容易抽筋，也不太容易疲劳；另一方面，这样的水温也不会因为太热而使体温升高。

（4）为了避免摔倒，最好穿防滑拖鞋。

（5）游泳后一定要记得补充水分。

（6）随时测量脉搏，如果超过 140 次 / 分，则说明运动已经过量。

（7）不会游泳或游泳技术不熟练的准妈妈，最好不要选择在妊娠期间学习游

孕产

泳，可以选择其他的锻炼方式。

（8）在妊娠末期，怀孕 7 个月以后，不宜游泳，以免发生羊水早破等意外情况。

只要做到了以上注意事项，怀孕妈妈就可以安全、开心地游泳去了，这项运动对你和孩子的健康都有好处，让我们游泳去吧！

（龚洵　冯玲）

24 体重管理，打造肥沃土壤

孕期的体重管理是近些年来倡导的健康孕育模式，通过孕期 280 天健康的体重管理，使母亲更健康，儿童更安全。准妈妈过胖和过瘦会增加母亲和宝宝出现异常情况的风险。不能忽视合理安排饮食、科学管理孕期体重增加的重要性。

有一种说法，怀孕女性要一个人吃两个人的饭，所以应多吃一些。但近期的研究显示，中国内地目前有 73% 的孕妇体重增加超过了世界卫生组织的标准。在妇女妊娠期间，肥胖是导致众多疾病的重要危险因素，如糖尿病、妊娠期高血压疾病、早期流产、难产等。同时，其对胎婴儿也存在近期和远期的影响，如造成巨大儿、新生儿一过性无症状低血糖、胎儿宫内死亡等。通常，如果怀孕时体重正常，计划孕期体重可增加 11 ~ 16 千克。如果怀孕时体重低于正常水平，那么体重可增加 12 ~ 18 千克；如果怀孕时体重超过正常水平，就需要少增加一点，7 ~ 11 千克。如果孕妈妈比较矮（不到 158 厘米），或是多胎妊娠，请咨询医生你应该增加多少体重。什么时候增加体重和总共增加多少体重同样重要。怀孕的前 3 个月体重应该增加得最少，为 0.9 ~ 2 千克，随后孕妈妈的体重会稳步增加。孕期的最后 3 个月是宝宝发育最快的阶段，孕妈妈的体重也会增长最快，大约每周长 0.5 千克。

但是孕期过瘦也会引起合并症，如贫血、低钙和营养不良等，并会增加流产、早产、胎儿发育不良的风险。怀孕前体重过轻的孕妈咪会阴撕裂与发生其他合并症的风险相对也较高。同时，过瘦会使孕期生活更累：过瘦的人可能存在肌肉力量弱的问题，而在孕期支撑增加的体重、生产时的用力等，都需要足够的力量来完成。所以，一个身体强壮的孕妈妈比弱不禁风的孕妈妈更轻松，可能也更称职。

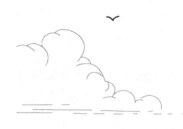

种子要苗壮生长必须有肥沃的土壤才行，没有肥沃的土壤，种子不可能长得很健壮。准妈妈营养不良，宝宝的发育就会严重受影响，相反，准妈妈营养过剩就像幼苗生长时有过多的水分一样，宝宝的发育也会发生不正常。

（龚洵　冯玲）

早孕期

25 何谓早孕期？有何特点

从末次月经算起，妊娠 12 周末以前称早期妊娠，此期即早孕期。胚胎在此期生长发育较快，如接触到有毒有害物质，较容易导致流产或畸形，是致畸的敏感期。约有半数妇女在停经 6 周左右出现嗜睡、困倦、择食、头晕、恶心、呕吐等现象，称为早孕反应。这种早孕反应一般在 12 周左右自行消失。此期特点为：

1. 停经

生育年龄的已婚健康妇女，若平时月经周期规律，一旦月经过期 10 日以上，应疑为妊娠，停经达 8 周时，妊娠可能性大，应至医院行早孕检查。但如果月经并不规律，或者没有记住自己的月经周期，但是有恶心、呕吐以及频繁上厕所等早孕反应，也应进行早孕检查。

2. 恶心或呕吐

在停经 6 周左右时，一部分妇女会出现头晕、乏力、嗜睡、食欲不振、偏食等现象，并有不同程度的恶心、呕吐反应，呕吐多发生在清晨。少数幸运的女性在整个孕期都不会出现这种症状。不过，也有一部分女性在此之前，就会开始觉得恶心、孕吐，不仅仅出现在早晨，中午或晚上都有可能发生。这种现象可能与体内 HCG 增多、胃肠功能紊乱、胃酸分泌减少及胃排空时间延长有关，症状的严重程度和持续时间因人而异。早孕期有妊娠反应者，只要正确处理，一般 3 个月后会逐渐恢复正常。为了避免或减少恶心、呕吐等胃肠道不适，可采用少吃多餐的办法，注意饮食清淡，不吃油腻和辛辣食物，但一定要坚持进食，否则会影响孕妇健康，也不利于胚胎发育特别是神经系统的发育。孕妇可以吃些带酸味的食品，如杨梅、柑橘、醋等，以增加食欲，帮助消化。也应服用一些叶酸等维生素 B 类。不要乱服"止吐药"、"秘方"或"偏方"等，以防发生不良后果。

3. 对气味更加敏感

如果你刚怀孕不久，你可能会受不了炒菜的油烟味，而且某些香味还会让你想呕吐。尽管没有人能够确定，但这可能是由于你体内急速增加的激素所导致的。你可能还会发现那些平时你很喜欢吃的东西，突然间也会让你觉得恶心。

4. 疲倦

你会突然感到疲倦，甚至觉得精疲力竭，没有人确切地知道怀孕早期的疲劳是由什么引起的，不过，早孕期应注意多休息，避免剧烈运动，但提倡适度活动。

5. 乳房变大、变敏感

怀孕的早期征兆之一就是乳房敏感、胀痛，这是由于激素水平提高所引起的。这种胀痛感与你经期前的感觉很相似，只是更强烈一些。这种不适感在你怀孕3个月之后会有明显好转，这时，你的身体已经适应了孕期激素的改变。

6. 尿频

怀孕后不久，你可能就会发现自己总是往卫生间跑。为什么会这样呢？主要是因为在怀孕期间，增大的子宫，尤其是前位子宫，在盆腔内压迫膀胱及盆腔充血刺激导致尿频，一般孕12周子宫上升进入腹腔后，尿频症状消失。

7. 基础体温升高

如果你记录基础体温并发现自己的基础体温升高超过18天，你很可能就已经怀孕了。

8. 尿妊娠试验呈阳性

如果月经推迟可以做尿妊娠试验，只要5分钟的时间，就可以检查出有没有怀孕。但准确度也并不是百分之百，因为除了受孕者的尿液中会含有人绒毛促性腺激素（hCG）之外，其他情况，例如宫外孕、葡萄胎、绒毛膜癌等也可导致hCG升高，此项试验也会出现阳性，所以尿液中hCG检查也只能作为医师评断有无怀孕的参考。最可靠的还是及时到医院进行全面检查特别是超声检查排除其他导致尿HCG阳性的疾病，以便尽早采取措施。

9. 胎儿畸形的敏感期

早孕期由于胚胎生长发育迅速，容易受外界环境的影响，是畸形的多发期。因此，早孕期注意避免感染，特别是病毒性感染。早孕孕妇若患风疹，就有可能导致胎儿先天性心脏病、小头畸形、神经性耳聋、智力障碍等。如果妊娠早期孕妇患了严重感冒，则可能可引起胎儿唇裂等，巨细胞病毒、乙型肝炎病毒感染等都可以使胎儿流产、畸形等，所以早孕的孕妇要注意卫生，避免接触有病的人群，防止传染各种疾病。

（吴啤　胡妞莉）

26 如何知道自己怀孕了

既往月经规则的妇女，当超过预期来月经的时间月经未来潮，就应开始进行早孕尿妊娠试验，当尿妊娠试验提示阳性结果时，如果无阴道流血，无腹痛等症状可等待至停经7～8周时行早孕超声检查，一方面可以确定是否为宫内妊娠，另一方面可以确定宫内胎儿是否正常发育即有无胎心搏动。但是如果出现阴道流血、腹痛、肛门坠胀等情况需随时就诊行妇科及超声检查以排除宫外孕的可能。既往月经不规则的妇女，如果出现停经症状也应考虑妊娠可能行早孕尿妊娠试验，当尿妊娠试验阳性后2周，也应行早孕超声检查。对于自己是否怀孕，一些女性总是患得患失，觉得自己没有怀上，又觉得自己怀上了。要想知道自己是否已经怀孕，可以利用早早孕试纸，用这种方法检测，操作简单方便，一点尿液就能完成检测。此外，妊娠后孕妇体内将发生一系列的变化，有正常性生活的生育期女性可以根据一些症状作出最初判断，然后走进医院进一步确诊。

1. 早早孕试纸

早早孕试纸很容易买到。以下是操作中的一些注意事项，希望那些想知道自己是否怀孕的女性，能够从中得到一些启示，以便得心应手地使用试纸。

（1）开始测试的时间

早早孕试纸测试的原理是检测人体绒毛膜促性腺激素。这种激素是由早孕绒毛制造的，一般在怀孕几天后它就会出现在血液里。但由于量少，开始不易检测出来，直到月经迟来数天之后才日益明显，从而被检测出来，所以测试的准确性也受时间的影响。因此，不要因为月经迟来 1 天，就疑心自己怀孕了，盲目地使用测孕试纸检测。一般月经晚来 1 周之后再检查才能得到明确的结果。

（2）检测时刻　清晨起床后

一般来说，清晨起床后的第一次尿液中含有较高的人体绒毛膜促性腺激素，能更准确地反映出是否怀孕。如果是在其他时间检测，效果就可能不明显，而晚间检测其准确率更可能会大打折扣。所以，早早孕试纸在一天的不同时间使用，效果可能不同。

2. 走进医院进一步确诊

根据症状和体征怀疑早孕者，还可以走进医院，做尿或血妊娠试验以明确妊娠。也可于停经 6～7 周行 B 型超声或彩超检查，可以明确宫内妊娠，排除异位妊娠，了解胚胎发育情况，确定孕周，同时可以鉴别和排除子宫肌瘤、卵巢囊肿等病理情况。

（1）妊娠试验

受精卵着床后不久，即可用放射免疫法测出受检者血中 β-hCG 增高。临床上多用早早孕试纸法检测受检者尿液，结果阳性结合临床表现可以确诊为妊娠。滋养细胞产生的 hCG 对诊断妊娠有极高的特异性，很少出现假阳性。

（2）超声检查

① B 型超声检查：诊断早期妊娠快速、准确。阴道超声较腹部超声诊断早孕可提前 1 周。阴道 B 型超声最早在停经 4～5 周时，宫腔内可见到妊娠囊。停经 5 周时，妊娠囊内可见到胚芽和原始心管搏动，可以确诊为宫内妊娠、活胎。

停经 12 周时，测量胎儿头臂长度能较准确地估计孕周。

②超声多普勒法：用超声多普勒仪在子宫区内，能够听到有节律、单一高调的胎心音，胎心率为 150 ~ 160 次 / 分，可以确诊为早期妊娠、活胎。

（3）基础体温测定

双相型体温的已婚妇女出现高温相 18 天持续不降，早孕可能性大。高温相持续超过 3 周，早期妊娠的可能性更大。

（周建军　胡娅莉）

27　如何计算预产期

当确定早孕后，接下来的事情就是计算预产期。对于月经规则的孕妇，可根据末次月经日期来推算预产期，从末次月经第 1 日算起，月份减 3 或加 9，日数加 7（农历加 14）。例如：末次月经第 1 日是公历 2010 年 11 月 20 日，预产期则为 2011 年 8 月 27 日；末次月经第 1 日是公历 2010 年 1 月 7 日，预产期则为 2010 年 10 月 14 日；末次月经第 1 日是农历 2010 年一月初七，预产期则为农历 2010 年十月二十一。月经不规则、末次月经记不清或哺乳期无月经来潮而妊娠的孕妇，推荐根据早孕期超声结果来推算预产期，例如某妇女月经不规则，末次月经为 2010 年 11 月 2 日，当停经 8 周时，超声检查结果提示胎儿大小相当于 6 周大小，停经 12 周时，超声检查结果提示胎儿大小相当于 10 周大小，则根据超声结果其预产期可由 2011 年 8 月 9 日推迟至 2011 年 8 月 23 日。对于无法简单根据末次月经推算预产期的孕妇建议由产科专家来推算预产期。由于孕早期胚胎的发育较稳定，孕早期的超声检查确定孕龄误差较小。

（周建军　胡娅莉）

28　何时开始产前检查？早孕期的产检如何进行

有正常性生活的育龄妇女，如果出现：①月经推迟或月经量及性状异常；②自觉有恶心、挑食、嗜睡等早孕反应；③阴道不规则流血时，应首先考虑是否妊娠，应该及时到正规医院进行早孕检查。

当采用验孕棒或到医院尿检及血检证明已经怀孕后，需行超声检查确定是宫内孕还是宫外孕，同时还可以确定胎儿发育情况。一般孕妇确定宫内妊娠后，无异常阴道流血及腹痛，可待到妊娠 7 ~ 8 周行超声检查，因为此时已经可以看到宝宝的心跳。

近年来，由于产前诊断的开展，产前检查的时间也有所提前，应从确诊为早孕期开始，如果无特殊异常情况（如感冒发热、阴道出血、腹痛等），在怀孕 3 个月左右（妊娠 6 ~ 13^{+6} 周）到医院进行产前初诊。

确定妊娠后如果您在此之前未曾进行过体检，则此时应进行全身健康检查，了解基础血压、体重以及是否存在疾病，确定是否可以继续妊娠。此外，还要做妇科检查，例如，白带常规以及宫颈刮片检查。

特别要提出的是：怀孕 11^{+0} ~ 13^{+6} 周时，你可以到能进行产前筛查的医院进行孕早期的筛查，主要进行两个项目：

第一：胎儿颈后透明层厚度（NT）筛查的超声检查，测量宝宝后颈部皮肤下面的液体厚度，用于确定唐氏综合征的风险。这项检查的超声医师必须经过特别的训练，并且操作过程用时较长，所以，NT 并不是所有医院都能做。

第二：孕早期的唐氏筛查，这是一种血液检查，主要检测：人绒毛膜促性腺激素（HCG）；妊娠相关血浆蛋白 A（PAPP-A）。在怀有唐氏儿的准妈妈的血液中，这两项物质的水平都会出现异常，既可以与 NT 结合起来做（称为"联合筛查"），也可以单独做。孕早期进行产前，检出率较为准确，如果发现有唐氏综合征高危风险，您还有时间考虑下一步该怎么办。您可以做诊断性检查，如绒毛活检或羊水穿刺，以确定宝宝是否是唐氏儿。如果你在筛查性检测之后又做了诊断性检测，并决定终止妊娠，心理及生理所受的伤害远比孕中、晚期时小。

如果您顺利度过了早孕期，就可以在孕 12 周时建档，定期进行产前检查。

（骆超　胡姬莉）

29　孕早期的胎儿有何特点

孕 1 ~ 12 周时可爱小家伙的简要成长历程：孕 1 ~ 8 周时小家伙"官方"的名字叫"胚胎"，9 周后就可改称大家熟知的名字"胎儿"啦。

孕 1 周时：小家伙其实还在准备阶段，分属在两个个体中，为了迎接健康的小生命，此时的您最好尽量远离放射线及有毒有害物质，尽量戒酒、戒烟，避免乱用药物，注意温馨健康环境的营造，尽量调整您的身心状态至较佳状态，以便给您期盼的小可爱一个美丽的开始。

孕 2 周时小家伙依旧处于"神凝而形散"的状态，第 13 ~ 20 天时是您的最佳怀孕期，建议您与丈夫一起努力，共同调整身体状态，准备好在最佳时间完成你们的神圣使命。

孕 3 周时的小家伙开始了真正的生命之旅：排至腹腔的卵子被输卵管伞拾获后多在 12 小时后完成与精子的相遇，然后耗时 24 小时左右完成完全的结合，形成我们的生命之始祖——受精卵（但是您要注意噢，受孕通常只能发生在性交后的 24 小时）。受精卵经过 1 ~ 4 天的运动从输卵管壶腹部到达子宫腔，由一个"受精卵"成长为"分裂球"，再到"桑葚胚"，然后是"胚泡"，受孕后的 5 ~ 6 天，小家伙完成着床，此时的您已经成为严格意义上的妈妈了，您将会渐渐地感受到小生命给您带来的化不开、淡不去的喜与忧。

孕 4 周时的小家伙已经在您的子宫内"着床"（亦可称"植入"）。小家伙的胚盘与体蒂渐可辨认，此期间小家伙的神经组织及肾上腺开始发育。虽然此时还需继续结合临床表现及相关体征的观察才能最后判定小可爱是否已如期而至，但已经可以初步通过尿或血 β-HCG 的测定来初步判定（友情提醒：已是妈妈的您，想着腹中那可爱的小天使，要注意加强营养哦）。

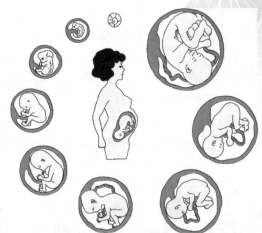

孕 5 周时的小家伙已长约 0.6cm，大小像苹果籽一样，外观很像个"小海马"。此时的腹部超声可较清晰地看见小胎囊，胎囊约占宫腔不到 1/4，或可见胎芽。阴道超声可以较腹部超声帮您提早 5～7 天看到小家伙（友情提醒：因为第 4～5 周是小家伙心脏、血管系统分化最敏感的时期，极容易受到损伤。这个阶段的您应严格禁止接触 X 光及其他射线。若此时的您还没有做过早孕检查，建议您到医院做相关的体检，以方便您作出相关决定）。

孕 6 周的小家伙看起来像小蝌蚪一样，这个"小蝌蚪"的头部、脑泡、额面器官、呼吸、消化、神经等器官已开始分化。小家伙的甲状腺已开始发育，6 周后小家伙的甲状腺就可以开始工作啦；B 超可清晰看见胎囊（友情提醒：建议此时的您不要外出旅行，亦不宜进行过量或剧烈的活动，以免失去您的小可爱；此阶段的您可能会开始变得慵懒，不愿多说话亦不大愿意做家务，建议您跟老公多交流，取得其理解，以利于家庭氛围的融洽）。

孕 7 周时的小家伙，已像一颗豆子，大约有 12mm 长。这时的它已初具人之雏形，有了一个与身体明显不成比例的大头，小家伙的面部器官已十分明显，眼睛就像两个黑点，鼻孔大开着，耳朵有些凹陷。将发育成胳膊和腿的幼芽，现在看上去也已稍有痕迹。4 周时已开始发育的小家伙的肾上腺现在已部分开始工作。此时的胎囊约占妈妈宫腔的1/3（友情提醒：孕 6～10 周是小家伙腭部发育的关键时期，如果您的情绪过于波动，会影响小家伙的发育并导致腭裂或唇裂。建议您应尽量保持心态的平和）。

孕 8 周末的小家伙胎形大体已定，可分辨出眼、耳、鼻、口、手指及足趾，胎头仍明显大于躯干。小家伙的小尾巴逐渐消失，手部从手腕开始变得稍微有些弯曲，双脚开始摆脱蹼状的外表，眼帘

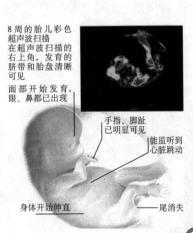

8 周的胎儿彩色超声波扫描
在超声波扫描的右上角，发育的脐带和胎盘清晰可见

面部开始发育，眼、鼻都已出现

手指、脚趾已明显可见

能监听到心脏跳动

身体开始伸直 —— 尾消失

开始覆盖住眼睛。B超可见胎囊已约占妈妈宫腔的1/2，原始心管已开始搏动，胎动亦清楚可见，但您暂时还无法感觉到小家伙的心跳与胎动，美好的东西总要在我们浓浓的期盼中才姗姗而至，到孕10周后，借助多普勒听诊器您或许就可以开始听到小可爱的胎心了；至于胎动，第一次做妈妈的您需要等到20～22周（再次做妈妈的您可能在18～20周）就能开始享受与小可爱的互动了。8周末的小家伙斗志昂扬地开始了它的新阶段（友情提醒：为了小可爱的牙齿及骨骼的健康，建议此时期的您适度增加氟的摄入；同时为了您的健康，应适量增加饮水量，最好早晨醒后喝杯凉白开水，每天保证摄入约4000ml的水）。

孕9周时的小可爱（法定意义上的胎儿）大约有22mm，各部分表现更清晰，小尾巴已经消失，胳膊也长出来了，在腕部，两手呈弯曲状，并在心脏区域相交。腿在变长而且脚已经长到能在身体前部交叉的程度。有膜覆盖着小可爱的眼睛，头颅开始钙化、胎盘开始发育。B超可见胎囊几乎占满了妈妈的宫腔。

孕10周时的小可爱，其身长可达到30mm，从形状和大小来说，都更像一个扁豆荚了。现在小可爱的体重大约10g。眼皮开始黏合在一起。他（她）的手腕已经成形，脚踝开始发育完成，手指和脚趾清晰可见，手臂更长而且肘部变得更加弯曲；现在，胎儿的耳朵已基本成形；小可爱的生殖器也开始发育，但超声暂无法分辨性别；肝脏也已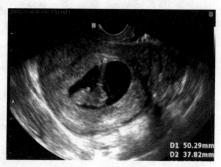经开始成为造血的主力。B超可见到月牙形的已可以产生激素的胎盘；小可爱快活的游弋于羊水之中（友情提醒：①因孕期雌激素的作用，此期的您情绪波动可能会比较大，不要因此而感到不安，可以试着学习平息情绪；②现在，您应该尽量保证每天0.115mm左右碘的摄入，因为此时小可爱的脑部发育正在如火如荼地进行，而这些依赖于您体内充足的甲状腺素，而碘又是保证您体内甲状腺素合成的重要原料；③如果您超过35岁，而且您的家庭有遗传病史，现在的您需要做一次羊膜腔穿刺检查，对胎儿的先天性及遗传性疾病作出特异性诊断，在孕10～12周做这样的产前检查会在一定程度上帮您发现一些胎儿的先天缺陷。以保证您孕育出更可爱的宝宝）。

进入孕11周后，您的小可爱身长已经约有40mm，体重达到14g，已开始有胸壁的起伏及小肠的蠕动，其细微之处渐渐开始发育，手指甲和绒毛状的头发开始出现。肾脏开始有部分功能。本周末已能够清晰地看到小可爱脊柱的轮廓。B超可见胎囊完全消失（友情提醒：自此周始，小可爱的骨骼细胞发育加快，肢体慢慢变长，逐渐出现钙盐的沉积，骨骼变硬，因此您从现在开始要适量多喝牛奶，尽量多吃一些高钙食品。同时，为增加钙的吸收，您可适当进行室外活动，适量接触些日光照射）。

孕 12 周，小可爱基本要结束其孕早期的征程，此时的小可爱已约 50mm，外生殖器初步发育，如有畸形已可以被发现，头颅钙化更趋完善。颅骨光环清楚，可测双顶径，可以诊断明显的畸形，此后各脏器趋向完善，胰腺已开始分泌胰岛素。此时的小可爱在兴奋地舒展着腰肢，好像水中的芭蕾舞者（友情提示：您的腹部从肚脐到耻骨可能已渐渐出现一条垂直的黑色妊娠线，脸上亦可能渐渐出现了黄褐色的妊娠斑，分娩结束后这些孕期的标志会逐渐变淡或消失。您的乳房更加膨胀，乳头和乳晕的色素加深，有时还会感到有些疼痛。从阴道流出的乳白色分泌物也会有所增多，此均属正常现象，您大可不必为此忧心）。

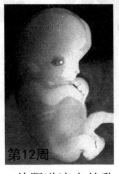

第12周

可爱的小生命渐渐交融于我们的生命，给我们带来忧与喜，教我们感受着生命的魅力。但我们应当知道的是，每个小家伙都是妈妈的唯一，它们是不同的，所以在母体子宫内发育的情况亦非完全相同，这份资料只是给您提供一个普遍的胚胎发育概念，您的怀孕情况与上述发育介绍在时间上可能会有些微小的差别。

相关知识拾遗：健康宝宝来源于健康的爸爸妈妈，在怀孕 3 个月前，您作为妈妈应尽量补充些叶酸，因为叶酸是人体三大造血原料之一，能促进红细胞的生成，孕早期如果缺乏叶酸，会影响胎儿神经系统的正常发育，导致脊柱裂或无脑儿等神经管畸形。因此美国疾病控制中心已经建议：育龄女性每天都应补充 0.4mg 的叶酸，怀孕后的女性每天的摄取量应达到 1mg 左右。

30 孕早期的营养原则与饮食调节

孕早期是胎儿主要器官发育形成的阶段，特别是神经管及主要内脏器官的发育。在这个时期，胎儿的器官发育特别需要维生素和矿物质，尤其是叶酸、铁、锌。但是，孕妈妈通常很难确定自己什么时候怀孕，因此，必须从准备怀孕开始，就要注意补充额外的维生素及矿物质。

怀孕早期应遵循营养全面、合理搭配的原则，保证优质蛋白质和无机盐、维生素的供给，适当增加热量的摄入，避免营养不良或营养过剩。注意少量多餐，饮食清淡，避免食用过分油腻和刺激性强的食物。还要注意饮食卫生，避免不洁食物及含有很多添加剂或防腐剂等的人造食品。

孕早期饮食要遵循以下原则

（1）供给足够的热量和充足的蛋白质

女性在怀孕期间由于受胎儿、胎盘以及自身体重增加和基础代谢增高等因素的影响，需要有充足的热量的摄入。世界卫生组织建议女性怀孕早期每日增加热量 150 千卡。另外，作为一个准妈妈，补充优质蛋白质也是非常重要的，蛋白质是构成宝宝机体的重要成分，也是人体中重要的物质基础。因此，供给充足的蛋白质对孕妇极为重要。

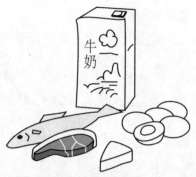

女性怀孕早期脂肪酸的供给不足，可导致胎儿大脑发育异常，出生后智商下降。因此，作为准妈妈，脂肪酸的补充是必不可少的。脂肪主要来源于动物油和植物油。植物油中的芝麻油、豆油、花生油等是热量的主要提供者，能满足母体和胎儿对脂肪酸的需要，植物油是烹调的理想用油。大部分女性怀孕早期讨厌油腻食物。此时，吃些核桃和芝麻比较好，核桃含有不饱和脂肪酸、磷脂、蛋白质等多种营养素，还有补气养血、温肺润肠的作用，其营养成分对于胚胎和脑的发育也非常有利。而且，嚼核桃仁还能防治牙本质过敏。

（2）摄入充足的维生素

女性怀孕时期需要的营养是全面的。因此，在饮食调节上准妈妈应注意各种维生素的吸收，多吃一些蔬菜和水果来补充各种维生素。这时，也正是胎儿脑及神经系统迅速分化的时期，所以，准妈妈要更加注意补充多种维生素（尤其是叶酸、维生素 B2、维生素 B6 等）的摄入。

（3）营养全面，搭配合理

怀孕早期宝宝发育所需的热量并没有增加很多，没必要过量饮食，容易导致营养过剩，应遵循营养全面、合理搭配的原则，提供胚胎各器官发育所需要的各种营养素。同时，还应考虑"早孕反应"的特点，食物要适合孕妇的口味。若出现严重不良反应，应及时就诊，避免营养不良。

（4）饮食调节上应注意少量多餐的原则

多喝水、多吃蔬菜和水果，吃一些清淡可口、量少质精的食品，尽量控制呕吐，能吃就吃，尽量保障每日热量的基本供应。因为这时期正是胎儿脑及神经系统迅速分化的时期，所以要注意维生素（尤其是叶酸、维生素 B12）、蛋白质的摄入。多吃一些蔬菜水果补充维生素，也可以吃一些花生、核桃、瓜子等坚果以补充微量元素，肉类应选择瘦肉及动物内脏。

（5）早孕期切忌随意服用减轻早孕反应的药物

由于早期胚胎形成时期，营养素不需要增加很多，所以大多数情况下不会影响胎儿的发育，早孕反应一般到 3 个月后会消失，不需服药。如果出现严重反应、恶心、呕吐频繁，不能进食，应及时去医院。由于早孕反应与心理因素有很大的关系，所以孕妇要学会自我调节，认识到怀孕是自然的生理过程，不要有过多的心理负担，要保持心情舒畅、保证充足的睡眠。

（刘广芝）

31 怀孕早期必须知道的 10 条铁律

怀孕早期是一个非常特殊的时期，因为"稚嫩的胚胎宝宝"对于外界的很多因素和刺激异常敏感，所以各位准妈妈一定要倍加呵护自己，以免导致胎儿畸形或流产。

（1）合理饮食

怀孕早期饮食以清淡、少油腻、易消化为原则，烹调尽量多样化，满足准妈妈的口味和饮食习惯。同时，多吃一些新鲜蔬菜和水果，可以适当加一些干果类食品为零食。孕早期是胚胎形成、器官分化的重要时期，对外界致畸因素十分敏感，因此要平衡各种营养素，不要因为营养过剩或过少引起胎儿畸形，孕早期如果进食好，除补充叶酸外不宜过多补充营养素。

（2）合理用药

由于怀孕初期正处于胎儿心脏、脑部、神经管及各种器官发育时期，因此准妈妈们对于药物使用更须谨慎。刚刚形成的胚胎非常稚嫩，很容易受到一些药物的损害而造成畸形或流产。如必须用药，应在医师指导下用药，不要擅自使用药品。

（3）安排合理的生活习惯

养成有规律的生活习惯，不要过度熬夜、应酬或是过度紧张地工作，这些情况容易使准妈妈们情绪激动或精神紧张，甚至有可能引起血压升高，对胎儿发育和孕妇身体都会造成不利影响。所以怀孕早期准妈妈们应尽可能地保持有规律的生活起居，早睡早起，避免生物钟颠倒，否则会导致内分泌紊乱，影响新陈代谢，不利于胎儿生长发育。

（4）合理运动

有研究表明孕期适当的活动可以增强准妈妈的肌肉力量，对分娩有一定的帮助。准妈妈们可以在孕早期加强运动、增强体质，待胎儿出生时促进分娩。但在怀孕早期最容易发生流产，因此，一定要选择适宜的运动，如散步、适当做些家务等。运动时要格外小心，以免过于激烈引起流产。

（5）合理检查

确诊怀孕后，准妈妈们在孕 12 周时需到街道或社区医院进行初次产前检查，并建立孕妇围产期保健手册。以后的产前检查，可以选择在二级医院或决定分娩所在的医院进行。

（6）避免烟、酒类物质

准妈妈们主动吸烟和被动吸烟都会影响胎儿生长发育，而酒精可通过胎盘进入胎儿体内，使胎儿发生酒精综合征，引起染色体畸形，从而引发智力低下等不良影响。在怀孕最初 3 个月，吸烟、饮酒对胎儿的损害特别严重。

（7）避免接触生活及职业环境中的有毒有害物质

怀孕的头 3 个月是胎儿各器官形成的关键期，因此，为了避免胎儿畸形，准妈妈应尽量避免生活及职业环境中的各种不良因素，如烟酒、病原微生物感染、有害化学物质暴露、甲醛等有害化学物质超标的房屋，空气不流通的环境等。

（8）避免密切接触宠物

猫、狗等宠物可能传染弓形虫病，孕妇感染弓形虫会引起流产或胎儿畸形和生长受限，因此家有宠物者，在计划怀孕前和怀孕早期，应将宠物寄养出去，避免密切接触。

（9）避免不良情绪

准妈妈们应保持心理健康，避免不良情绪，对于生育一个健康宝宝是很重要的，而怀孕早期是准妈妈们较易产生心理波动的时期，如果在怀孕早期经常处于极度不安的情绪中，容易引起兔唇、腭裂、心脏缺陷等发育畸形，因为此时是胚胎发育的关键时期。

（10）避免性生活

在怀孕早期，准妈妈们应减少性生活频率，因为性的冲动及机械性刺激，可引起子宫收缩而发生流产。妊娠 4 个月以后，胎盘已形成，胎儿在子宫内较稳定，此时流产的危险性大大减少，故在妊娠中期性生活较为安全，但也要注意节制，控制性生活的频度，减少性交次数。

（周燕　胡娅莉）

32　怀孕之初警惕 5 类食物致畸胎

每位准妈妈都希望孕育出聪明健康的宝宝，因此孕期应格外注重食品的安全和营养搭配。而一些食物由于其本身含有有害成分，或者由于在生产、烹制或保存的过程中被污染、添加了有害成分，因此会对胚胎的正常发育产生不良影响。准妈妈们在怀孕之初应警惕这些食物，不吃或尽量少吃。

（1）霉变食物

大量医学研究资料证实，真菌毒素是一种强致癌物质，可增加肝癌、胃癌的发生风险，即使非孕期食用对健康也是不利的。怀孕初期，胚胎细胞处于高度分化增殖阶段，如果母体摄入霉变食物，真菌毒素可引起器官分化、发育障碍而导致胎儿畸形，或导致胚胎停止发育而发生死胎、流产。此外，胎儿各脏器特别是肝、肾功能还不完善，真菌毒素会对胎儿产生毒性作用，影响发育。

（2）酒、咖啡和浓茶等饮品

酒精可通过胎盘进入胎儿体内，不仅影响胚胎中枢神经系统的发育，还对其他组织细胞造成损害，从而引起发育迟缓、颜面畸形、智能低下等严重后果。在怀孕最初 3 个月，正是胎儿形成的重要阶段，这时饮酒对胎儿的损害特别严重。咖啡中含有丰富的咖啡因，可对胚胎产生不良影响。国外研究发现，每天喝 5 杯以上浓咖啡的妇女容易流产，生畸形儿，新生儿没有正常婴儿活泼，肌肉发育也不够健壮。因此，孕妇不应喝咖啡。茶叶中含有 2% ~ 5% 的咖啡因，如果每日喝 5 杯浓茶，就相当于服用 0.3 ~ 0.35mg 的咖啡因，此外，浓茶中含有较多的单宁和鞣酸，影响机体对蛋白质、铁、维生素的吸收和利用，导致孕期贫血等，因此孕期不宜饮用浓茶。

（3）腌制食物

腌制食物在制作过程中常被微生物污染，食用后孕妇有出现急、慢性胃肠炎的风险。如果蔬菜腌制时间过短，其中的硝酸盐被微生物还原成亚硝酸盐，在人体内遇到胺类物质时，可生成亚硝胺。亚硝胺是一种致癌物质，孕妇食用后有可能会导致各类胎儿出生缺陷。即使腌制时间足够长，蔬菜中的营养成分也大部分损失，因此也不是孕期的理想食品。

（4）含多种食品添加剂的食物

膨化食品、罐装食品、碳酸饮料、果冻等，在制作过程中添加了各类人工合成色素、防腐剂和香精，某些不法生产者甚至在食品中添加危害人体健康的成分以牟取暴利。此外，这类食物的营养配比并不合理，食物本身的营养成分经高温处理后已受到一定程度的破坏，而含有较多的碳水化合物和脂肪。为了自身和下一代的安全，孕妇应拒绝这类食物，尽量食用新鲜、天然的食物。

（5）受污染食物

有机氯农药及有机汞农药蓄积性较强。孕妇食用了被农药污染的蔬菜、水果后，毒物就会在孕妇体内蓄积，经血液循环进入胎盘导致胎儿中毒，从而引起流产、畸胎、死胎等，因此，蔬菜水果一定要洗干净后才食用，防止农药残留。几乎所有哺乳动物和禽类都可以感染弓形虫。如果食用的肉类未煮熟（火锅的烫涮时间过短、烧烤的温度不够、生肉和熟食共用一个切菜砧板），弓形虫没被杀死，孕妇食用后就有被感染的危险。大量研究已经证实，在怀孕早期感染弓形虫会导致胎儿脑积水、小头畸形、脑钙化、流产、死胎等，新生儿可有抽搐、脑瘫、视听障碍、智力障碍等。因此，肉类一定要煮熟了再吃，生肉和熟食一定要分开放。美国环保团体发现，包括金枪鱼、鳕鱼在内的 7 种海产品中汞含量严重超标，孕妇如果经常食用会影响胎儿脑部发育，严重者可导致流产、死胎。

（张姝　胡娅莉）

33　如何应对严重的早孕反应

早孕反应

妊娠初期，约半数妇女在停止月经 6 周左右会出现畏寒、头晕、乏力、嗜睡、流涎、食欲不振、喜食酸物、厌恶油腻、恶心、晨起呕吐等，这就是"早孕反应"，在第 8 ~ 10 周反应最重。这是受精卵发育过程中的激素作用以及母亲身体为适应胎儿的变化而产生的神经内分泌变化的影响。

少数孕妇早孕反应严重，频繁恶心呕吐，不能进食，以致发生体液失衡及新陈代谢障碍，甚至危及孕妇生命，称为妊娠剧吐。多见于年轻初孕妇，停经40日左右出现早孕反应，逐渐加重直至频繁呕吐不能进食，呕吐物中有胆汁或咖啡样物质。严重呕吐引起失水及电解质紊乱，引起代谢性酸中毒。患者体重明显减轻，面色苍白，皮肤干燥，脉搏细数，尿量减少，严重时出现血压下降，引起急性肾衰竭。

应对早孕反应的三大策略

早孕反应的难受程度不亲历者是不能体会的，所以，早孕女性要尽量缓解这种不适，应对早孕反应的三大策略就是：

（1）心理战胜

由于早孕反应与心理因素有很大的关系，所以孕妇要学会自我调节，认识到怀孕是自然的生理过程，不要有过多的心理负担，心情要保持轻松愉快。丈夫的体贴，亲属、医务人员的关心能解除孕妇的思想顾虑，增强孕妇战胜妊娠反应的信心；另外，孕妇不要将注意力放在恶心、厌食等不良反应上，需要有一个舒适的环境，分散孕妇注意力，多可使症状减轻。要保持心情舒畅、保证充足的睡眠。

（2）饮食对策

注意食物的形、色、味，使其引起食欲。在能吃的时候，尽可能吃想吃的东西。要减少每次进食的量，少食多餐，少吃油腻的食物。多喝水，多吃些富含纤维素和维生素 B_1 的食物可以防止便秘，以免便秘后加重早孕反应的症状。改善就餐环境可以转换情绪，激起孕妇的食欲。

（3）适量活动

不能因为恶心、呕吐就整日卧床休息，否则只能加重早孕反应，如活动太少，恶心、食欲不佳、倦怠等症状则更为严重，易形成恶性循环。适当参加一些轻缓的活动，如室外散步、做孕妇保健操等，都可改善心情，强健身体，减轻早孕反应。

（刘广芝）

34 流产和保胎常识

妊娠的头3个月是最有可能发生流产的时期。造成流产的原因很多，最常见的是体内黄体酮不足、强烈的精神刺激、母亲自身疾病尤其是内分泌（如甲状腺）疾病等也可以导致流产。还有一部分流产是由于染色体异常导致的胚胎发育不良，可以说，孕早期流产也是一种自然淘汰过程。

发生流产的先兆是阴道出血，还可伴有下腹疼痛或腰痛等，但出现了阴道少量出血和腹痛，也不一定发生流产。流产可以分为完全流产、不完全流产和稽留流产。当妊娠组织完全排出时，腹痛缓解，出血消失，子宫逐渐恢复，就属于完全流产。如果妊娠组织没有完全排干净，还有一部分留在子宫内，就会造成不完全流产，导致出血不止或反复出血，称为不完全流产，B超可以发现宫腔里有残留组织，大部分需要进行清宫，长期出血或组织未清除会导致感染，需要及早就诊。还有一部分孕妇胚胎死亡了但没有任何症状，或偶尔有少许阴道咖啡色分泌物，孕妇妊娠反应消失，B超可以提示胚胎已经死亡，此时称为稽留流产，有时需要7~10天再复查一次B超，以确定胚胎是否死亡，确诊后就需要清宫治疗。

如果发生反复流产超过3次，就需要进行一些相关的检查，如双方染色体检查、血型检查、一些抗体检查和身体其他疾病检查，并在孕早期给予治疗。

孕妇一旦出现流产征兆就要及时就医，进行正规的保胎治疗。孕妇这时往往会很紧张，过度紧张又会导致流产加重，这时候需要放松精神，同时保持卧床休息，减少下肢活动。保胎治疗最重要的是及时补充黄体酮，有时需要一直补充到怀孕后10~12周，这时胎盘逐渐形成，流产的概率就会明显减小；黄体酮治疗的同时还可服用一些维生素E，精神过度紧张时可酌情用镇静药物，对保胎成功有良好帮助。如果通过保胎治疗而未能保住胎儿，也不必太沮丧，因为流产的可能是一个不健康的胚胎。要充满信心，提前服用叶酸，做好孕前检查，迎接下一个健康的宝宝。

（卢莉）

35 危险的子宫以外的怀孕

调皮的小家伙（受精卵）在它应该在的地方（子宫腔）以外安家（着床），即我们所说的异位妊娠。根据小家伙安家位置（如下图所示，可以看到具体的方位）的不同，异位妊娠可分为：输卵管妊娠、宫颈妊娠、卵巢妊娠、腹腔妊娠、阔韧带妊娠等。以输卵管妊娠较为常见。

异位妊娠是妇产科常见的急腹症之一，发病率约为1%，近年来由于生存环境的逐渐恶化、药物避孕措施普及后的避孕失败量的增加、IUD避孕失败及生存压力的增加等，异位妊娠的发病率有递增趋势。异位妊娠有导致孕产妇死亡的危险，一直被视为高度危险的妊娠早期并发症。

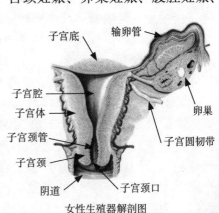

下面我们将分别看一下小家伙安家于不同部位后给妈妈带来的危害：

女性生殖器解剖图

（1）输卵管妊娠

小家伙安家于输卵管后，由于输卵管管壁薄，内壁的黏膜及黏膜下组织均很薄弱或不完整，孕卵发育到一定阶段后会引起流产或输卵管破裂而发生内出血，出血后，输卵管肌肉薄弱，不能像子宫一样收缩压迫血窦而有效地止血，如果大量出血，可引起妈妈休克。若小家伙安家于输卵管间质部（潜行在子宫壁内的一段输卵管），由于管腔周围有子宫肌肉包绕，可发育到 3～4 个月时才破裂。该处为子宫血管与卵巢血管汇集部位，一旦破裂，可能会更凶险，可在极短时间内发生大量腹腔内出血，此时若妈妈不能得到及时抢救可能会有生命危险。

（2）宫颈妊娠

小家伙安家于宫颈管内的情况比较少，不过一旦安家于此，妈妈的病情就会比较危重。妈妈会有停经、早孕反应，有阴道流血或血性分泌物，可突然出现阴道大量流血，且处理起来较困难，故较易危及生命。此类妊娠不伴腹痛，故易漏诊，更加大了其危险性。

（3）卵巢妊娠

小家伙安家于卵巢组织内时即为卵巢妊娠，发病率约占异位妊娠的 0.36%～2.74%，临床症状与输卵管妊娠较相似，易被误诊为输卵管妊娠或卵巢黄体破裂。

（4）腹腔妊娠

小家伙迷路后安家于输卵管、卵巢及阔韧带以外的腹腔内，可分为原发性和继发性两种。原发性较少见，继发性多发生于输卵管妊娠流产或破裂后，有时也可继发于卵巢妊娠时囊胚落入腹腔。腹腔妊娠时的小家伙往往不能存活，可被大网膜及腹腔脏器包裹，日久可干尸化或成石胎。即使小家伙足月后亦难以临产，妈妈会出现宫颈口不开、胎先露不下降等。

（5）宫腔内妊娠与异位妊娠同时存在

小家伙呼朋引伴，有的安家于宫腔内，有的却迷路去了宫腔以外的地方。该情况较罕见，但随着辅助生殖技术的开展及促排卵药物的应用，其发生率明显增加。诊断较困难，故其危险性会相应增加。

异位妊娠有一定隐蔽性，约 1/3 的病人在入院时已处于休克前或休克状态，其休克的严重程度取决于内出血量的多少及失血速度，与阴道流血量不成正比。

鉴于异位妊娠的潜在危险性，下面我们将熟悉一下其诊断与治疗。

异位妊娠未发生流产或破裂时，妈妈除有停经及早孕反应外，多无其他明显不适。我们根据其停经史及早孕反应，再结合血 HCG 测定及超声检查，给予确诊后，及时结合其生育要求及自身的基本生理情况可给予期待疗法、药物治疗或手术治疗。当异位妊娠发生流产或破裂时，孕妈妈多有停经、早孕反应及腹痛、阴道流血、休克等临床表现，诊断多不困难，当结合血 HCG 测定、超声检测、腹腔穿刺或腹腔镜检查等给予确诊后，结合孕妈妈的生育要求及当时状况及时给予相应的止血、抗休克、经腹或腹腔镜下的保守性或根治性手术治疗，一般会很快好转。但并不是所有的异位妊娠都会导致休克，很多异位妊娠患者通过保守治疗如药物治疗可以治愈。异位妊娠治疗后有引起不孕、再次异位妊娠等可能，建议再次妊娠前先进行检查，了解双侧输卵管通畅情况。我们还应该额外注意的是宫颈妊娠，虽然其发生率较低，但鉴于其流产或破裂时不伴腹痛，且出血处理起来较麻烦，应多加注意，避免其漏诊。

所以说，盼宝贝或孕育着宝贝的我们应该明白，有时有些调皮的小家伙确实会给我们闯下弥天大祸，所以不能太过大意；但并非所有的调皮鬼都那么不知轻重，所以确诊为异位妊娠的妈妈们不必过度紧张，只要我们齐心协力及时发现了调皮鬼的安身之处，然后根据各自的具体情况，接受相应的个体化治疗，大可不必为此过度忧心。

（刘广芝）

36　葡萄胎的早期发现及应对方案

每个孕妇都害怕自己怀上的是葡萄胎，但确实有一些人不幸患上此病，更为痛苦的是有一部分葡萄胎有可能是恶性的，会严重威胁患者的生命。那么什么是可怕的葡萄胎，又该怎样及早发现呢？

葡萄胎是怀孕后发生的一种来自胎盘的肿瘤，由于怀的不是正常胎儿，而是一堆大小不等的水泡，很像葡萄，所以称为葡萄胎。发生葡萄胎的原因还不是十分清楚，但年龄小于 20 岁的孕妇和高龄孕妇发生葡萄胎的可能性增加，大于 40 岁的孕妇患葡萄胎的可能性比正常人大 7.5 倍。因此要尽量避免高龄妊娠或高龄意外妊娠。

怀上葡萄胎后，早孕反应一般比普通妊娠重，甚至是妊娠剧吐；葡萄胎比正常妊娠长得快，怀孕不久就会觉得下腹胀痛或尿频；在孕 2～3 个月时可能会出现阴道出血，量多少不等，常被误认为是流产；到医院做 B 超检查发现宫腔内蜂窝状杂乱回声，看不到正常胚胎，有时还会发现卵巢囊肿，很可能就是葡萄胎了。葡萄胎患者的一个最大的特点是血 β-HCG 异常增高。医生可以通过检查 β-HCG 的高低来判断葡萄胎的病情变化，也是用来判断病情的一个重要标志物。

一旦确诊了葡萄胎，就要进行清宫治疗。一般良性的早期葡萄胎只要进行一次清宫就可以治愈了，怀孕 12 周以上者可能需要第二次清宫。一般良性葡萄胎在清宫术后 3 个月内血 β-HCG 转为阴性，如果未转为阴性就要高度怀疑恶性葡萄胎。

为了判断葡萄胎是不是恶性的，需要反复监测 β-HCG 的水平，观察其变化情况，如果 β-HCG 下降缓慢或下降后又上升，都要怀疑恶性的可能，当然，还要进行一些其他的检查，如子宫彩超、胸部 CT 等。超过 40 岁的孕妇要尤其重视，因为年龄越大，恶性的可能性也越高。

强调葡萄胎术后要严格避孕一年，如果术后短期内怀孕发生再次葡萄胎的可能性增大。避孕首选避孕套，也可以选择口服避孕药，但不主张用节育器。在此期间要定期复查 β-HCG 和其他项目，及时发现疾病恶变或复发。曾经怀过葡萄胎的患者下次怀孕后要及时检查胚胎是否正常。

（卢莉）

孕中期

37 孕中期的产科检查

妊娠 13～28 周为妊娠中期，此期胎儿的各个脏器进一步发育，是具有生命力及生命活动的时期，也是先天发育异常及遗传性疾病开始显现的时期，因此也是产前诊断的重要时期。孕中期的产科检查不仅可了解胎儿的正常发育状况，还能对胎儿的异常进行宫内诊断、宫内治疗以及后续处理。进入到妊娠中期后孕妇产科检查的时间为每 4 周一次。如有异常情况应适当缩短检查间隔时间。孕中期的主要监测项目为：子宫的增长情况，胎儿的发育情况，胎儿的唐氏筛查，母体的全身情况等。在妊娠中期检查内容包括以下几个方面：

常规的产科检查

（1）问诊

是否有阴道流血，是否有腹部的紧、胀感，自觉胎动的时间。核实孕周数。

（2）触诊

每次就诊时进行宫高、腹围的测量，判断在不同的孕周胎儿发育的情况。

宫高测量：用尺子测量从耻骨联合上缘到子宫底部的距离；另外，还可以用手指来标示：

妊娠第 15 周　耻骨联合上 2～3 横指

妊娠第 19 周　耻骨联合与肚脐间正中上 1/3 横指

妊娠第 23 周　脐平

妊娠第 28 周　脐上 2～3 横指

20 周后随着孕周的进展，用 4 步触诊法通过母体腹部能够检查胎儿的头部、臀部、肢体及胎儿的位置。在妊娠中期由于羊水量较多，胎儿活动空间大，胎儿的位置不能完全稳定，常有变动，还可在腹部触诊时触到胎动。

（3）胎心计数

胎心计数的正常和规律也是反应胎儿在宫内情况的指标之一。妊娠 13 ~ 24 周时在耻骨联合上方至肚脐之间正中或略偏左右侧可听到胎心音，24 周以后可在胎儿背部方向听到胎心音。在孕 5 ~ 9 周时胎心率较快，到妊娠中期后胎心有规律，正常胎心计数为 120 ~ 160 次 / 分。

（4）血压测量

正常孕妇的收缩压在 140 mmHg 以下，平均 115（110 ~ 120）mmHg，舒张压 90 mmHg 以下，平均 62（60 ~ 65）mmHg。收缩压 140 mmHg 以上，舒张压 90 mmHg 以上，或收缩压超过非妊娠时 30 mmHg 以上、舒张压超过非妊娠时 15 mmHg 以上时，请休息 10 分钟后再次测量血压，稳定患者情绪，排除病理性高血压。

（5）体重测量

每次测体重时所穿衣服的重量应该相近，以了解比前一次体重增加的幅度。

辅助检查

（1）超声检查

妊娠过程中在了解胎儿宫内环境、发育情况等方面，超声检查是必不可少的监测手段。在 12 周左右可以测头臀长度，随着妊娠的进展可测量双顶径、股骨长度、腹围、羊水、胎盘的位置、胎心率等。

（2）三维 B 超检查

作为新的超声检查技术，在产科领域用于妊娠中期胎儿器官的检查，对胎儿宫内发育的判断、胎儿异常的早期发现等方面具有一定的胎儿宫内诊断的作用。

（3）血、尿常规检查

妊娠中期应该每次就诊时进行血、尿常规检查，还要对前一次检查中发现异常的项目进行复查，另外，根据孕妇的特殊情况及需要进行相关项目的检查。

（4）糖耐量实验

是筛查有无妊娠期糖耐量异常及妊娠期糖尿病的检查。即使孕期无糖尿病及糖尿病家族史的孕妇，孕期也可能会有血糖异常。妊娠期糖尿病如果发现不及时，没有很好地控制会给母儿带来很大的危害。筛查时间是孕 24 周。方法是空腹冲服 75g 葡萄糖，然后在服用前、服用后 1 小时和 2 小时分别抽取静脉血测定血糖，医生会根据 3 次血糖的情况来判定您有无糖尿病。

特殊检查

在孕中期对胎儿进行特殊的监测是产前诊断的需要，判断胎儿在宫内的发育情况，对先天性和遗传性疾病作出诊断，为后续处理提供依据。对下列人群尤其要注意加强排畸检查：高龄，有染色体异常，有先天畸形儿生育史，夫妇一方染色体平衡移位，有代谢性疾病，有遗传性疾病家族史，性连锁隐性遗传病基因携带者，曾有流产、死胎史，本次妊娠胎儿异常，妊娠初期患感染性疾病，服用有毒药物，接触化学毒物及放射性物质的孕妇需要进行检查。

（1）唐氏综合征筛查

唐氏综合征的诊断是染色体疾病筛查的重点。在妊娠中期15～18周测定母体血清的甲胎蛋白（AFP）、绒毛膜促性腺激素（HCG）和游离雌三醇（uE3）。根据3项检查结果，结合孕龄、孕妇年龄等情况计算出唐氏综合征的风险度，对21-三体、18-三体等染色体异常，无脑儿、脊柱裂等中枢神经管异常等病例进行筛查。

（2）羊水检查

怀疑有染色体异常时在孕18～22周进行羊水检查，染色体病的产前诊断主要依靠细胞遗传学方法，须在获得胎儿细胞和胎儿染色体的前提下才能完成。遗传性代谢缺陷病的产前诊断在孕14周时进行羊水检查。

（3）超声排畸检查

20～24周时胎儿心脏已发育，四腔心结构明显，这时可以通过彩色超声来筛查是否有先天性心脏病，其他如唇腭裂、脊柱畸形、胃肠道畸形等也可通过超声诊断。必要时可重复检查。

（玛依努尔·尼牙孜）

38 孕中期胎儿的特点

妊娠进展到孕中期后随着胎龄的增长，胎儿的特征越来越明显，并且胎儿出现与胎龄相应的特点。

在孕中期正常发育的胎儿在妊娠15周时身长达16 cm左右，体重约100 g，皮肤呈红色，皮下血管是透明的，面部出现胎毛，外阴部可见明显的两性区别，开始有肌肉活动，心音也有力；妊娠19周时身长达25 cm左右，体重约250 g，头部鸡蛋大小，占全身的1/3，腹部明显缩小，皮下有少量的脂肪沉积，全身长胎毛，开始长指甲；妊娠23周时身长达30 cm左右，体重约650 g，胎体外观发育均衡，皮脂腺分泌胎脂，长有头发、眉毛、睫毛，眼睑可分开；妊娠27周时身长达27 cm左右，体重达1000 g左右，皮肤出现邹折老人样外貌，头发约0.5 cm长，男性胎儿睾丸发育，女性胎儿可见阴核，小阴唇稍突出。

随着胎儿发育，胎儿肢体活动增加，碰触子宫壁，在19～20周时可感觉到胎动。胎儿的发育在妊娠20周以前较缓慢，20周以后发育速度明显加快。重要器官也随之出现相应的功能。

（玛依努尔·尼牙孜）

39 孕中期母体的变化

在孕中期，随着妊娠的进展，孕妈妈的身体也发生一系列的变化。

（1）全身的变化

皮肤：妊娠中期双侧面颊、乳头、乳晕、外阴、腹壁正中线、腋窝、瘢痕等部位皮肤色素沉着明显加重；面部、乳房、腹壁、阴阜、大腿、臀部皮下脂肪增加。

姿势：到妊娠中期以后，增大的腹部使重心前移，孕妇双肩自然向后倾，这是保持平衡的自然姿势，但是站立、行走时有些困难。

循环系统：孕妇不仅要满足自己的体循环，还承担着胎盘循环，血液量的增加引起心脏负荷的增加。增大的子宫引起横隔的上升，出现心脏转位，心脏横径扩大。因此，怀孕 3～4 个月时孕妇心率会加快，到 7～8 个月时达高峰，静息时心率接近 100 次/分，随后逐渐减慢。

呼吸系统：随着子宫增大，膈肌上抬，胸腔容积变小，容易引起呼吸困难，换气功能亢进。胸部横径扩大，前后径略有缩小，以胸式呼吸为主。

消化系统：妊娠期消化系统功能紊乱较常见，易引起便秘。到妊娠中期后妊娠反应基本消失。

泌尿系统：膀胱被增大的子宫压迫后变的前后扁平，另外，膀胱黏膜充血而出现尿频症状。输尿管张力低下和子宫的压迫可引起输尿管轻度扩张，个别人甚至出现尿潴留。

神经系统：妊娠中期没有特殊的神经系统的变化。部分患者中期以后随着子宫的增大可出现压迫症状，如坐骨神经痛，上肢或下肢感觉异常等。

物质代谢：随着妊娠周数的进展，胎儿的发育，体重增加是必然的趋势。在妊娠全过程中生理性体重增加 7～13kg，在妊娠中期体重增加约 4.9kg，糖代谢亢进，同时母体储存大量蛋白质以满足胎儿及胎盘的发育需求。

（2）生殖器的变化

妊娠后生殖器也发生一系列变化，为妊娠的进展及分娩创造条件。

外阴部：皮肤着色，脂肪量增加，略肥厚。

阴道：肌纤维肥大，弹力纤维增加，静脉扩张，分泌物增多。由于阴道上皮含糖量增加，阴道酸度升高，pH 为 4 左右，有利于预防病原菌感染。

子宫颈：肌纤维和弹力纤维软化，从宫颈表层开始向深部逐渐软化。宫颈口形态的变化在初产妇和经产妇中是不同的，初产妇可以一直是闭合状态，经产妇从妊娠 5 个月开始外口是扩张的，内口还是处于关闭状态，到妊娠 7 个月时宫颈内口进一步松弛，可容 1 指。

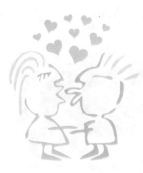

子宫体：妊娠期发生最明显变化的是子宫，增大、增厚、变软、位置改变。子宫肌纤维肥大、增生，血管肥厚延长，怒张迂曲，子宫内膜直接与基层接触形成血液腔。妊娠 15 周时子宫增大相当于儿头大，19 周时占满下腹部。子宫的容积和重量随妊娠周期的增长而增加。从孕 5 个月开始孕妇就会感觉到子宫收缩。

（3）其他

乳房：在妊娠早、中期，由于乳房腺体增大、增长，脂肪组织增加，乳房开始增大。乳轮出现放射状褐色妊娠线，表面静脉怒张明显。乳头略有增大，色素沉积。

膀胱：由于受妊娠子宫的压迫，常出现尿频症状。

直肠：也同样受压，肠平滑肌松弛，出现便秘。

骨盆：在妊娠进展过程中，为分娩做准备，周围的韧带逐渐松软，耻骨联合、骶棘韧带松弛。骨盆底筋膜变软，会阴组织相应也柔软化。

（玛依努尔·尼牙孜）

40 胎动何时开始？数胎动的意义

胎儿在子宫内的活动称为胎动。胎动是胎儿在子宫内情况良好的表现。尽管胎动很早就有了，但并不是一开始准妈妈就能感觉到。生育第一胎时，妊娠 16 ~ 20 周时才能开始感觉到胎动，一般每小时 3 ~ 5 次，妊娠的周数越多，胎动越活跃，但妊娠末期胎动减少。一般孕 28 ~ 32 周后胎动达到高峰，38 周后胎动逐渐减少。胎动在上午 8 ~ 12 点比较均匀，下午 2 ~ 3 时最少，以后逐渐增多，晚上 8 ~ 11 时增至最高。

胎动是判断胎儿是否安危的一个指标，自测胎动是准妈妈自我监护胎儿情况的一种简易手段，其具有重要意义，如果胎动出现异常，则很可能是出现胎儿宫内缺氧。那如何判断胎动异常呢？

（1）取卧位或坐位，思想集中，每天早、中、晚固定时间各数 1 小时，正常胎动每小时大于 3 次。或早、中、晚 3 次胎动次数的和乘 4，即为 12 小时的胎动次数。12 小时内胎动 10 次为最低界限，低于此数值属于胎动异常。

（2）若 1 小时内胎动数少于 3 次，则应继续连续计数，计数第二个 1 小时的胎动数。如果仍少于 3 次，则再继续往下计数第三个 1 小时的胎动数。如果连续计数 6 个小时，每个 1 小时的胎动数都少于 3 次，则视为胎动异常。

（3）胎动突然急剧增加，应视为胎动异常。

（4）胎动比平时明显增多，而后又明显减少，应视为胎动异常。

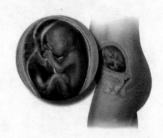

（5）胎动幅度突然显著增大，而后又变得微弱，应视为胎动异常。

通常胎儿静止不动的时间最长不应超过 75 分钟。所以，准妈妈如果觉得胎儿不动超过一个半小时以上，则应该吃点东西，摸摸肚皮，声音刺激一下。一旦出现异常胎动的情况，要立即去医院检查。

当然，胎动是一种主观感觉，胎动的强弱和次数，个体差异很大，可以受到准妈妈对胎动的敏感度、羊水量、腹壁厚度、所服用药物的影响。此外，在安静、注意力集中的情况下；晚间夜深人静，入睡前；躺卧时，腹壁和子宫肌肉相对松弛，准妈妈能感觉到更多的胎动。胎儿睡着时，胎动次数减少；胎儿醒来时，胎动次数增多。在计数胎动时，要充分考虑到这些因素的影响，才能客观地评价胎动正常与否。孕妇自数一段时间后会得出一个常数，以后便可以此为标准，自我监测胎儿的安危。

（徐红）

41 孕中期如何进行适当的锻炼

孕中期胎盘已经形成，妊娠情况相对稳定，准妈妈可根据个人体质及过去的锻炼情况，进行力所能及的锻炼，好的锻炼能帮助准妈妈维持身材，减缓紧张，为身体做更多的准备。

锻炼时尽量穿运动鞋，最好戴乳罩。建议运动前先做准备活动，使全身关节活动开。每周至少锻炼3次，建议准妈妈加强腿部力量和腹部力量的锻炼，这样可以使双腿适应体重的快速增长，同时减轻胎儿对后背下部的压力。在活动前多喝一些水。现推荐几项运动：

散步

散步是准妈妈最适宜的运动，它不受条件限制，可以自由进行。要穿宽松舒适的衣服和鞋。眼睛平视前方，双肩放松，背部不要弯曲，避免拉伤。散步时，还可以活动一下四肢，让全身放松下来。每天散步时间以1～2个小时为宜。准妈妈也可根据自己的感觉来调整，以不疲劳为宜。散步时间以每天早上起床后和晚饭后为最佳，散步时行走要缓，以免身体振动幅度过大。丈夫最好陪准妈妈一起散步，这样既可以加深夫妻间的感情交流，又与胎儿建立了感情。

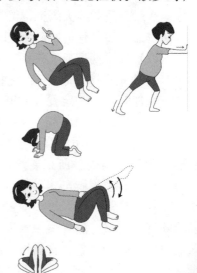

瑜伽和普拉提

瑜伽和普拉提，是一种有效放松和调节的锻炼。通过锻炼盆腔和韧带，可使分娩过程更顺利。你可以练习在垫子上打坐，尽量放松你的身体，头朝下数秒钟，顺时针转动后再逆时针转动。然后保持同一个姿势，将头抬直，双手在身后交叉相握，尽量放松肩膀肌肉，伸胳膊做扩胸运动。现在有专门为准妈妈设计的"孕妇瑜伽"和"孕妇普拉提"，对准妈妈的健康、产后体型恢复都很有帮助。

凯格尔运动

凯格尔运动主要是练习阴道骨盆收缩，既为分娩做准备，也有助于产后的恢复。坐下、站立或平躺时都可进行：收紧阴道和肛门肌肉 4～5 秒，然后慢慢放松，一天至少 30 次。

游泳

在国外，游泳是准妈妈普遍参加的一项活动。游泳能改善心肺功能，增加身体的柔韧性，增强体力。准妈妈可以每周游泳 1～2 次。下水前先做一下热身，让身体适应水的温度，每次 500 m 左右，以无疲劳感为佳。游泳要选择卫生条件好、人少的室内游泳馆进行。游泳后要注意保暖。

总之，一定要根据自己的情况来锻炼。避免剧烈及可能撞到腹部的运动，以免发生意外。锻炼中如出现晕眩、恶心或疲劳等情况，应立即停止运动，如发生腹痛或阴道出血等情况，要及时上医院检查。

（徐红）

42 孕中期常见的并发症

孕期分为 3 个阶段，即孕早期、孕中期和孕晚期，每个阶段常见的疾病各不相同，而以下 6 种疾病常见于孕中期。

（1）贫血　妊娠中期血容量增加最快，导致血液生理性稀释，而且由于胎儿生长迅速，需要更多的钙、铁等微量元素，所以孕中期最容易发生或加重贫血。母亲将大量的血液提供给胎儿和胎盘，自身循环血量减少，孕妇易出现气喘、心悸、头晕、疲劳、失眠、记忆力差等贫血症状。因此，孕 20 周后应常规补充铁剂预防贫血，如已有贫血，要及时就医，在医生的指导下通过膳食及药物纠正贫血。

（2）妊娠期高血压疾病　是妊娠特有的疾病，主要表现为血压增高，严重者可有水肿、头疼、眼花甚至抽搐，对母儿有严重危害。所以如果发现血压增高、体重增加明显，一定要及时就医。

（3）妊娠期糖尿病　孕妈妈如果患有糖尿病，经常会有羊水过多、巨大儿，而且容易合并妊娠期高血压疾病。孕期如果血糖控制不好，还可能发生胎儿畸形、胎死宫内等。所以要严格听从医生的指导，制订合理的饮食计划，适当运动，必要时要用胰岛素控制血糖。

（4）前置胎盘　所谓前置胎盘是指胎盘位置低，下缘接近宫颈内口甚至完全覆盖宫颈内口。患者表现为无痛性阴道出血。需要卧床休息，避免宫缩。有些较低位置的胎盘随着子宫的增大可能会上移而不会对母儿造成威胁。所以一旦阴道有出血，不论量多少，应立刻到医院检查，通过 B 超可以很容易看出是否为前置胎盘。

（5）胎盘早剥　指在胎儿没有娩出之前胎盘部分或全部从子宫上剥离，是非常危险的并发症。最常见的原因是外伤，其次是一些合并症，如重度先兆子痫、妊娠期糖尿病等。患者会表现为腹部疼痛、腹壁变硬、胎动异常等。一旦发生，对母婴危害非常大。因此，如腹部外伤或跌倒后，孕妇应及时到医院检查。

（6）肝内胆汁郁积症　孕妇开始表现为全身广泛性瘙痒，腹部和掌、趾部瘙痒更加严重些，可伴有轻度黄疸，肝功能检查谷丙氨酸氨基转移酶（GPT）升高，但孕妇食欲正常。该症对母婴危害均很大，易引起胎儿窒息、早产、死胎、孕妇产后大出血，所以孕妇千万不能把它当做"胎气"，疏忽大意，一定要及时去医院诊治。

（张岩）

43　胎儿臀位能纠正吗

胎儿的样子很可爱，头大身小，个个都称得上是大头娃娃。胎头约占整个身长的 1/3，妊娠晚期胎头受重力作用，绝大多数都是大头朝下，"悬垂倒挂"在妈妈的子宫里，这样的体位称为"头位"。头位有利于胎儿经阴道自然分娩。但是，并非所有的胎儿都是头位，有少数胎儿可能由于种种原因不能摆出头低臀高的体位，而是持续端坐在妈妈的子宫里，这种体位称为"臀位"。臀位是常见的异常胎位之一。约占妊娠足月分娩总数的 3%～4%。臀位分娩对胎儿危险性较大，易发生脐带脱垂、胎臂上举、后出头困难等。臀位处理不当时易造成死产、新生儿窒息、颅内出血、产伤等。其围产儿死亡率比头位高 3～8 倍。

准妈妈一定要定期进行产前检查。通常医生会通过触摸你的下腹部，来感觉胎儿的头、后背和屁股所处的位置，以此来判断胎位。如果通过腹部检查还不能弄清胎位，医生可能会用 B 超来确定胎儿的位置。

在怀孕 7 个月之前若发现胎儿为臀位不必急于处理，只要加强观察便可，因为宫内羊水较多，胎儿有活动余地，受重力作用，胎头可自然悬垂，故胎位可自行纠正。若怀孕 7 个月以后仍为臀位，你可以向医生咨询看是否能采取一些矫正姿势，利用重力作用让胎儿的头部转向下，臀位校正的最佳时机是孕 28～32 周。

矫正胎位最常用的方法就是胸膝卧式：跪在铺有软物的硬板床上，双膝微开，与肩同宽。侧脸贴于床面，两手轻轻置于头部两侧，胸部往下压，尽量与床面贴紧，同时臀部尽量往上提，大腿与小腿成直角，腹部能碰到床面更好。如此每日早晚各做一次，开始时每次 3～5 分钟，以后增至每次 10～15 分钟，胸膝卧位可使胎臀退出盆腔，增加胎头转为头位的机会。

注意：做之前要先把膀胱排空，放松裤带，餐前或餐后 2 小时后再做。

（张岩）

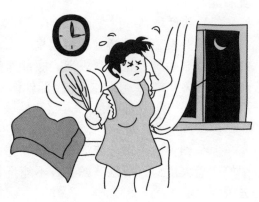

孕期由于雌激素和孕激素升高，代谢旺盛，皮脂腺分泌旺盛，会出现皮肤瘙痒，属于正常现象。孕妇发生皮肤瘙痒的情况，多出现在妊娠中后期以后，且瘙痒的程度轻重不一，轻者只是皮肤稍有瘙痒，重者则瘙痒难忍，坐立不安，夜不能寐，痛苦不堪，有的甚至抓破皮肤方能暂时止痒，结果造成全身抓痕累累，还容易发生皮肤化脓性感染。孕妇皮肤瘙痒的症状一般只有到分娩后才能减轻直至消失。

孕妇发生皮肤瘙痒时，可采取以下方法缓解症状：

（1）精神紧张、情绪激动，会加重瘙痒　所以孕妇首先要减轻精神负担，避免烦躁和焦虑不安。

（2）避免搔抓止痒　因为不断搔抓后，皮肤往往发红而出现抓痕，使表皮脱落出现血痂，日久会导致皮肤增厚、色素加深，继而加重瘙痒，甚至还能引起化脓性感染。

（3）注意保持皮肤干燥清洁　建议勤洗澡，水温控制在 38℃ 左右为宜，不要太热，因为高温会使皮肤干燥，加重瘙痒感。应使用柔和的肥皂，将肥皂沫冲洗干净，并用毛巾轻轻拭干。然后涂抹上不加香味的保湿霜，因为有些香味会对皮肤产生刺激。

（4）防止食物因素的刺激　应少吃辣椒、生姜、生蒜等刺激性的食物。海鲜的摄入要适量，因为海鲜能加重皮肤瘙痒。

（5）勤换内衣内裤　穿纯棉的衣物，避免化纤织物与皮肤发生摩擦。

（6）及时就医　不论你的皮疹是否与怀孕有关，最好都由医生来进行确诊，以便给你推荐适当的治疗方法，或者让你转入皮肤科就诊。

（7）药物治疗　孕妇需在医生指导下用药，局部瘙痒可外涂薄荷酚、樟脑霜、樟酚酊、樟脑扑粉，必要时可短期选用副作用小的激素药膏，如艾洛松等。全身瘙痒可短期适当服用镇静剂或脱敏剂，可同时口服 B 族维生素和维生素 C。另外，也可口服或静脉注射葡萄糖酸钙。

（8）如瘙痒严重，要考虑到是不是患了妊娠期肝内胆汁淤积症，这是一种妊娠合并的严重并发症，是由于胆汁不能在肝内的小通道中正常流动，胆盐在皮肤

孕产

中堆积，令全身皮肤发痒。这种痒的感觉相当剧烈。必须尽早去看医生，因为这种状况可能会给你的宝宝带来问题。医生会给你验血，检查肝功能是否正常，同时，还会给宝宝做 B 超检查和胎心监护。 根据你的健康情况和宝宝的状况，你可能会在预产期之前做引产。宝宝出生后，胆汁淤积的问题会消失，但下次怀孕时，你可能会再次经历这种症状。

（张岩）

45　孕中期特别注意事项

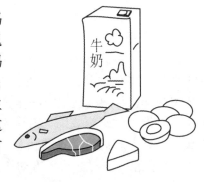

怀孕中期，即怀孕 13 ~ 28 周的时候，准妈妈肚子开始变大，腰酸背痛、四肢不舒服等情况会陆续发生，身体负担在增加，这个时期准妈妈除了应定期产检，避免焦虑，保持良好心态外，也有许多注意事项，如日常生活、服装、性生活、乳房护理、饮食调整、胎教事宜等，了解这些同样有利于宝宝的健康成长。那么怀孕中期有哪些是应该特别注意的事项呢？

饮食

此时准妈妈的胃口开始好转，机体代谢加速，热量需要比孕早期明显增加。胎儿需要的各种营养素也在逐渐增加，所以准妈妈的饮食应该要丰富，营养要合理。

在主食方面不要单调，应以米面和杂粮搭配食用。副食要做到全面多样，荤素搭配，如鱼、肉、蛋、牛奶、酸奶、豆制品、芝麻、花生、核桃等。摄入高蛋白及含铁质丰富的动物血、精肉、肝、蛋、深色蔬菜、水果和维生素 C，以保证胎儿的正常生长发育。孕中期易出现便秘和烧心，应多吃富含纤维的食物，如芹菜、白菜、粗粮等；烧心多是由于食入糖分过多，可多吃些萝卜，因其含有消化碳水化合物的酶类。妊娠期容易患尿路感染，多喝水、保证尿流畅通，是有效的预防方法。只要不挑食，不偏食，宝宝的营养一般都是可以满足的。但并不是营养摄入的越多，对胎儿的发育就越好。孕中期的体重一般是控制在每周增加 0.3 ~ 0.5kg。暴饮暴食，体重增长过多，或者因为怕肥胖控制饮食，都是不对的。

此外，补钙也非常重要，每天应该摄取大约 1000mg 的钙，可在医生的指导下加服钙片、鱼肝油等。总之，孕中期的营养是整个孕期最为关键的阶段。

皮肤护理

进入孕中期，皮肤色素沉着变得明显，皮肤开始粗糙，失去原有的光泽，准妈妈在夏季要避免日光直射，冬季可选择天然护肤品滋润皮肤，每天按摩皮肤，促进皮肤血液循环。

服装

可以开始穿着上腹部宽松的孕妇服装。衣料应选用轻软、透气、吸湿性好的真丝、纯棉织品，不宜用化纤类织品。

睡眠

准妈妈应在原来睡眠的基础上增加 1~2 小时的午休，尤其是在夏天。睡觉时不要取仰卧位，保持侧睡姿势，左侧卧最佳，因为左侧卧可以改善子宫内血液循环，避免压迫下腔静脉，同时可减轻背部和腹部压力。要善用寝具，让四肢舒服，可稍微抬高下肢。起床的体位：① 先转向侧卧位；② 再转向跪姿；③ 依靠大腿的力量将自己撑坐起来，保持背部挺直。不要从仰卧位一下子坐起来。

性生活

孕中期胎盘已经形成，妊娠较稳定，早孕反应消失，心情比较愉快，所以孕中期是很多孕妇能够进行性生活的时期。性生活需要注意以下几点：第一，不要压迫腹部，与孕前性生活的体位会有所不同，一般来说建议用侧位或者女性上位。由于高潮引起子宫收缩，有诱发流产的可能性。此外，丈夫也应注意不要刺激乳头。有些人胎盘为低置的状态，或者是有流产倾向，也都不适合进行性生活。第二，性生活不要过频，男方动作要轻柔，不能幅度过大。

（徐红）

孕晚期

46 孕晚期的产检

妊娠 28 周后就进入了妊娠晚期，按我国的标准就是进入了围生期，这意味着胎儿如此时出生，已具备一定的存活能力，因此这段时间的产检非常重要，产检次数也较前频繁。对一般孕妇来说，在妊娠 28~36 周时每 2~4 周产检 1 次，妊娠 36 周后每周产检 1 次，有合并症的孕妇产检次数要根据病情相应增加。

每次产检要了解前次产检后孕妇和胎儿的情况，以便能及时发现异常情况，给予相应的处理。医生会询问准妈妈这段时间有什么不舒服的感觉，包括有无头晕、头痛、眼花、水肿、阴道流血、阴道流液、阴道分泌物异常、腹部异常增加等；另外一个重要的方面，医生要开始了解准妈妈自觉胎动的情况。这是因为虽然从妊娠中期就可以感觉到胎动，但从妊娠 28 周起胎动才会变得规律，准妈妈通过计数胎动可以了解胎儿在宫内是否安全，在胎动出现异常时能及时到医院就诊。

当然，孕妇的情绪变化、睡眠和休息状况对胎动也有一定的影响。因此，孕妇应保持良好的心态、愉快的情绪、足够的睡眠和营养。同时，要重视和认真观察胎动的变化，正确计数胎动，掌握自我监测的方法。

从检查方面来说，每次检查要测量准妈妈的血压、体重和脉搏，医生还要通过触诊，测量宫高和腹围，从而了解胎儿的大小和胎儿在宫内的姿势，也就是胎位。如果胎儿发育和孕周大小有差异，必要时还需做超声检查进一步确定胎儿在宫内的状况。

每次检查要进行尿常规检测，每月进行血常规检查一次，同时根据准妈妈的具体情况可能还会重新检测肝肾功能、凝血情况，做心电图检查等。

为了解胎儿在宫内的安危，除了计数胎动外，妊娠晚期进行胎儿电子监护也是医生常规采用的方法。胎儿电子监护是通过放置在准妈妈腹壁的探头来记录一段时间内的胎心、胎动和宫缩变化，并描记在热敏纸上的一种监护方法。正常孕妇一般从妊娠 36 周开始进行，有合并症的要提前开始。一般每周 1 次，有高危因素的每周 2 次。如果胎心监护为反应型，说明胎儿在宫内状况良好，可 1 周后复查，如果胎心监护反应不好，说明胎儿在宫内有缺氧的可能，需通过复查胎心监护或其他检查来进一步确定胎儿情况。要说明的是，胎心监护的结果可能会受到胎儿的睡眠周期、准妈妈的身体状况，以及服用药物等的影响，医生会根据情况综合判断是否存在胎儿缺氧的情况，并采取相应的处理措施。

临近分娩前，医生还要再次测量骨盆，同时结合准妈妈孕期的身体情况、有无合并症和胎儿发育的大小等来确定分娩方式。对那些不适合自然分娩的准妈妈，医生会给他们安排合适的时机入院，接受剖宫产手术。

（王大鹏）

47 孕晚期的营养

孕晚期的概念：孕晚期是从妊娠 28 周开始算起，直到分娩结束（到 40 周），包括怀孕 8 个月、9 个月、10 个月 3 个月份，这一时间段称为孕晚期。

在妊娠最后 3 个月里，胎儿长得快，需要充足的营养，此时孕妇的饮食原则是：

（1）不要偏食、不要限制饮食；

（2）甜、酸、苦、辣、咸不要过分，少吃多餐，选择易消化的食物；

（3）多吃水果及蔬菜，适当增加蛋白质的摄入，此期是蛋白质在体内储存相对多的时期，其中胎儿约存留 170 g，母体存留约为 375 g，这要求孕妇膳食蛋白质供给比未孕时增加 25 g，应多摄入动物性食物和大豆类食物。

（4）充足的必需脂肪酸的摄入，此期是胎儿大脑细胞增值的高峰，需要提供充足的必需脂肪酸如花生四烯酸，以满足大脑发育所需，多吃海鱼有利于 DHA 的供给。

（5）增加钙和铁的摄入。胎儿体内的钙一半以上是在孕后期贮存的，孕妇应每日摄入 1500 mg 的钙，同时补充适量的维生素 D。胎儿的肝脏在此期以每天 5mg 的速度贮存铁，直至出生时达到 300 ~ 400 mg 的铁质，孕妇应每天摄入铁达到 28 mg，且应多摄入动物食品中的血色素型铁。

（6）应经常摄取奶类、鱼和豆制品。虾皮含钙丰富，汤中可放入少许；动物的肝脏和血液含铁量很高，利用率高，可应经常食用。

（7）摄入充足的维生素。孕晚期需要充足的水溶性维生素，尤其是硫胺素，如果缺乏则容易引起呕吐、倦怠，并在分娩时子宫收缩乏力，导致产程延缓。

（8）热能的补充，在孕晚期最后 1 个月，要适当限制饱和脂肪和碳水化合物的摄入，以免胎儿过大，影响顺利分娩。

（尼玛卓玛）

48 孕晚期的自我护理

1. 孕晚期如何俯身弯腰

6 个月后婴儿的体重会给妈妈的脊椎造成很大压力，并引起孕妇背部疼痛。因此，要尽可能地避免俯身弯腰的动作，以免给脊椎造成过大的重负。如果孕妇需要从地面拣拾物品，腹部会妨碍背部做弯曲动作，因此俯身动作不仅要慢慢向前，还要首先屈膝并把全身的重量分配到膝盖上。

2. 孕晚期如何保持站立

如果孕妇的工作性质需要长时间站立，会减缓腿部的血液循环，导致水肿及静脉曲张。孕妈妈必须定期让自己休息一会，坐在椅子上，把双脚放在小板凳上，这样有利于血液循环和放松背部。如果没有条件坐，那就选择一种让身体最舒适的姿势站立，活动相应的肌肉群。需要长时间站立的孕妇，为促进血液循环可以尝试把重心从脚趾移到脚跟，从一条腿移到另一条腿。

3. 孕晚期如何保持坐姿

孕妇正确的坐姿是要把后背紧靠在椅背上，必要时还可以在靠肾的地方放一个小枕头。如果孕妇是坐着工作的，有必要时常起来走动一下，因为这样会有助于血液循环并可以预防痔疮。

4. 孕晚期如何徒步行走

徒步行走对孕妇很有益，它可以增强腿部肌肉的紧张度，预防静脉曲张，并增强腹腔肌肉。但一旦感觉疲劳，应马上要停下来，找身边最近的凳子坐下歇息 5 ~ 10 分钟。在走路的姿势上，身体要注意保持正直，双肩放松。散步前要选择舒适的鞋，以低跟、掌面宽松的鞋为好。

5. 孕晚期乳房的护理

应该注意清洗乳头，而且还要注意乳头是否内陷，如果乳头内陷，将来孩子吸奶有困难，最好每天给乳头做按摩，适当将乳头往外牵拉，每天坚持，手法要轻柔，可使内陷的乳头凸出来。

（尼玛卓玛）

49 孕晚期准妈妈应做好 7 种准备

孕晚期准妈妈要做好以下 7 种准备：

1. 联系好住院事宜

很多医院的产科床位紧张，必须要提前联系好住院事宜，除了产检的定点医院外，最好有几家备选的医院，以防万一，同时也应了解所住医院的病房条件，以及将会给妈妈和宝宝提供的东西，以便查缺补漏、避免浪费。

2. 去医院的路线和交通工具、天气预报

没有人能准确预测分娩的时间及可能遇到的突发情况，为了特殊情况下如突然的羊水早破、意外等，准妈妈能够顺利安全地到达医院，应该设计好去医院的几种方案，包括最可能堵车的路线、时段、交通工具，是否需要救护车，如何联系、费用等，都应该提前计划，即所谓的应急预案。

3. 要按时做产前检查

孕晚期，规定的体检次数增加了，就是为了及时发现异常。因此孕妇一定要坚持按时去体检，关注每一次检查的结果。如果丈夫能够坚持陪同，将更加有助于增进夫妻的感情哦！产检的资料要妥善保管，随时可取，必要时随身携带，以防万一。

4. 准备好待产包

产妇衣物用品：肥大、容易穿脱的睡衣、内衣 2 件以上；内裤 3～4 件；哺乳胸罩或背心 2～3 件；短棉袜 2 双、拖鞋 1 双；产妇用卫生巾 1 大包、卫生纸或者是成人护理垫（产后很重要）；洗漱用具、脸盆、毛巾、日常护肤品。

宝宝用品：纯棉衣物 3～4 件（套），纯棉尿布或尿不湿 10 块以上，大、小毛巾 2～3 条，袜、鞋酌情；视季节准备婴儿包被、睡袋、毛巾被、毛毯等（很多医院的产科也会提供）；吸奶器 1 个、奶粉 1 袋、小毛巾若干、小勺 1 个、喂奶小杯 1 个。

日常生活用品：消毒湿纸巾若干、卷筒卫生纸卷 1～2 卷；餐具 1 套、洗洁精 1 瓶；适量笔纸、通讯用具。

其他：如洗澡巾、指甲剪、汽车安全坐椅、棉签、75% 酒精、护臀膏、适宜的婴儿小玩具等。

5. 要经常按摩身体

准妈妈越来越"大腹便便"，不适感加重，腰酸背痛，下肢水肿，经常按摩可以刺激身体皮肤内的神经末梢，增进血液循环，缓解肌肉疲劳。

6. 要学习分娩知识

大部分准妈妈对分娩时的疼痛具有恐惧感；对产后的恢复尤其是体形的恢复、生殖道的保健等知识都是道听途说，很多人因此坚持选择剖宫产，但剖宫产有很多副作用，准妈妈可以搜集一下这些方面的信息，或参加产前培训班，全面客观地了解分娩，保持轻松和自信的状态，迎接宝宝的降生。

7. 单独外出的注意事项

孕晚期准妈妈不要单独一个人外出，如一定要单独外出，手机一定要随身携带。一个人外出如果发生意外或者不方便自己处理的事情，将会引起不少麻烦。

（杨谢兰　卢玉波）

孕
产

50 先兆早产该如何处理

先兆早产：妊娠满 28 周至不满 37 足周（196～258 日）间分娩者称早产。有早产先兆者我们称为先兆早产。先兆早产有两种结局：经保胎治疗，宫缩被抑制，妊娠继续；早产不可避免，胎儿娩出，妊娠提前结束。先兆早产的治疗原则：若胎儿存活、无胎儿窘迫、胎膜未破，应设法抑制宫缩，尽可能使妊娠继续维持。若胎膜已破，早产不可避免，应尽力提高早产儿存活率。

1. 卧床休息

取左侧卧位，可减少自发性宫缩，增加子宫血流量，增加胎盘对氧、营养和代谢物质的交换。

2. 应用抑制宫缩的药物

（1）β 肾上腺素能受体激动剂

能抑制子宫平滑肌收缩，减少子宫的活动而延长妊娠期。主要不良反应有母儿心率增快、心肌耗氧量增加、血糖升高、血钾降低等，合并心脏病、重度高血压、未控制的糖尿病等患者应慎用或不用。目前常用的药物，有利托君、沙丁胺醇等。

（2）硫酸镁

镁离子直接作用于子宫平滑肌细胞，拮抗钙离子对子宫收缩的活性，能抑制子宫收缩。常用方法为：25% 硫酸镁 16 ml 加入 5% 葡萄糖液 100～250 ml 中，在 30～60 min 内缓慢静脉滴注，然后用 25% 硫酸镁 20～40ml 加入 5% 葡萄糖液 500 ml 中，以每小时 1～2 g 的速度静脉滴注，直到宫缩停止。

（3）钙拮抗剂

是一类能选择性地减少慢通道的钙内流，从而干扰细胞内钙浓度而影响细胞功能的药物，能抑制子宫收缩。常用硝苯地平 5～10 mg 舌下含服，每日 3 次，应密切注意孕妇心率及血压的变化。已用硫酸镁者要慎用。

（4）前列腺素合成酶抑制剂

前列腺素有刺激子宫收缩及软化宫颈的作用，可抑制前列腺素的合成或释放以抑制宫缩。常用药物为吲哚美辛，开始 25mg，每 8h 口服一次，24h 后改为每6h 一次。但前列腺素有维持胎儿动脉导管开放的作用，缺乏时导管可能过早关闭而致胎儿血循环障碍，故此类药物已较少应用。

3. 控制感染

感染是早产的重要诱因，抗生素治疗对早产可能有益。特别适用于阴道分泌物培养 B 族链球菌阳性或羊水细菌培养阳性及泌尿道感染患者。

若早产不可避免，应积极用药物促胎肺成熟，准备好猪肺磷脂注射液（固而苏）等肺表面活性药物，联系好有早产儿抢救设施的医院，尽力提高早产儿的成活率。

（尼玛卓玛）

51 什么是胎膜早破？有危险吗

正常情况下，在分娩过程中，胎膜多在第一产程末，即宫口近开全时自然破裂，前羊水流出。如果胎膜破裂发生在临产前则称为胎膜早破。妊娠满 37 周后胎膜早破率 10%；妊娠不满 37 周者胎膜早破率 2.0%～3.5%，发生率约占分娩总数的 6%～12%。

胎膜早破的病因不十分明确，近些年来，已经普遍认识到感染和胎膜早破互为因果关系，而且感染是胎膜早破的最重要原因，其他有关的因素还包括：①胎膜发育不良，孕早期孕妇维生素 C 缺乏、铜缺乏和吸烟等因素与胎膜发育不良有关；②子宫颈功能不全，在非妊娠的状态下，子宫颈内口可以无阻力地扩大到8.0 号即可以诊断子宫颈功能不全，主要表现为内口松弛；③宫腔内压力异常，常见于头盆不称和胎位异常；宫腔内压力过大常见于双胎妊娠、羊水过多、剧烈咳嗽和排便困难等；④创伤和机械性刺激，常见的为妊娠晚期性交活动、羊膜腔穿刺等操作。

临床表现为突然阴道排液，排液的量可多可少。排液通常为持续性，持续时间不等，开始量多然后逐渐减少，少数为间歇性排液，阴道排液通常与孕妇体位变动、活动与否有关。一旦出现上述症状，不管孕周是多少，都应立即平卧，马上就诊。经医生检查后方能确诊是否为胎膜早破。

胎膜早破对母儿的影响：①感染：胎膜破裂后寄生于子宫颈管和阴道的致病菌上行通过胎膜破裂部位引起胎儿、胎膜、胎盘、子宫乃至盆腹腔和全身感染。胎儿感染常见肺感染、败血症和小肠结肠炎，孕妇感染主要指分娩前的羊膜腔感染综合征和产后的产褥感染。胎膜早破所引起的孕妇和胎儿感染随潜伏期的延长而增加。胎膜早破所引起的感染可能是新发感染，也可能是原有感染加重或合并新的感染。②脐带异常：主要为脐带脱垂和脐带受压。脐带脱垂常见于胎膜早破合并头盆不称、胎位异常或羊水过多等。脐带受压主要是随着羊水不断流出，导致羊水过少，在胎儿运动和子宫收缩等各种条件下均可以导致脐带受压，严重者可造成胎儿宫内缺氧。③难产：胎膜早破时前羊膜囊消失，临产后前羊膜囊扩张子宫颈的作用消失，造成难产；同时后羊水消失合并感染等因素同样可以造成难产。④胎儿畸形：主要见于破膜时孕龄较小，保守治疗时间较长，羊水较少等情况，常见的畸形包括肢体、面部器官和呼吸系统畸形。⑤早产和早产儿：胎膜早破性早产占所有早产的 40%，胎膜早破的早产儿病死率成倍增高，死亡的主要原因是新生儿肺透明膜病。

为了预防胎膜早破的发生，妊娠期应尽早治疗下生殖道感染、注意营养平衡；妊娠晚期避免性生活；先露高浮、子宫膨胀过度者应充分休息，避免腹压突然增加。

（刘国莉）

52 什么是羊水过多？有何危害

在妊娠中晚期，如果准妈妈觉得腹部增大较快，或感到腹部胀痛、腰酸、行动不便，甚至因腹部增大引起呼吸困难、不能平卧，那你很有可能出现羊水过多了。那么什么是羊水过多，它有什么危害呢？

妊娠期间，羊水量超过 2000 ml 者称为羊水过多，发生率为 1%～3%。如羊水量增加缓慢，往往症状轻微，称为慢性羊水过多；若羊水在数日内迅速增加，压迫症状严重，则称为急性羊水过多。妊娠期间不能直接测量羊水量，医生常通过 B 超来进行检查和诊断。目前临床广泛应用的有两种标准，一种称为羊水指数，如大于 20 cm 则为羊水过多；另一种称为羊水最大池深度，如大于 8 cm 则为羊水过多。

羊水过多除了我们前面提到的准妈妈可能会出现的症状外，还可能会引起胎位异常、脐带脱垂、胎儿窘迫，以及因早产引起的新生儿发育不成熟。

除了要了解羊水过多可能导致的危害外，我们更应了解为什么会发生羊水过多，它与什么因素有关。目前研究发现约 1/3 羊水过多的病因是不清楚的，但多数重度羊水过多可能与胎儿畸形及孕妇的并发症有关。

（1）胎儿畸形　羊水过多孕妇中，18%～40% 合并胎儿畸形，以神经管缺陷（如无脑儿、脊柱裂等）最常见，其中主要为开放性神经管畸形。

（2）染色体异常　18-三体、21-三体、13-三体胎儿可出现胎儿吞咽羊水障碍，引起羊水过多。

（3）双胎妊娠　尤其是发生双胎输血综合征，胎儿循环血量增多，可引起羊水过多。

（4）妊娠期糖尿病　准妈妈高血糖可致胎儿血糖增高，产生渗透性利尿，引起羊水过多。

（5）胎儿水肿　羊水过多与胎儿在宫内受到感染或因母儿血型不合导致溶血引起的水肿有关。

（6）胎盘脐带病变　巨大胎盘、胎盘绒毛血管瘤、帆状胎盘附着等均可导致羊水过多。

因此，在发现羊水过多时应检查准妈妈是否存在妊娠期糖尿病，同时行B超检查了解胎儿是否存在畸形，必要时行羊水细胞培养或采集胎儿脐带血培养做染色体核型分析，了解胎儿有无染色体异常。B超提示胎儿水肿时，还要检查胎儿是否存在病毒感染和母儿血型不合的问题。

对于羊水过多合并胎儿畸形和染色体异常，一旦确诊，应及时终止妊娠；如胎儿正常，则根据准妈妈的症状、孕周及引起羊水过多的病因进行处理。

（王大鹏）

53 什么是羊水过少？有何危害

妊娠晚期羊水量少于 300 ml 称为羊水过少。发生率为 0.5% ~ 5.5%。它对围生儿预后有明显的不良影响，因此应重视羊水过少。和羊水过多一样，我们应重视引起羊水过少的病因。

（1）胎儿畸形：主要是胎儿泌尿道畸形，如先天性肾缺如或尿路梗阻。

（2）胎膜早破：在临产前胎膜破裂，羊水外漏引起羊水过少。

（3）母体因素：如孕妇脱水、血容量不足、血浆渗透压增高等，可使胎儿尿液形成减少，引起羊水过少。此外，准妈妈应用某些药物（如吲哚美辛、利尿剂等）亦可引起羊水过少。

（4）胎盘功能不良：是胎儿宫内缺氧的表现。

妊娠中期出现严重羊水过少的胎儿常合并明显的畸形，而妊娠晚期羊水过少，常为胎盘功能不良及慢性胎儿宫内缺氧所致。羊水过少可引起脐带受压，加重胎儿缺氧。

羊水过少时准妈妈常没有明显不适，在合并胎儿生长受限时，可自觉腹部增长不明显。要诊断羊水过少，除胎膜破裂后直接测量羊水量外，主要依靠B超测量羊水指数来判断，如羊水指数 < 8 cm 为可疑羊水过少；≤ 5 cm，可诊断羊水过少。超声检查同时能了解胎儿是否存在畸形。为了解胎儿是否存在宫内缺氧，可结合胎儿电子监护、生物物理评分等手段来进行。

诊断羊水过少后，如胎儿存在畸形，或胎儿已成熟、胎盘功能严重不良，应立即终止妊娠。妊娠足月合并严重胎盘功能不良或胎儿窘迫，短时间内不能经阴道分娩者，应行剖宫产分娩。如胎儿储备力尚好，可行引产。在胎儿发育不成熟，无明显畸形的情况下，可行羊膜腔灌注输液，尽量延长孕周。

（王大鹏）

怀孕对一个女人来说是一生中的大事，期待着小宝宝的到来是一段激动人心的时光。

进入 37 周以后，你要做好随时分娩的准备，因为在预产期之前的 2 周内，随时可能生产。所以，孕晚期心理上的准备也是非常重要的。此时及以后的日子，你应该和丈夫一起为分娩做准备了，以免到时手忙脚乱。首先列一张清单，把你住院可能需要的东西写下来，必须带的物品随时放在包里或触手可及的地方。如果你无法确定需要带什么，可以咨询你所选择的医院或刚生过孩子的年轻父母，当然，参考一下我们给你的指点，也是不错的选择。

1．加强营养、合理膳食

在孕中期饮食的基础上，增加蛋白质及钙的摄入量，多食鸡蛋、牛奶、鸡肉、鱼肉等；多食用海产品，如海带、紫菜、坚果类食品等；注意控制盐分和水分的摄入量，以免发生水肿。

2．按时体检

孕 36 周后每周查体一次，观察血压及体重的变化，自查有无蛋白尿及头晕等症状，预防妊娠期糖尿病、妊娠期高血压疾病等并发症。

3．生活起居

孕晚期孕妇易疲劳，一定要做到睡眠充足，中午可小睡一会；孕晚期睡眠易采取左侧卧位，可增加子宫 - 胎盘的血流量；晚间休息时可自然盘腿坐，以减轻下肢疲劳，增加下肢循环，为分娩做准备。

4．孕 28 周以后，开始数胎动

每天早、中、晚 3 个时段安静地计数胎动各一小时，如果 12 小时少于 10 次或胎动频繁，表示胎儿宫内缺氧。当然，每一个宝宝都有其运动的习惯，如果相对于自己宝宝既往的胎动情况，次数和幅度变化在 50% 以上时，要提高警惕，及时就医。

5．和准爸爸一起做胎教

每天抚摸腹中宝宝，定时给宝宝说话，可以讲故事、儿歌或将生活过程中有趣的内容讲给他（她）；舒缓、轻柔的音乐给孕妇以丰富的联想，仿佛走进美丽的大自然中，可以感到无比愉快。

6．做孕妇体操

定时去母婴健康中心或在家做孕妇体操，训练腹直肌及盆底肌肉力量。

（杨谢兰　卢玉波）

1．饮食注意事项

为了自己宝宝的健康发育和成长，整个孕期准妈妈的饮食都要做到多样化，并且注意营养搭配，但是又要避免营养过剩引起巨大儿或微量元素过剩引起的中毒反应。

（1）为了保证身体各种营养成分的摄入，食物应多样化，尽量不偏食。

（2）保证新鲜蔬菜、水果的摄入。

（3）每天保证牛奶的摄入。

（4）少吃快餐和方便食品。尽量少吃腌制、熏制食品。

（5）糖、盐、油不可过量。

（6）少喝碳酸饮料、最好不饮浓茶和咖啡。

（7）适量食用动物肝脏（每周 1～2 次，每次 50g 左右），以补充维生素 A。

（8）必要时根据医生的建议补充口服钙剂、B 族维生素及其他微量元素，尤其是铁剂，以避免贫血。

2. 开车注意事项

（1）避免开车节奏过猛，如紧急制动、紧急转向，以免受到惊吓。孕妇还应该慎开新车，可以放些竹炭、菠萝、柚子皮等可以吸收异味的东西。

（2）定时开窗更换车内空气，尤其是长时间使用空调时；定时给车子做除臭杀菌护理也有利于创造干净、整洁、清新的车内健康环境。

（3）为了减少潜在的危险，仪表台上不要放硬物、利器、香水瓶等；长发妈妈最好把长发扎起来，以免头发挡住视线，导致意外；忌穿高跟鞋。

3. 日常活动注意事项

（1）怀孕 6 个月时准妈妈的体重已明显增加，要尽可能地避免须俯身弯腰的动作，以免给脊椎造成过大的重负，如果必须俯身弯腰，可以下蹲代替。

（2）如果孕妇的工作性质需要长时间站立，由于腿部的血液循环缓慢，容易出现下肢水肿及静脉曲张。因此最好定期让自己休息一会；辅以腿部按摩，睡觉时可在腘窝下置软枕以抬高下肢，有助于减轻下肢水肿。

（3）如果孕妇是坐着工作的，也同样有必要时常起来走动一下，可以预防痔疮。

（4）生病了不能胡乱用药，要遵医嘱或者仔细阅读药品使用说明书。

4. 特别注意事项

（1）头晕、眼花、双下肢水肿、血压升高，甚至昏迷或发生抽搐。这是妊娠期高血压疾病的症状，孕妇一定要马上去医院检查，否则可能会危及母儿的生命。

（2）阴道出血：少许血性分泌物可能是"见红"。但如果血色鲜红，超过月经量，可能和胎盘异位有关，是严重威胁孕妇和胎儿生命安全的并发症，要马上去医院检查并进行相应的治疗。如果长时间反复少量出血，一定要及时就医，必要时行阴道检查，排除宫颈病变。

（3）胎心率过快或过慢。正常胎心率为 120 ～ 160 次 / 分，胎心率过快或过慢，都说明胎儿可能缺氧或者有其他危险的情况发生，一定要马上就医。

（4）胎动次数过多或过少。都可能是胎儿宫内缺氧。胎动一般不能少于 10 次每 12h，若 12 小时内没有感到胎动，或 1 天内胎动少于 4 次，或与前一天相比，胎动减少一半以上，就应赶快到医院求诊。另外，若胎动次数高于最近 3 天平均胎动次数的 2 倍以上，也应及时就诊，避免发生危险。

（杨谢兰　卢玉波）

分娩期

56 怎么知道要生了

分娩前几周或几天，孕妈妈常常会出现一些临产征兆，预示不久将临产了。通常临产的征兆有阵痛、胎儿下降感、见红和破水。如果遇到这些情况，孕妈妈就应该做好各种准备，尽快入院检查或待产。

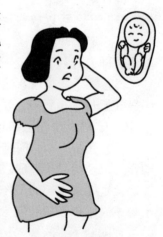

1. 阵痛

分娩发动前的 1 ～ 2 周，孕妈妈的下腹部常会有一阵阵轻微的疼痛和下坠的感觉。这种伴有疼痛的子宫收缩，通常称为"阵痛"。最初的阵痛不太规律，间隔的时间达 20 ～ 30 分钟才出现一次，每次阵痛持续的时间少于 30 秒，常常在夜间出现，清晨消失，这是我们通常说的"假临产"。这时孕妈妈不用太担心，可以照常活动。当阵痛渐渐加强、变密，间隔时间大约 5 分钟一次，持续时间大于 30 秒，此时即出现了规律的宫缩，表明孕妈妈已经进入第一产程，这时应该马上去医院。

2. 胎儿下降感

初次怀孕的妈妈，到了临产前 2 周左右，多会有胎儿下降的感觉，这时会觉得上腹部受压不适的感觉有所减轻，呼吸会变得比以前轻快，胃部胀满的感觉也会缓解了许多，饭量也会随之增加一些。这是子宫底下降的缘故，但是因为膀胱受压，常会出现下腹部坠胀、尿频的现象。这时，只要调整好生理和饮食就可以了。

3. 见红

临近预产期时，孕妈妈阴道会流出少量的血性黏液分泌物，称为见红。这是

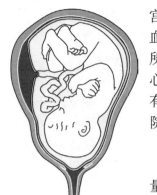

宫颈口逐渐变短，宫颈内口的胎膜和宫壁剥离，局部毛细血管破裂造成的。见红常发生在临产前的 24～48 小时内，所以孕妈妈不要太着急，应保持镇定，避免剧烈运动，安心等待。但如果出血量超过平时月经量，就应当考虑是否有异常的情况，可能是胎盘早剥、前置胎盘等，需要到医院立即检查。

4. 破水

孕妈妈如果突然感到有水从阴道流出来，无法控制，量或多或少，断断续续的，颜色透明，那么有可能是胎膜破裂了，也就是俗话说的破水了。由于破水多发生在宫口近开全时，而且破水会增加宫腔内感染或脐带脱垂的概率，因此一旦发生破水，就应该马上住院检查，密切监测胎儿的胎心和产程进展的情况。

阵痛、胎儿下降感、见红、破水等现象都是常见的临产征兆，产兆的出现并不意味着立即会生产，但一定也不能掉以轻心。分娩前几周孕妈妈如果出现了一阵阵的腹痛，应仔细辨别真假临产，当阵痛持续时间越来越长，间隔越来越短，强度越来越强，并伴有见红或破水现象时，才是真正临产的时机。此时准妈妈和准爸爸们就要随时做好各种准备，迎接新生命的到来。

（金哲）

57　分娩的方式有哪些

在妊娠晚期，准妈妈们最关心的问题无疑是分娩方式的选择。尤其是近年来，受整个社会环境的影响，很多人对分娩存在恐惧心理，在分娩方式的选择上产生了一些误区。那到底应如何认识分娩，分娩的方式都有哪些呢？应该如何选择分娩方式呢？

分娩是指胎儿及其附属物排出母体的过程，它受到母体的身体状态、骨盆条件、胎儿大小及子宫收缩力等几方面因素的影响。在这些因素的作用下，分娩就产生了自然阴道分娩、人工辅助阴道分娩和剖宫产分娩 3 种方式。

自然阴道分娩：胎儿发育正常，孕妇骨盆发育也正常，孕妇身体状况良好，靠子宫阵发的有力节律收缩将胎儿推出体外，这便是自然阴道分娩。自然阴道分娩是最为理想的分娩方式，因为它是一种正常的生理现象，对母亲和胎儿都没有多大的损伤，而且母亲产后很快能得到恢复。

人工辅助阴道分娩：在自然分娩过程中出现子宫收缩无力或待产时间过长时，适当用一些加速分娩的药物来增加子宫收缩力，缩短产程。如遇到胎儿太大或宫缩无力、产妇体力不够，就要用会阴侧切、胎头吸引器、产钳帮助分娩。人工辅助阴道分娩比自然分娩稍困难些，但有医生的帮助也会使产妇顺利分娩。

剖腹分娩：如果骨盆狭小、胎盘异常、产道异常、胎儿出现异常或准妈妈本身有不适合自然阴道分娩疾病的，需要尽快结束分娩时应采取剖腹分娩方式，以确保母子平安。剖宫产手术对母亲的损伤较大。手术本身就是一种创伤，产后的恢复远比阴道分娩慢，而且还可能发生手术后遗症。

如何选择分娩方式，一般在妊娠晚期，临近预产期前，医生会帮助孕妇选择分娩方式。在选择分娩方式前，医生会仔细评估准妈妈的情况，做详细的全身检查和产科检查，确定胎位是否正常，估计分娩时胎儿有多大，测量骨盆大小是否正常等。如果一切正常，孕妇在分娩时就可以采取自然分娩的方式；如果有问题，则会建议采取剖宫产分娩。

自然分娩是瓜熟蒂落的结果，它的优点显而易见。但伴随自然分娩的必然是强有力的子宫收缩，也就是说，准妈妈会感觉到一阵一阵的疼痛。必须承认这种阵痛是对人的极大考验，很多时候有些准妈妈就是因为对阵痛的恐惧而放弃自然分娩。阵痛真的难以忍受吗？当然不是！正常范围内的阵痛完全是可以忍受的！而且近年来，为缓解阵痛，医学工作者也进行了积极的尝试，在这方面也有了很大进展，包括无痛分娩、水中分娩、呼吸调节法等，都有助于缓解准妈妈的疼痛感。在家人的陪伴下分娩，也能缓解紧张的情绪。所以，对阵痛要有正确的认识，积极地面对它，调整好分娩过程中的精神和心理状态，都是有助于成功地自然分娩的。

（王大鹏）

58 自然分娩好还是剖宫产好

1. 自然分娩的好处

（1）在分娩过程中，子宫有规律地收缩、舒张，使胎儿的胸腔也发生有节律地收缩，这一过程能锻炼宝宝的心肺功能，促进宝宝肺机能的完善和成熟，为宝宝出生以后的自主呼吸创造有利条件。

（2）自然分娩时，由于产道的挤压，使胎儿气道的大部分液体被挤出，为出生后气体顺利进入气道，减少气道阻力做了充分准备，也有助于胎儿剩余肺液的清除和吸收。同时，这一过程也能减少新生儿并发症，尤其是吸入性肺炎的发生率。

（3）妈妈在分娩的过程中，其体内会分泌出一种名为"催产素"的物质，它能促进乳汁分泌，还能进一步增进母子之间的感情。

（4）进行自然分娩，可使产妇产道扩张，有利于产妇产后恶露的排泄，产后子宫恢复得也快。

自然分娩的第二个问题是，医生选择让我自然分娩，最后却没生下来，这是为什么？这是非常正常的现象。分娩是

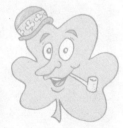

一个过程，胎儿在其中要进行非常复杂的"体操"运动，包括旋转、俯屈等，以适应准妈妈的产道，无论在哪里受阻，分娩都难以完成；有时，胎儿难以忍受子宫收缩的力量而发生胎儿窘迫，这些都是不能顺利自然分娩的因素，也就是说，有很多的难产因素是在分娩的过程中才表现出来的，这时医生会根据情况选择人工辅助阴道分娩或剖宫产分娩。

对有自然分娩条件的准妈妈来说，直接选择剖宫产并非最佳选择。剖宫产是解决难产和母婴并发症的一种手段，正确使用可挽救母婴生命，保证母婴安全，但终究不是一种理想和完美的分娩方式。

2. 剖宫产的缺点

（1）剖宫产毕竟是手术，一般情况下，剖宫产的出血量是阴道自然分娩出血量的 1 倍，而产妇的意外死亡也比正常阴道分娩多。

（2）剖宫产容易引起伤口感染、术中羊水栓塞、子宫损伤切除等情况。

（3）剖宫产后产妇恢复较慢，并且容易出现因盆腔内组织粘连引起的慢性腹痛等症状。

3. 减少干预 回归自然

目前，随着大家认识的提高，准妈妈们在分娩方式的选择上也越来越理智，我们要继续积极响应世界卫生组织的号召，对待分娩要"减少干预，回归自然"。

（王大鹏）

59 什么是计划分娩？有何益处

经过"十月怀胎"终于等到"瓜熟蒂落"，准妈妈的子宫开始有规律地收缩，子宫颈慢慢扩大，胎儿及其附属物从母体娩出。这个时期称为"分娩期"。大多数的产妇，在医生的指导下并很好地配合，可以顺利地度过分娩期，达到安全分娩。

近年来，随着围产医学的发展，计划分娩广泛开展，其优越性日益受到产科学界的重视和认可。那么计划分娩又是怎么一回事呢？作为临产前的孕妈妈，适当了解相关的知识是很有必要的。

由于胎儿的原因，如胎儿宫内发育迟缓，胎儿畸形等，或者准备临产的准妈妈存在各种潜在的危险因素，如妊娠期高血压疾病以及妊娠合并心、肝、肾等内科疾病，为了使母儿脱离继续妊娠带来的风险，产科医生常常会根据母子的情况有计划地安排孕妈妈分娩，及时、适时地终止妊娠，就是所谓的计划分娩。

计划分娩的发动是受人为控制的，整个分娩过程在医生监护下进行，医务人员对产妇的分娩过程"心中有数"，通过密切观察产程，科学管理产程，使医务人员和产妇、家属掌握主动权，帮助孕妈妈顺利分娩，大大提高了分娩的安全性。

计划分娩多数是引产，其过程和临产分娩的过程是一样的。但实施计划分娩，更能帮助胎儿平安娩出，减轻产妇的负担。计划分娩前，医务人员、孕妈妈和家属都做好了充分的准备，强有力的心理支持和耐心细致的心理疏导，可以消除准妈妈对分娩的恐惧，坚定其自然分娩的信心，良好的心理和生理状态更有益于安全分娩；尽量计划在医院人力、物力、精力充沛的白天进行，避免突然临产，措手不及，也便于及时发现、解决产程中的意外情况；分娩过程中，医生全程监护和管理产妇，对产妇的分娩做好了充分的准备，更好地保证母子安全；同时，在预定时间内结束分娩，缩短了产程，有效地减少了产后出血、新生儿窒息等并发症的发生；并且计划分娩还有利于产后乳汁的分泌和尽早哺乳。

由此看来，选择最佳的分娩时机，实施计划分娩，科学的管理产程，是保证母儿安全和健康的重要措施。

（金哲）

60 要如何配合医生顺利完成经阴道分娩

十月怀胎，一朝分娩，准妈妈临近足月时充满了期盼，同时也难免有些许的焦虑。下面将对产程的分期及各期注意事项进行介绍，了解了这些知识点将有利于更好地配合医生顺利完成分娩。

1. 产程分期

分娩全过程是指从规律宫缩开始至胎儿、胎盘娩出为止，简称总产程。临床上一般分为 3 个阶段。

（1）第一产程（宫颈扩张期）

指从间歇 5 ~ 6 分钟的规律宫缩开始，到子宫颈口开全。其中，规律宫缩至宫口开大 3cm 称为潜伏期，开大 3cm 至宫口开全称为活跃期。初产妇的子宫颈较紧，扩张较慢，约需 11 ~ 12 小时；经产妇的子宫颈松，扩张较快，约需 6 ~ 8 小时。

（2）第二产程（胎儿娩出期）

指从子宫颈口开全到胎儿娩出。初产妇约需 1 ~ 2 小时，经产妇一般数分钟即可完成，但也有长达 1 小时者。

（3）第三产程（胎盘娩出期）

指从胎儿娩出后到胎盘娩出。约需 5 ~ 15 分钟，通常不超过 30 分钟。

2. 产程中的注意事项

（1）住院后常规了解胎儿、产次及既往分娩情况和健康状况，评估本次妊娠过程，估计胎儿体重并做骨盆测量，肛诊或阴道检查了解宫口开大的情况及先露部的高低，然后决定待产还是准备接生。一般初产妇宫口未开全，经产妇宫口开大在 4cm 以内者，均按待产处理。

孕产

（2）待产

①血压：第一产程，宫缩时血压常升高0.65～1.3kPa（5～10 mmHg），间歇期恢复。应每4～6小时测量一次。出现血压增高时，应增加测量次数，并给予相应处理。

②排便：临产后，应鼓励产妇每2～6小时排尿一次，以免膀胱充盈影响子宫收缩及胎头下降。因胎头压迫引起排尿困难者必要时予以导尿。

③饮食：分娩消耗体力较大，鼓励产妇少量多次进食高热量、易于消化的食物，并注意摄入足够水份。不能进食者必要时静脉输液。

④活动与休息：临产后，宫缩不强，未破膜，可在室内活动，能促进产程进展。初产妇宫口近开全，经产妇宫口开大4cm时，应卧床待产，可左侧卧位。如产程长，产妇休息不佳，应给予镇静剂，以保证精力和体力充沛。

⑤清洁外阴：剃净阴毛。

⑥产痛：作为分娩过程中的生理现象，它是由子宫收缩、宫颈扩张造成的，正常人具备承受这种疼痛的能力。但是产妇的精神状态处于紧张、恐惧、焦虑、信心不足时，都会增加对疼痛的敏感度，长时间的过度疼痛对于母亲和胎儿可能产生一系列的影响，包括胎儿缺氧，产妇换气过度可致呼吸性碱中毒，副交感神经反射可能导致产妇大量出汗、恶心、呕吐，使产妇脱水、酸中毒，胎儿酸中毒等。应对产痛，一方面，产妇要了解有关分娩的知识，做好精神上的准备，另一方面，产程中正确的呼吸也可以起到减轻疼痛、稳定情绪的作用。近年来开展的家属陪护待产、分娩镇痛及多种姿势分娩，都有助于减轻产程中的紧张及缓解疼痛。

（3）接产

初产妇宫口开全，经产妇宫口扩张至4～5cm，应将产妇送至产床，做好接产准备。指导产妇宫缩期屏气，增加腹压。防止用力不当，消耗体力，影响产程进展。当胎头枕骨在耻骨弓下露出时，助产士会协助胎头仰伸，此时若宫缩强，一般嘱咐产妇张口哈气释放腹压作用，让产妇在宫缩间歇期稍向下屏气，使胎头缓慢娩出。

（4）会阴切开术

初产妇会阴较紧，对胎儿娩出阻力较大，有时可能会发生严重外伤。必要而适时地切开会阴既有利于胎儿的娩出，还可防止因会阴创伤所造成盆底松弛等后遗症。切开的伤口边缘齐整，较裂伤易于对合，愈合也较好。

（刘国莉）

61 顺产要多长时间？何谓"无痛分娩"

如前所述，分娩全过程是指从规律宫缩开始至胎儿、胎盘娩出为止，简称总产程。临床上如果总产程超过 24 小时称为滞产，如果总产程不足 3 小时则称为急产，不管急产还是滞产，对产妇和孩子均有潜在的危险，应尽量避免其发生。

前文中提到剖宫产术后并发症比阴道分娩高 2～5 倍，该手术不是处理高危妊娠的唯一方法，更不是减少分娩危险的唯一途径，因此只要具备阴道分娩的条件，应鼓励准妈妈们勇敢地选择阴道分娩。目前，国内一些医院的剖宫产率高达 60% 以上，越来越多的产妇因为害怕分娩痛苦而选择剖宫产，这种非医疗原因的剖宫产，对产妇和新生儿的危害都很大。而无痛分娩就可使产妇轻松幸福地享受生孩子的快乐。临床实践证实，无痛分娩对胎儿无任何不良影响。无痛分娩作为一项麻醉技术的应用，产妇要承担一定的麻醉风险，所用麻醉药物的剂量只有剖宫产手术麻醉剂量的 1/10 或更少，因此它的风险比剖宫产还要小。无痛分娩必然使大量因怕疼而可能选择剖宫产的产妇改为选择自然分娩。需要说明的是，"无痛分娩"并不能达到真正意义上的"无痛"，医疗上确切地说是分娩镇痛，它的应用可以让难以忍受的子宫收缩阵痛变为可忍受，或只是感受子宫收缩而不痛。

目前通常使用的分娩镇痛方法有两种：一种方法是药物性的，是应用麻醉药或镇痛药来达到镇痛效果，这种就是我们现在所说的无痛分娩。另一种方法是非药物性的，是通过产前训练、指导子宫收缩时的呼吸等来减轻产痛；分娩时按摩疼痛部位或利用中医针灸等方法，也能在不同程度上缓解分娩时的疼痛，这也属于非药物性分娩镇痛。前者临床上常用的是椎管内阻滞镇痛，即当宫口开到 3cm 时，麻醉医生在产妇的腰部将低浓度的局麻药注入蛛网膜下腔或硬膜外腔。采用间断注药或用输注泵自动持续给药的方式，达到镇痛效果，镇痛可维持到分娩结束。麻醉药的浓度大约相当于剖宫产麻醉时的 1/5，浓度较低，镇痛起效快，可控性强，安全性高。这种无痛分娩法是目前各大医院运用最广泛、效果比较理想的一种。产妇头脑清醒，能主动配合，积极参与整个分娩过程。还有一种镇痛方法称为笑气镇痛，笑气即氧化亚氮，是一种吸入性麻醉剂，这种气体稍有甜味，分娩镇痛时，按一定比例与氧气混合吸入，对呼吸、循环无明显抑制作用，对子宫、胎儿也无明显影响。吸入混合笑气后，数十秒可产生镇痛作用，停止数分钟后作用消失。在助产人员的指导下，易于掌握。可以使分娩的妈妈保持清醒状态，很好地配合医生，还能缩短产程。但是在临床上，部分产妇可能会出现镇痛不全的情况。

不可否认的是分娩镇痛也有一定的弊端。首先，无痛分娩一般采用的是硬膜外麻醉，这种麻醉总体来说是安全的。有极少数人可能会感觉腰疼、头疼或下肢感觉异常等，发生率很低，而且这些不适都不会很严重，短时间内就可以自然消失，并不会对身体造成太大的影响。理论上讲，更严重并发症的可能性是存在的，如低血压等，但发生率都非常低，而且医生一定会在您选择无痛分娩的时候就开始采取有效的措施来预防。所以，您大可放心。其次，临床上采用分娩镇痛的产妇会存在产程延长的倾向，但对最终的母儿结局一般来说没有明显的不良影响。最后，注意分娩镇痛有一定的适应证，大多数产妇都适合无痛分娩，但如有妊娠合并心脏病、药物过敏、腰部有外伤史的产妇应向医生咨询，由医生来决定是否可以进行无痛分娩。实行无痛分娩是以维护母亲与胎儿安全为最高原则的，整个分娩过程需要妇产科医生与麻醉科医生共同监测产妇情况。但总体来说，无痛分娩对母亲和胎儿的安全性还是值得肯定的。

（刘国莉）

62 水中分娩有益吗

水下分娩起源于前苏联和法国，后又传到北欧和美国。早于 1803 年，法国的第 1 个水中婴儿就出生了。当时是因为准妈妈感到精疲力竭而走进热水浴盆中，想放松一下，结果宝贝很快就降生在水里。

通常，水中分娩的水温和正常人体温一致——37℃。产妇是等到子宫颈口完全开大时入池的，助产士始终在水池边观察、护理，并接产。因为婴儿在母亲子宫内时浸浴在羊水中，条件与水中差不多，温度也一样，故刚离开母体时未受多大刺激，其血液循环仍通过胎盘与母亲联系着，此时并不会啼哭。当将其托出水面时，接触到空气，加上温度改变引起刺激，他／她才开始呼吸。所以这样的分娩是安全的。

水下分娩的最大益处是产妇痛苦减少。大多数研究认为水中可以减少子宫收缩引起的阵痛及腰痛，因此受到产妇们的欢迎。传统的经阴道分娩的方式，由于缺少产道润滑，胎儿在降生过程中阻力增大，极易引起会阴撕裂；而水下分娩时，产道获得了充分的润滑，生产起来当然更容易。而且由于水波不断地轻轻撞击产妇的身体，使子宫肌肉活性增强，分娩变得更顺畅、更容易。水中分娩适宜的水温能使产妇感到镇静，促使腿部肌肉放松，宫颈扩张。而水的浮力则有助于身体发挥自然节律，便于翻身和休息。水中分娩的产妇不仅分娩时出血量少，会阴也很少有破损。此外，由于产妇在水中的体位能自主调节，使得分娩时的用力更为自然，胎心也很少出现异常变化。由于分娩时间相对较短，产妇体力消耗甚小，产后恢复也明显优于其他分娩形式，且费用低于手术产。水中分娩让现代人重新回归到自然。

但是一些学者认为，水下分娩还要制订一套防护措施，严格消毒，才会更为安全。例如这种自然的分娩方式也可能出现新生儿因呛水而死亡等可怕后果。因此，必须采取足够的安全措施来保证水下分娩过程不会对母亲及胎儿产生任何威胁。首先，孩子最好在 3kg 左右，其次，产妇应无妊娠合并症。患有心脏病，产前出现胎膜早破、有难产倾向和有妊娠并发症的产妇不能在水中分娩。所以，对想要进行水中分娩的孕妇来说，必须经专业医师的指导，并通过一系列正规的产前检查，才能明确自己是否适宜此项分娩方式。

（解珺淑　张晓红）

63 双胎能顺产吗

怀了双胞胎，很多妈妈都会高兴，但是也有人会担心：双胎能顺产吗？一定要剖宫产吗？

因为双胎妊娠会导致很多并发症，顺产时容易引起产程延长、产后出血，所以在我国，目前一半以上的双胎妊娠都是剖宫产。但是，双胎妊娠并不一定必须要剖宫产，经过医生的评估，有些双胎妈妈还是可以顺产的。

首先，双胎能不能顺产，取决于胎儿的位置。一般来讲，双胎均为头位或第一胎为头位，而胎儿为中等大小的均可阴道试产。胎儿的位置和大小很重要，如果宝宝过大，或者位置不好，那么顺产很可能造成危及母儿生命安全的并发症。其次就是要妈妈有个健康的身体和充沛的体力，双胎的产程通常会比较长，这就需要妈妈有足够的体力使宝宝顺利出生。

但是双胞胎自然分娩有一定的危险，从妊娠期开始，妈妈们就要多操一份心：宝贝们是不是都发育正常？两个宝宝的发育是差不多的吗？对于医生们来说，每一次为双胞胎接生都是一次挑战。在自然分娩过程中，通常的危险情况都是在第二个孩子出生时发生的。第一个孩子出生后，很多事情就发生改变了。这是因为就在第一个宝宝娩出的瞬间，子宫有了更大的空间，肚子里的老二可能会立刻开始左右摆动，伸展身体，导致各种问题出现。这种情况下，医生会马上采取措施使第二个孩子体位固定。但如果操作困难，随时有进行剖宫产手术让孩子安全出世的可能。如果可能，不要放弃顺产，听从医生的建议。

（解珺淑　张晓红）

64 臀位能顺产吗

怀孕期间，宝宝会在妈妈的肚子里活动，有些"淘气"的宝宝，在妈妈肚子里来回翻了几个筋斗之后便以臀位待在了子宫里。妈妈做产检时，发现宝宝是个臀位，那就不免要忧心，这样还能顺产吗？

首先顾名思义，臀位是指宝宝的臀部在骨盆的下方，医学上称为臀位，而胎儿最先进入骨盆入口的部分称为胎先露，臀先露包括混合臀先露、单臀先露、单足先露和双足先露。一般而言，正常的胎位应该是胎头朝下，顺产较容易。而身体其他部位，如臀、脚、腿部等朝下，则属胎位不正，顺产的难度、风险相应增加。

如果在早、中孕期发现臀位，一般不进行干预，因这时羊水相对较多，胎儿小，在子宫内活动空间较大，位置不能固定，干预意义不大，有些宝宝还能自己转过来。随着孕周的增加，胎儿生长迅速、活动空间变小，如果到了孕晚期，宝宝还是臀位的话，可在医生指导下通过胸膝卧位、艾灸至阴穴等方法进行干预，部分胎儿能转为头位，但是这样做存在早破水和其他风险，也有专家认为还是顺其自然的好。如果到了 36 周，宝宝还是臀位的话，就需要评估顺产的条件和风险了。

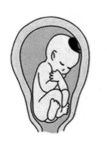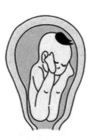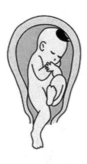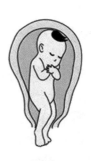

一般来说，如果骨盆条件好，臀位是可以顺产的，但风险比较大，由于胎儿头部在上，在产程的过程中，若胎头迟迟不出来，很容易导致胎儿窒息。因此经阴道分娩时发生难产、婴儿骨折、婴儿窒息、产妇产道严重撕裂损伤的风险非常大，不利于母婴安全，医生一般不建议顺产。但如果产妇有强烈的顺产愿望，在排除异常情况，如胎儿过大（宝宝大于 7 斤）、足先露、望星式（即胎头过度仰伸），以及其他产科异常情况后，可结合产妇意愿，在严密监护下进行阴道试产。

此外，有些臀位是因为妈妈子宫或身体其他情况异常造成的，如果妈妈合并症较多，或者存在子宫畸形，那么臀位顺产的风险进一步增加，很可能出现产力不足的情况，威胁母儿安全。所以，最好在医生评估具体情况，排除合并症后再做决定。臀位并非不能顺产，但需要谨慎。

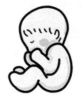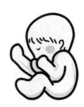

（解珺淑　张晓红）

65 产钳助产是怎么回事？有危险吗

当准妈妈们准备生宝宝时，会听到医师提到"产钳"。很多准爸妈不免要担心，产钳助产是怎么回事？是不是很危险呢？

产钳助产术发明于 16 世纪，此后经不断改进，至今仍为解决头位难产的有

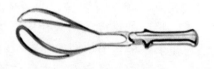

效手段之一。产钳是一种金属制品，分为两叶，两叶之间形成胎儿头大小，与胎儿头形状类似的空间。产钳助产是指用产钳将胎儿头环抱保护于其中，以免胎儿头受挤压。助产者手扶钳柄，轻轻向外牵拉，帮助胎头娩出。

产钳的使用是有指征的，并不是随便使用的。当子宫收缩乏力，第二产程延长；或产妇患有某些疾病，不宜过度用力；或胎儿在宫内缺氧，需要尽快娩出时，医生才会建议使用产钳助产。

产钳助产的确存在一定的风险，但是在需要使用产钳助产时，如果任其自然，很可能发生更为严重的后果，甚至威胁妈妈和宝宝的生命安全。产钳助产主要发生的并发症有两类，一类妈妈可能发生的：如会阴裂伤、尿失禁等；一类是宝宝可能发生的，如皮肤擦伤、头部血肿、面部神经损伤、锁骨骨折、臂丛神经损伤等，但大多损伤都比较轻微，及时治疗可以恢复。

只要手法得当，放置产钳的位置正确，通常损伤概率是较低的。而且现代产钳术已经废除了高位产钳，中位产钳也只是在少数情况下施行。所以目前产科上常用的是低位产钳助产术，即在胎头已全部进入骨盆且头顶已达骨盆底的情形下施行。这样实施助产，不需强力牵引即可协助娩出胎儿，因此助产的安全性得到极大提高。

因此，准爸妈们不用过度忧虑，正如分娩本身就有风险一样，产钳助产也是有风险的，但是可以控制的，发生的并发症也大多数可以治疗。所以产钳助产是解决难产的有效方法，剖宫产不能取代产钳助产。

（解珺淑　张晓红）

66　会阴侧切有害吗

很多妈妈觉得生孩子时会阴侧切会对身体造成伤害。的确，会阴侧切后伤口会有疼痛、不适，但是在有会阴切开指征的情况下，会阴侧切利大于弊。

在生产过程中，当直径约10cm的胎头从妈妈的阴道娩出时，产道需充分扩张，在会阴条件欠佳及产道扩张不充分时，需会阴切开术辅助。侧切是会阴切开术的一种。会阴切开术根据切开位置的不同，有正中切开、中侧切开、斜侧切开等不同的术式。由于斜侧切开不易伤及其他结构，所以应用最广，故侧切也就成为了会阴切开术的代称。一般来讲，应遇到母亲会阴过紧，胎儿过大，或者母子情况紧急需要迅速完成分娩等情况时，如果不做侧切，则宝宝出生时很容易造成会阴裂伤。

孕产

而网络上流传的"绝大多数产妇（90%以上）根本不需要侧切"是缺乏根据的。目前包括WHO在内的各种医疗管理指导机构都推荐，侧切应在相应的指征下进行，也就是说会限制侧切的使用范围。一些发达国家制订了相应的操作指南并实施。以WHO发布的一份指南为例，会阴切开术被认为应仅在下列情况中使用：①经产道生产的情况复杂，包括臀先露，肩先露的难产；②产道原有瘢痕（会降低产道的韧性，更容易撕裂）；③出现胎儿窘迫（包括在母体内因为缺氧导致的一系列症状）。

因此，没有必要谈"切"色变，做了会阴侧切也没有必要担忧。真正面临这些问题的时候，积极地与医师沟通，了解情况并作出合理的选择，才是正确的做法。

（解珺淑　张晓红）

67 有过剖宫产史还能顺产吗

第一次是剖宫产，并不是说以后再生孩子也一定是剖宫产。只要孕妇符合剖宫产后顺产的条件，成功自然分娩的可能性还是相当大的。当然，如果造成上次剖宫产的原因在这次怀孕时已经不存在了，则自然分娩的可能性就更大了。

剖宫产术后再次妊娠经阴道分娩最大的危险是子宫破裂，这种情况尽管罕见，但对妈妈和宝宝来说都可能是致命的。目前，对剖宫产后顺产的安全性尚存在争议，因此，对究竟哪些孕妇剖宫产后可以尝试自然分娩，一般医院都非常谨慎。

如果符合以下条件，就比较适合选择剖宫产后再次妊娠时经阴道分娩：距前次剖宫产2年以上，前次剖宫产切口为子宫下段横切口，B超检查子宫下段前壁完整无缺损，瘢痕部位厚度达0.2~0.4cm，无薄弱区；前次剖宫产手术顺利，如期恢复，无晚期产后出血（分娩24小时后至产褥期内发生的子宫大量出血）；先露必须入盆；前次剖宫产指征已不存在，也未出现新的剖宫产指征。如果做过一次以上的剖宫产手术，或者子宫上的切口是垂直切口（也称"古典式剖宫产"）或T-形切口，那么子宫破裂的危险就会大大增加，不适合尝试顺产。需要注意的是，腹部皮肤表面手术瘢痕的类型可能与子宫上的切口并不一致，因此，医生需要核实产妇以前做剖宫产的手术记录。

对于剖宫产术后再次妊娠的孕妇来说，如果这次想自己生，首先需要征得医生的同意，而且选择的分娩医院也必须具备随时可以为尝试剖宫产后顺产的孕妇提供手术、输血和抢救的条件，包括：有经验丰富的医生随时监护产程，必要时可以做紧急剖宫产；有紧急剖宫产的条件及母婴急救人员；有足够血源；麻醉师和其他医务人员、医疗设备能做到24小时时刻准备着，以便处理产妇和新生儿可能出现的紧急情况。

剖宫产术后再次妊娠经阴道分娩时应注意：催产素非绝对禁忌，但应慎用；子宫破裂的发生率＜1％；顺产的经历会大大增加成功经阴道分娩的概率，不过，要想准确地预测出在第一次剖宫产后，谁能成功地自然分娩，谁却只能再次接受剖宫产，几乎是不可能的，总体来看，有60％～80％尝试剖宫产后顺产的女性最终能够成功。

（王雁）

68 产程中怎么知道孩子是否安全

在分娩过程中如果胎儿没有缺氧的征象就是安全的，反之，胎儿在宫内有缺氧征象危及胎儿健康和生命者称为胎儿宫内窘迫，主要发生在临产过程中，也可发生在妊娠后期并延续到产程中，是当前剖宫产的主要指征之一。

胎儿窘迫可分为急性胎儿窘迫和慢性胎儿窘迫。急性胎儿窘迫主要表现为胎心率的变化，正常胎心率为120～160次/分，而胎儿窘迫早期表现为胎心率加快＞160次/分，甚至＞180次/分，随后胎心率减慢，每分钟不到120次，甚至少于100次，且在窘迫初期，胎儿的胎动频繁，继而转弱并次数减少，进而消失。孕妇可以通过检测胎心率和自数胎动来判断胎儿在宫内的情况，一旦出现胎动过频或过少，应引起注意，及时到医院就诊。慢性胎儿窘迫是在慢性缺氧的情况下发生的，可以出现胎儿发育及营养不良，形成胎儿宫内发育迟缓，临产后易发生进一步缺氧。孕妇在孕后期一般会定期产检，进行胎心监测及B超检查，对于发现慢性胎儿窘迫有一定帮助。在妊娠后期，正常胎动每12小时超过30次，孕妇每天相同时间早、中、晚自行监测胎动各一小时，3次胎动次数相加乘以4即12小时的胎动，可以预知胎儿安危，需要注意的是胎动过频是胎动消失的前驱症状，胎动消失后24小时胎心率也会消失，不可延误抢救时机。

应该关注可能导致胎儿缺氧的母体因素：①微小动脉供血不足：如高血压、慢性肾炎和妊娠期高血压疾病等。②红细胞携氧量不足：如重度贫血性心脏病、心力衰竭和肺心病等。③急性失血：如产前出血性疾病和创伤等。④子宫胎盘血运受阻：急产或子宫不协调性收缩；产程延长，特别是第二产程延长；子宫过度膨胀，如羊水过多和多胎妊娠；胎膜早破脐带可能受压等。胎儿因素有胎儿心血管系统功能障碍，如严重的先天性心血管疾病等。此外，脐带和胎盘是母体与胎儿间氧气及营养物质的输送传递通道，其功能障碍必然影响胎儿获取氧及营养物质，如过期妊娠、胎盘发育障碍（过小或过大）、胎盘形状异常（膜状胎盘、轮廓胎盘等）和胎盘感染等。

产程中的胎儿窘迫主要是急性发生的，当然也有部分是妊娠晚期即有慢性宫内窘迫，在进入产程后进一步表现出来，一般需要通过下列监测和检查了解是否有胎儿宫内窘迫：

1. 胎心变化

于潜伏期在宫缩间歇时每隔 1 ~ 2 小时听胎心一次，进入活跃期后，每 15 ~ 30 分钟听胎心一次，每次听诊 1 分钟。有条件的可应用胎儿监护仪连续监测胎心率，同时可观察胎心率变异及其与宫缩、胎动的关系，了解胎儿在宫内的安危程度。①胎心率 >160 次 / 分，尤其是 >180 次 / 分时，为胎儿缺氧的初期表现（孕妇心率不快的情况下）；②胎心率 <120 次 / 分，尤其是 <100 次 / 分为胎儿危险征；③出现胎心晚期减速、变异减速或（和）基线缺乏变异时，均表示胎儿窘迫。胎心率异常时需详细检查原因。胎心改变不能只凭一次听诊而确定，应多次检查并改变体位为侧卧位后再持续行胎心监护。

2. 羊水性状

胎儿缺氧引起迷走神经兴奋，肠蠕动亢进，肛门括约肌松弛使胎粪排入羊水中，羊水呈绿色、黄绿色进而呈混浊的棕黄色，即羊水Ⅰ度、Ⅱ度、Ⅲ度污染。破膜后羊水流出，可直接观察羊水的性状。羊水Ⅰ度甚至Ⅱ度污染，胎心始终良好者，应继续密切监护胎心，这种情况不一定是胎儿窘迫；羊水Ⅲ度污染者，应及早结束分娩，因新生儿窒息的发生概率很大。

3. 胎动异常活跃

是胎儿缺氧时的一种早期表现，随缺氧加重，胎动可减少，甚至停止。

（刘国莉）

69 何种情况应选择剖宫产

随着剖宫产技术的发展，麻醉技术的日益完善，以及抗生素的应用和发展，使剖宫产手术技术的安全性大大提高，由于剖宫产的恰当应用，围生期的发病率和病死率均明显降低，但剖宫产术后并发症比阴道分娩高 2 ~ 5 倍。剖宫产率控制在 20 % ~ 25 %，围生儿病死率、新生儿窒息率被降低到相对的最低水平；随着剖宫产率再升高，围生儿病死率无明显下降，反而增加产妇手术并发症。为减少并发症的发生，首先要严格掌握剖宫产的手术指征。剖宫产不是处理高危妊娠的唯一方法，更不是减少分娩危险的唯一途径，如能避免一部分本可能经阴道分娩的剖宫产，即可减少一部分手术并发症的发生。下面将对剖宫产手术的适应证和禁忌证进行介绍。

剖宫产的指征

1. 母体因素

①产道：头盆不称，骨盆明显狭窄或异常；相对头盆不称。

②软产道异常：较严重的阴道瘢痕狭窄，阴道纵隔；合并子宫肌瘤或卵巢肿瘤阻塞软产道者。

③产力：临床常见的是子宫收缩乏力，在排除头盆不称、胎位异常后，经过

加强宫缩，产程仍无进展或出现胎儿宫内窘迫时，应积极剖宫产终止妊娠。若产程中出现不协调性子宫收缩过强，纠正病因后，子宫痉挛性狭窄环不能缓解，宫口未开全，胎先露高，或伴有胎儿宫内窘迫征象时，均应立即行剖宫术。

④母体精神心理：随着高龄初产妇比例的升高，分娩过程中精神心理的因素已成为能否正常阴道分娩的四要素之一。近年来，剖宫产率的显著上升与精神心理因素有着密不可分的关系。

⑤合并症：既往剖宫产史或子宫肌瘤剔除术后；合并内、外科疾病，如心脏病（心功能Ⅲ～Ⅳ级）、糖尿病合并巨大胎儿等。

⑥并发症：如重度子痫前期或子痫、前置胎盘或胎盘早剥等。

2. 胎儿因素

①胎儿宫内窘迫：胎心异常，或羊水粪染，不具备短期内阴道分娩的条件，或脐带脱垂，应行急诊剖宫产手术。

②胎儿异常：包括臀位、横位、异常头位（高直位、前不均倾、颏后位）、部分双胎及巨大胎儿等。

（刘国莉）

70 剖宫产对孩子有影响吗

紧急情况下通过剖宫产术可使胎儿尽快出生，挽救新生儿的生命。但无指征的剖宫产对胎儿也可能有一些不良影响。剖宫产分娩的孩子由于未经产道挤压，有 1/3 的胎肺液不能排出，出生后有的不能自主呼吸，即患上所谓的"湿肺"，容易发生新生儿窒息、肺透明膜等并发症。剖宫产也可能因胎儿未真正达到成熟而造成医源性早产，引发一系列早产儿并发症，如颅内出血、视网膜病或残疾甚至死亡。研究发现，以下疾病更容易发生在剖宫产宝宝身上。

1. 哮喘

英国研究人员警告说，剖宫产孩子比顺产的孩子更易患哮喘，剖宫产孩子患哮喘的概率比正常顺产的孩子高 80%。虽然确切原因尚不明确，但原因可能是剖宫产孩子没有经历过免疫系统和肺部发育的一些必经步骤，也与荷尔蒙分泌缺失有关。

2. 统合失调症

所谓统合失调症，就是孩子想的和做的不是一回事，他的思维往往无法约束自己的行为，而剖宫产确实是导致孩子统合能力失调的一个原因。胎儿在母体的一举一动和其未来的命运息息相关，胎儿在母体产道的正常生产过程，同时也是第一次大脑和身体相互协调的抚触机会，而剖宫产剥夺了孩子最先感觉统合锻炼的权利。这样先天不足的条件和后天不科学的婴幼儿教育，给社会和家庭就带来了一批有学习和行动障碍，甚至因为学习成绩不良，被误认为有智力发育障碍的孩子。其实这些孩子一般智商测试都在平均水平之上，但由于一般检查很难发现统合失调症，因此很难及时对他们进行恢复治疗，由此造成孩子们身体反应严重异常，知觉机能和注意力障碍，进一步影响孩子的自觉能力和自尊心。

3. 小儿多动症

据南京某医院儿童多动症专科医生介绍，在医院近期平均每天所治的 17 名患儿中，剖宫产患儿约有 12 名，这与有关资料的研究结果相一致。有些患儿的症状相当严重。如南京郊县的一名 10 岁患儿，平时"坏习惯"很多，时不时眨眼睛、耸肩、面肌抽动。此外，读书不投入，上课时爱说话，虽然智商不低，但成绩并不好。这名剖宫产生下的孩子，令父母大伤脑筋，夫妻因没有教育好孩子而互相指责，直至感情破裂而离异。据专家分析，剖宫产因产道的改变，导致孩子降临人世时的"环境"变化，正常产道生产过程带来的神经接触等感觉受到破坏，从而使孩子在成长过程中易患多动症等神经精神疾病。

（尼玛卓玛）

71. 剖宫产最多可以做几次

关于分娩方式的选择，目前的现状是越来越多的妇女选择剖宫产，这是因为剖宫产快速、产妇无分娩痛苦，且新生儿不经产道挤压，不会遭遇难产危险。此外，还有人选择良辰佳日，定日子生孩子，认为剖宫产的择期生产是不错的选择。

由于前期剖宫产率的升高，剖宫产术后再次妊娠成为目前女性和妇产科医师必须面对的问题。现在很多媒体报道明星剖宫产，譬如小 S 就是连剖了 3 个女儿，似乎还想再生，那么"剖宫产，最多可以做几次呢？"

对一位女性来说，一生能做几次剖宫产，没有确切的数字。国外曾有报道一位产妇做过 7 次剖宫产。国内的专家一般认为剖宫产原则上不超过 3 次。

那么多次剖宫产到底会给孕妇和医护人员带来怎样的风险呢？对于孕妇来说，首先是子宫破裂，理论上讲，3 次或 3 次以上的剖宫产，子宫上的瘢痕在再次妊娠的后期（28 周以后）有可能发生自发性破裂，而子宫破裂一旦发生，将严重危及母儿生命，一些女性不知道多次进行剖宫产其实是以生命为代价的，令人痛惜。其次是瘢痕子宫相关妊娠并发症的发生率显著增加，包括剖宫产瘢痕妊娠（指受精卵通过子宫内膜和剖宫产瘢痕间的微小腔道着床在瘢痕组织中，胚胎由瘢痕组织的肌层和纤维组织包绕，完全与子宫腔隔离）、前置胎盘（指孕 28 周后胎盘附着于子宫下段，其下缘甚至达到或覆盖宫颈内口，低于胎先露部）、胎盘植入（胎盘绒毛侵入子宫部分肌层）等。远期并发症还包括粘连性肠梗阻、切口疝、切口子宫内膜异位症等。对于医护人员来说，面临多次剖宫产术后妊娠相关的并发症，特别是处理急诊情况的考验，同时，多次剖宫产术后形成的腹壁和腹腔内的复杂粘连，导致再次手术时难度提高，风险加大，包括：进腹时膀胱、肠管损伤；分离粘连后短时间内形成更严重的粘连；难以选择合适和足够大的子宫切口，使胎儿娩出困难，容易发生切口延裂，并损伤周围粘连的血管和脏器；并发胎盘粘连或植入导致的产后出血等。所以，一般第 2 或第 3 次剖宫产后，医生就会建议产妇做绝育术。

（王雁）

72 留脐带血有什么用

提到脐带血，多数人马上就会想到它可以治疗白血病等，但似乎都是移植别人的脐带血，那我们有必要给孩子留脐带血吗？孩子自己的脐带血究竟有什么用？其实，已经有很多宝宝是通过自体脐带血移植重获健康的，不妨跟着我们一起了解一下自体脐带血能带给孩子什么吧。

脐带血中含有丰富的干细胞，脐带血干细胞移植已经能够治疗多种疾病，包括：①血液系统恶性疾病：白血病、霍奇金淋巴瘤、多发性骨髓瘤等；②血液系统非恶性疾病：再生障碍性贫血、镰刀状红细胞贫血、地中海贫血等；③其他恶性肿瘤：脑瘤、神经母细胞瘤、卵巢癌、睾丸癌等；④遗传性代谢缺陷、免疫缺陷：先天性角化不良、骨硬化病、白血病黏附缺陷病、严重联合免疫缺陷等。随着再生医学的发展，脐带血干细胞未来可能用于治疗更多的疾病，如糖尿病、帕金森病、脊髓损伤、肝病、皮肤移植、肌营养不良、心血管疾病、神经损伤、角膜损伤、新生儿脑瘫、多种肿瘤的辅助治疗等。而这些疾病在人群中的发病率累计高达 7.43%。再生医学是现代医学的革新，它给患者带来的将是治愈而不是目前的有限处理。脐带血是再生医学的种子细胞，以实物形式储存，需要时可以及时取用。

另外，脐带血只能在新生儿出生后的短短几分钟内采集，是宝宝一生只有一次的机会。而且，宝宝一人储存，全家都可受益，宝宝的脐带血干细胞与自己配型完全相合，无排斥反应；有 1/4 的概率与兄弟姐妹 HLA 配型全相合，而宝宝的父母与其配型半相合，因此，自体储存的脐带血不仅宝宝可以自己 100% 使用，父母、同胞兄弟姐妹以及其他亲人亦可以使用。有亲缘关系的脐带血在临床上移植效果更好，移植成功率更高，移植物抗宿主病发生率更低、程度更轻。在我国，已有不少家庭当初无意中储存的一份脐带血，救自己、救妈妈、救兄弟姐妹，创造了一个又一个的生命奇迹。

（王雁）

73 什么是产后大出血

妈妈经历了十月怀胎的辛苦和艰难的分娩过程，宝宝终于降临人世了。但是当全家人都沉浸在喜悦之中时，千万不可以忽视了产后大出血的风险。产后大出血一般是指胎儿娩出后24小时内，产妇的出血量达到或超过了500ml，多发生于产后2小时内。产后大出血轻则会使产妇抵抗力降低，导致产褥感染，重则引起产妇死亡。产后大出血是全球孕妇死亡的最主要原因，每年导致125 000名孕妇死亡，2000万名妇女患病。每年因怀孕分娩而死亡的妇女中，约有1/4死于产后出血。

引起产后大出血的原因到底是什么呢？

1. 子宫收缩乏力

在正常情况下，胎儿分娩后，胎盘就与子宫分离，使血窦开放而出血，但当胎盘完全剥离并排出子宫之后，子宫强烈收缩，流血就会迅速减少。导致子宫收缩乏力的因素包括产妇分娩时精神过于紧张；多胞胎或者婴儿过大、羊水过多使子宫肌纤维过分伸展；子宫炎、子宫畸形、子宫肌瘤等妇科疾病；产程中使用过多镇静剂、麻醉较深；急产或难产导致的产程过长等。

2. 胎盘因素

由于胎盘剥离不全、剥离后滞留于子宫内，或者胎盘发生嵌顿、粘连甚至植入到子宫肌壁内不能排出，以及胎盘和胎膜部分残留在宫腔内、胎盘早剥等。

3. 软产道损伤

如果胎儿过大、产妇急产或者剖宫产都可能使产妇的产道发生不同程度的撕裂、裂伤，严重时就会发生大出血。会阴侧切时，如果操作不当，也会导致出血过多。

4. 产妇本身的疾病

患有凝血功能障碍、血液病、重症肝炎等疾病，均可影响血中凝血物质的含量，导致产后血液不凝集而发生产后大出血。产妇的弥散性血管内凝血也经常引起产后大出血，常发生于患胎盘早剥、妊娠期高血压疾病、子宫内死胎滞留、羊水栓塞等疾病时。

准妈妈怎样预防产后大出血呢？

产后大出血的预防应从产前开始，避免多次人工流产、生育过多；分娩时选择正规医院；怀孕期间定期产前检查，对有可能发生产后大出血的情况，如胎儿过大、羊水过多、肝炎、肾炎、心脏病及妊娠期高血压疾病等积极治疗，必要时终止妊娠，待其生理功能恢复正常后再怀孕；存在产后大出血高危因素的准妈妈应提前入院待产，并进行多项分娩前检查；分娩时准妈妈应消除紧张情绪，注意补充能量，保证精力充沛，防止产程延长或急产等的发生；产后应及时排尿，同时还要和宝宝早接触，让宝宝早吸吮奶头，以刺激子宫收缩而减少产后出血。

产后大出血一旦发生如何治疗呢？

产后大出血的预防重于治疗，一旦发生，及早识别原因并进行正确的处理是关键。宫缩乏力引起的产后大出血，可通过按摩子宫，使用促宫缩药等加强宫缩。胎盘因素造成的产后大出血，可通过清宫等措施促使胎盘迅速娩出。软产道损伤引起的产后大出血，可仔细检查软产道，明确损伤部位后给予缝合止血。对于凝血功能障碍的产妇，可通过补充凝血因子等措施予以改善。极少数的产后大出血会出现药物无法控制的情况，需要通过手术进行止血。

随着现代医疗技术水平不断提高、药物及手术技巧不断进步，再加上正确的预防、产妇和医生的相互配合，产后大出血通常都是可以避免或者可以得到有效控制的。

（王雁）

74 什么是羊水栓塞

说到"羊水栓塞"，大多数的人都是一知半解或莫名其妙，但是这个名词却令所有妇产科医师闻之色变，甚至不愿意去谈论它！因为"羊水栓塞"是产妇死亡的主要原因，而且总是出其不意地发生，几乎无法预防。这到底是什么状况？又该如何尽量避免与抢救呢？

羊水栓塞是指产妇生产过程中（包括顺产、剖宫产和流产）羊水进入了母体血液内，引起了产妇肺动脉高压、过敏性休克、弥散性血管内凝血、多脏器损伤等一系列的病理改变，严重危及产妇生命，是极严重的产科并发症。估计的发病率虽然只有 1∶20000，但死亡率高达 60% 以上。

哪些准妈妈易发生羊水栓塞呢？

年龄超过 35 岁的产妇，且年龄越大，发生的可能性越大；经产妇，且生产的次数越多，发生率越高；胎盘早剥的病人；胎死宫内，且胎儿死亡时间越久，发生羊水栓塞的概率越高；有胎儿窘迫的现象时发生羊水栓塞的概率也比较高，因为此时羊水内常有胎便，并且产痛通常都很强烈；使用催产素催生而造成产痛非常强烈时也较易发生羊水栓塞。

羊水栓塞导致死亡的原因是什么呢？

产妇一旦发生羊水栓塞，75% 是因为心脏或肺的功能受损而造成死亡。所以，在临床上讨论羊水栓塞的治疗时，如何解决心脏或肺的问题是最重要的原则；另有 25% 的产妇是因血液无法凝固而死亡，可见发生凝血机能障碍的概率也是相当高的。

如何预防羊水栓塞的发生呢？

注意诱发因素，如胎儿窘迫、过期妊娠、羊水混浊、前置胎盘、胎盘早剥；人工破膜时应使羊水缓慢流出；若使用催产素，应避免宫缩过强，且不可在宫缩很强的时候进行人工破膜。

羊水栓塞一旦发生如何进行治疗呢？

1. 纠正呼吸、循环衰竭是关键，包括：取半坐位或抬高头肩部卧位，加压给氧，减轻肺水肿，改善脑缺氧；抗过敏治疗：减轻羊水导致的过敏反应。为阻断迷走神经反射引起的肺血管、支气管痉挛，心率慢时可每 10～15 分钟静脉注射阿托品，直到患者面部潮红、呼吸好转为止；为减轻右心负荷，可捆扎四肢以阻断静脉回流；必要时中心静脉插管，既便于取血检查、输血、输液，也可测中心静脉压，指导输液量的控制。

2. 纠正弥散性血管内凝血。

3. 产科处理，原则上先行上述第 1 步，待病情好转后再处理分娩，第一产程可剖宫产；第二产程阴道助产。有学者认为同时切除子宫能最有效地控制出血，并可减少羊水物质继续进入母血。

（王雁）

妊娠期常见合并症

75 妊娠期糖尿病

1. 什么是妊娠期糖尿病

妊娠期糖尿病（GDM）是指妊娠前糖代谢正常或有潜在的糖代谢减退，妊娠期才出现或发现的糖尿病。我国发生率为 1%～5%，近年有明显增加趋势。

GDM 的发生主要跟妊娠期间胎盘分泌的一些激素有对抗胰岛素的作用有关，主要包括胎盘催乳素、黄体酮及雌激素等，随着妊娠的进展，这些激素的分泌量逐渐增加，导致周围组织对胰岛素的敏感性下降，即产生胰岛素抵抗作用。所以怀孕本身就容易导致糖尿病发生。

糖尿病对母儿会有很大影响，孕妇易发生妊娠高血压疾病、羊水过多、早产或流产、感染、巨大儿等，孕早期血糖高可致胎儿畸形、新生儿可发生呼吸窘迫综合征、低血糖、低血钙、红细胞增多症、高胆红素血症等。因此，孕期对糖尿病的管理很重要，将血糖控制在正常范围，可以大大减少围生儿的病死率。

2. 如何发现妊娠期糖尿病？

①妊娠期糖尿病（GDM）的高危因素　肥胖、糖尿病家族史、多囊卵巢综合征等是 GDM 的高危因素。有下列情况者高度怀疑有 GDM，应及早检查以确诊：孕早期空腹尿糖阳性、反复的外阴阴道假丝酵母菌病、巨大儿分娩史、GDM 史、无明显原因的多次自然流产史、胎儿畸形史、死胎史以及足月新生儿呼吸窘迫综合征分娩史。

②具有 GDM 高危因素的孕妇，首次孕期检查时检查空腹血糖或随机血糖，

若空腹血糖 ≥ 7.0 mmol/L，或随机血糖 ≥ 11.1mmol/L，即可诊断为孕前糖尿病。

③首次产检未诊断为糖尿病的孕妇，在妊娠 24 ~ 28 周时应进行 75 g 糖耐量试验（OGTT）。

OGTT 的方法：我国多采用 75 g 糖耐量试验。指空腹 12 小时后，口服葡萄糖 75g，其正常上限为：空腹 5.1 mmol/L，餐后 1 小时 10.0 mmol/L，餐后 2 小时 8.5 mmol/L。其中有 1 项或者 1 项以上达到或者超过正常值，可诊断为妊娠期糖尿病（GDM）。

3. 应对策略

①饮食疗法

大多数 GDM 患者仅需要合理的饮食管理即可维持血糖在正常范围。最理想的饮食为既不引起饥饿性酮体的产生，又能严格限制碳水化合物的摄入而不引起餐后高血糖，每日的总热量 126 ~ 147 J/kg（30 ~ 35 kal/kg），每增加 1 孕周，热量供给增加 3% ~ 8%，肥胖者在此基础上适当减少，消瘦者适当增加。膳食配比：每日总热量中碳水化合物占 50% ~ 55%，蛋白质占 25%，脂肪占 20%。少量多餐原则，每日分 5 ~ 6 餐，早餐占全天总热量的 10%，午餐及晚餐各占 30%，上午、下午及睡前加餐各占 10%。水果在两餐之间，每日量最多不超过 200 g，蔬菜每日不少于 500 g，绿色蔬菜不少于 50%。饮食中应特别注意要提供充足的微量元素如镁、锌、铬等，这些微量元素对胰岛素的生物合成、体内能量代谢及改善糖耐量等方面起着重要作用。同时应提高膳食中可溶性纤维的含量，这类食物包括：魔芋、整粒豆、燕麦麸、大麦、玉米等。

②运动疗法

运动量及运动方法因人而异，最安全的运动方式应不引起胎儿窘迫或子宫收缩，以低至中等强度的有氧运动为主，避免强度过大的运动。常见的运动形式有：行走、爬楼梯、游泳、打太极拳等。正式运动时间为 20 分钟 / 次，每天 3 次。

③药物治疗

口服降糖药在妊娠期应用的安全性、有效性未得到足够证实，目前不推荐使用。胰岛素是大分子蛋白，不通过胎盘，对饮食不能控制的糖尿病，胰岛素是主要的治疗药物。胰岛素用量个体差异较大，应由临床医生根据患者的病情、孕期进展以及血糖值加以调整，力求控制血糖在正常范围。

（赵瑞华）

76 妊娠期高血压疾病

很多育龄女性都听说过"妊高征"，知道它是怀孕期间可能会患的一种非常严重的疾病，但非专业人士对它的详细病因、表现及危害等可能并不十分清楚。"妊高征"的学名应称为"妊娠期高血压疾病"，又称"妊娠高血压综合征"，是妊娠期特有的一类疾病，根据病情的轻重程度又分为妊娠期高血压、轻度子痫前期、重度子痫前期、子痫、慢性高血压疾病。重度子痫前期和子痫严重影响母婴健康，是孕产妇和围生儿发病率和死亡率的主要原因之一。妊娠期高血压疾病的发病率为7.0%，子痫前期的发病率为2.2%。

重度子痫前期和子痫的发病机制至今未完全清楚。遗传因素有一定的关系。目前没有很好的预防办法。我们能做的是及早发现、早期治疗。如果家族中有人患过重度子痫前期和子痫，或本人前次妊娠时患有此病，或有高血压病史，则此次怀孕后要高度警惕重度子痫前期和子痫的发生。重度子痫前期和子痫的主要表现是怀孕20周后血压升高，出现蛋白尿，有不同程度的水肿。随着病情加重，孕妇会出现头晕、头痛、恶心、呕吐、多脏器功能障碍、凝血功能障碍甚至抽搐（子痫），个别重症者可发展至HELLP综合征，出现肝肾衰竭、自发性肝破裂、DIC，甚至死亡。由于子痫前期患者胎盘血管痉挛、胎儿血液供应不足，容易发生胎儿功能发育迟缓、胎儿宫内窘迫，重者可发生胎盘早剥，威胁母儿的生命。

那如何知道自己是否患有妊娠期高血压疾病呢？首先，一定要定期做产前检查。妊娠期高血压疾病一般在怀孕20周后发病。有些孕妇在怀孕前就有高血压病或孕早期发现血压增高，更易发生子痫前期。如果孕检发现血压高于140/90mmHg或者比基础血压高30/15mmHg，经休息后复测仍达到上述标准，同时蛋白尿$\geqslant 0.3g/24h$或$\geqslant +$，即可诊断为轻度子痫前期。轻度子痫前期患者需要减少动物脂肪及过量盐的摄入，但不限制盐和液体的摄入，保持足够的休息和愉快心情，坚持左侧卧位增加胎盘绒毛的血供。同时列为高危妊娠，缩短产检的间隔。如果血压继续升高达$\geqslant 160/110mmHg$，蛋白尿$\geqslant 2.0g/24h$或$\geqslant + +$，伴有头痛等自觉症状或重要脏器功能障碍，即为重度子痫前期，需要及时住院治疗。由于此病为妊娠特发性疾病，所以妊娠结束后病情会明显好转。因此，对于重症者需要提前结束妊娠。

对于有妊娠期高血压疾病高危因素者，补钙可能会预防妊娠期高血压疾病的发生、发展。国内外研究表明，每日补钙1~2g能有效降低妊娠期高血压疾病的发生。

（孙秀丽 赵瑞华）

77 前置胎盘

如果孕妇在孕晚期出现阴道流血，同时并不伴有腹痛，一定要引起高度重视，因为很有可能是前置胎盘。前置胎盘是妊娠晚期出血的主要原因之一，是严重的妊娠并发症，其发生率为0.2%~1.6%。如处理不当，可危及母儿生命安全。

所谓前置胎盘，是指胎盘的位置过低，附着于子宫下段，离子宫颈内口很近，甚至其下缘达到或完全覆盖了子宫颈内口。按胎盘与子宫颈内口的关系，将前置胎盘分为3类：子宫颈内口全部被胎盘组织覆盖时，为"完全性前置胎盘"

或"中央性前置胎盘"；当宫颈内口有一部分被胎盘覆盖时，则称为"部分性前置胎盘"；如果胎盘附着在子宫下段但边缘不超越子宫颈内口，则称为"边缘性前置胎盘"。前置胎盘的分类如下图所示：

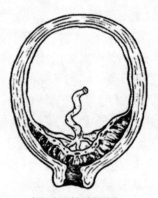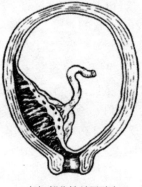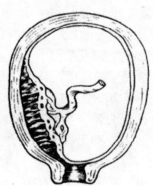

（1）完全性前置胎盘　　　（2）部分性前置胎盘　　　（3）边缘性前置胎盘

前置胎盘的主要症状是孕晚期出现无痛性、反复性阴道流血。一般发生于孕28周以后，完全性前置胎盘往往初次出血的时间早，有时一次大量出血即可使病人陷入休克状态；边缘性前置胎盘初次出血发生较晚，多在妊娠37～40周或临产后，量也较少。

超声定位诊断前置胎盘的准确率达95%以上，如果按期产检，往往能在出血前即诊断出。如果医生告知您胎盘位置低，或者明确有部分或完全性前置胎盘，一定要注意避免进行任何可能引起阴道流血的活动，如提举重物、爬山或拖地等家务劳动。尽量放松、卧床休息，减少运动。要禁止性生活，也要避免行任何经阴道的检查。一旦出现阴道流血，需要立刻去医院看急诊，必要时需要住院观察和治疗。医生会根据你的孕周、出血量和胎儿等情况综合考虑，决定下一步该怎么做。

（汤惠茹　吴瑞芳　孙秀丽）

78　胎盘早剥

正常胎盘在胎儿娩出后才与子宫壁剥离，然后娩出体外。而妊娠20周以后或分娩期，正常位置的胎盘在胎儿娩出前部分或全部从子宫壁剥离，称为胎盘早剥。胎盘早剥是妊娠晚期出血的重要原因之一，属于妊娠期严重并发症。通常起病急，进展快，若处理不及时，可危及母婴生命。

那胎盘为什么会剥离呢？主要原因有外力作用或内在疾病。外力作用即为外伤引起，如孕中晚期后腹部受到撞击、跌倒、突然用力不当、性交等，可能会引起胎盘血管破裂，导致胎盘后血肿、胎盘剥离。内因主要为孕妇血管病变，包括子痫前期、子痫、慢性高血压或慢性肾病患者等。重度子痫前期及子痫为最常见诱因，尤其是血压不稳定时，易造成胎盘早剥。胎盘早剥后可出现不同程度的阴道出血，与前置胎盘不同的是，胎盘早剥会伴有不同程度的腹痛。

根据剥离面积的大小及出血情况，胎盘早剥可分为轻型和重型。轻型者胎盘剥离面通常小于胎盘面积的 1/3，以显性出血为主，主要症状为阴道流血，可伴有轻度腹痛或腹痛不明显。重型者剥离面大于胎盘面积的 1/3，以隐性出血为主，同时有较大的胎盘后血肿。主要症状为孕妇突然发生持续性腹痛和／或腰酸、腰痛，严重时可出现恶心、呕吐，以致面色苍白、出汗、脉弱及血压下降等休克征象。可无阴道流血或仅有少量阴道流血，贫血严重程度与外出血量不相符。

阴道流血和腹痛是胎盘早剥的最常见症状，如果出现下列症状中的任何一种，都要立刻去医院看急诊。

1. 阴道流血，或者破水，特别是羊水中带血。

2. 腹部痉挛性疼痛或出现背痛。

3. 频繁宫缩或宫缩一直不停。

4. 胎动比以往减少。

一般来说，胎盘早剥一旦确诊，就应该尽快终止妊娠，娩出胎儿以控制子宫出血。重型胎盘早剥多选择剖宫产娩出宝宝。产后还要继续密切监护产妇的凝血功能、肾功能等情况，预防 DIC、急性肾衰竭等并发症的发生。也必须根据胎儿的情况决定新生儿是否转儿科观察治疗。

（汤惠茹　吴瑞芳　孙秀丽）

79 妊娠期心脏病

妊娠期心脏病可分成两大类，第一类孕前即有的心脏病，以风湿性及先天性心脏病居多，高血压性心脏病、二尖瓣脱垂和肥厚型心脏病少见。第二类系由妊娠诱发的心脏病，如子痫前期引起的心脏病、围生期心肌病等。

怀孕后由于孕妇除了自己外，还要为胎儿提供足够的血液供应，因此血流动力学与非孕期有很大的不同。有些心脏病患者在怀孕前心功能尚可，但怀孕后随着孕周的增加，逐渐不能满足自身及胎儿的需求，发生心力衰竭。

妊娠期心脏病、心功能衰竭是引起孕产妇死亡的重要原因之一，如处理不当，会发生大人孩子都不能保的悲剧。但也不是所有心脏病患者都不可能做妈妈。对于孕前即患有器质性心脏病者，打算要宝宝前一定要到正规医院请产科及心脏科专家来帮忙确定是否可以怀孕。对于心功能 Ⅰ～Ⅱ级的部分心脏病患者，可以在医生的严密监护下怀孕。而心功能较差，或者一些严重的先心病尤其是右向左分流者则不能怀孕。如果医生已明确您不适宜怀孕，建议不要抱侥幸心理去尝试。我们曾遇到过这样的患者，结果不但胎儿不能保住，还险些丢了大人的性命。

那些轻症心脏病患者及妊娠后发生心脏病的患者，孕期一定要加强产前检查，应从孕早期开始进行系统的产前检查，严密观察心功能情况。最好由产科和内科医生共同监护。妊娠 32 ~ 34 周、分娩期及产褥期的头三天是心脏病患者最危险的时期，极易发生心力衰竭，应特别注意。当体力突然下降、阵咳、心率加快、水肿加重或体重增长过快、夜间憋醒等时，应警惕心力衰竭的可能。要保证每天有充足的睡眠，日间餐后休息 0.5 ~ 1 小时。限制活动量，限制食盐量每天不超过 4 克。积极防治贫血，给予铁剂、叶酸、维生素 B 和 C、钙剂等，整个妊娠期体重增加不宜超过 11 千克。避免情绪波动。有上呼吸道感染时，患者病情可迅速恶化，甚至出现心力衰竭，需要住院治疗。

心脏病孕妇的分娩方式主要取决于心功能状态及产科情况。心功能 Ⅰ ~ Ⅱ 级者，原则上可经阴道分娩，但必须由专人负责密切监护，第二产程避免过度用力，可适当用产钳助产。剖宫产可在较短时间内结束分娩，从而避免长时间子宫收缩所引起的血流动力学变化，减轻疲劳和疼痛等引起的心脏负荷。然而，手术本身也是一种负担，并可增加感染和出血机会，因此，住院后由主管医师综合判断。

产后产妇要卧床休息 24 ~ 72 小时，重症心脏病产妇应取半卧位以减少回心血量，并吸氧。如无心力衰竭表现，鼓励早期起床活动。有心力衰竭者，则卧床休息期间应多活动下肢，以防止血栓性静脉炎。心功能Ⅲ级以上的产妇，产后不宜哺乳。哺乳可增加机体代谢与液体量需要，使病情加重。

（汤惠茹　吴瑞芳　孙秀丽）

80 妊娠期特发性血小板减少

1. 什么是妊娠期特发性血小板减少？

妊娠期特发性血小板减少全名为妊娠期特发性血小板减少性紫癜（ITP），好发于 20 ~ 40 岁生育年龄的女性，比较常见。它属于一种自身免疫性疾病，病因尚不明确。部分患者体内有抗自身血小板的抗体，此抗体不仅可使患者自身血小板遭到破坏而减少，还可以通过胎盘进入胎儿体内，损害胎儿血小板，引起胎儿或新生儿血小板减少，甚至增加新生儿颅内出血的危险。

2. 重视孕前咨询

部分患者孕前即有血小板减少的病史，或在妊娠早期就发现血小板减少，血小板计数多数低于 50×10^9 /L，且有出血症状，部分患者产后血小板仍保持在较低水平。因此，计划妊娠的女性最好进行孕前检查检测自己血常规是否异常，孕前就有血小板减少病史的女性最好到血液科进行检查明确病因，孕前至产科专家咨询是否可以近期怀孕。

3. 孕期治疗与保健

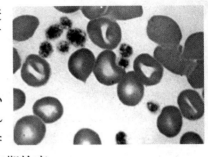

一旦妊娠期发现血小板减少，尤其是血小板计数低于 50×10^9/L 时（正常值 $100 \times 10^9 \sim 300 \times 10^9$/L），需转至有条件的综合医院进行产前保健，在产科医生和血液科医师共同指导下定期检查。

根据血小板减少的具体数值以及有无出血倾向，ITP 的治疗方法有所区别。

妊娠期特发性血小板减少性紫癜尤其是发生时间比较早的孕妇，容易发生流产、早产。因此，在妊娠早期，如血小板计数 $>50 \times 10^9$/L 且保持稳定，无牙龈出血、皮肤瘀点瘀斑等出血倾向时，可以继续妊娠；对于有明显出血倾向或血小板进行性降低的孕妇，以及需要糖皮质激素治疗才能控制 ITP 病情时，一般建议终止妊娠。在妊娠中、晚期，如血小板水平稳定，无出血倾向时，以保守治疗为主。对于血小板 $<50 \times 10^9$/L 或有出血倾向者应用药物治疗。

孕期治疗的目的是防止自发出血，保障母胎安全，平安分娩。目前的主要方法有激素治疗、丙种球蛋白输注和血小板输注。大多数 ITP 指南建议血小板低于 30×10^9/L 时才考虑治疗，治疗目标为血小板计数达到预防严重出血的安全值即可，不苛求纠正至血小板计数正常。

药物治疗方面，糖皮质激素是首选治疗，但在妊娠期使用可致妊娠糖尿病、骨质疏松、体重增加，也可导致血压升高而增加先兆子痫的危险，尽管对胎儿的致畸作用不肯定，但妊娠前 3 个月一般不主张应用，妊娠 4 ~ 6 个月可用可不用时应慎重使用，而妊娠后 3 个月若无其他禁忌证时一般均可应用。

目前对 ITP 合并妊娠疗效最好而副作用最小的还是静脉滴注大剂量丙种球蛋白，它起效快，可以快速提高血小板水平，多用于近足月打算近期分娩的孕妇以及对糖皮质激素治疗无效者，但价格较贵，它属于血液制品，有引起过敏反应、血源性疾病等风险。

4. 何时住院分娩？能顺产吗？必须剖宫产吗？

血小板 $>50 \times 10^9$/L 的孕妇多数可以在接近预产期时入院计划分娩。有阴道分娩条件者，如血小板 $<50 \times 10^9$/L 时，一般应于预产期前半个月左右提前入住产科病房，继续接受升高血小板和减轻出血的治疗，在备好血小板、红细胞等血源情况下，严密监测，经阴道试产。若经糖皮质激素或配合丙种球蛋白治疗后血小板仍 $<20 \times 10^9$/L 的患者，均应在充分备好血小板的情况下进行剖宫产术，酌情于术前、术中输注血小板。阴道分娩或术中容易发生产后出血，甚至大出血引起失血性休克、弥散性凝血功能障碍等并发症，因此建议到有条件的综合医院住

院分娩。

5. 新生儿是否会患血小板减少？

患 ITP 孕妇分娩的新生儿容易同时患血小板减少，根据文献统计，新生儿血小板 $\leqslant 50 \times 10^9 / L$ 者占 10 % 左右，$\leqslant 20 \times 10^9 / L$ 者占 5 % 左右。孕期母亲有血小板相关抗体者以及曾经分娩过血小板减少症婴儿的孕妇，这次妊娠新生儿出现血小板减少的可能性增加。所以出生后需查血常规了解新生儿血小板水平。新生儿血小板减少一般不用治疗，短期内可自行恢复。若血小板 $< 20 \times 10^9/L$ 或有出血者，需转儿科进一步治疗，可静脉给予丙种球蛋白及糖皮质激素，必要时可静脉输注浓缩血小板。

（唐志坚　孙秀丽）

孕
产

81 妊娠合并急性阑尾炎

急性阑尾炎是外科常见疾病，也是妊娠期较常见的外科并发症。由于妊娠期的特殊生理变化，妊娠合并阑尾炎在临床表现、疾病进展、诊断及治疗上都有其特殊性。妊娠期急性阑尾炎发展快，容易形成穿孔和腹膜炎，因而是一种严重的合并症，早期诊断和处理极为重要。妊娠期间增大的子宫使盲肠和阑尾向上、向外移位，临床表现不典型，给诊断造成困难，容易误诊，延误治疗。当炎症波及子宫浆膜层时，可刺激子宫收缩，发生流产或早产或刺激子宫强直性收缩，导致胎儿缺氧甚至死亡。

1. 临床表现

妊娠早期子宫增大不显著，阑尾的解剖位置无明显变化，因此，此期发生的阑尾炎在症状和体征方面与非孕期相似，可有典型的转移性右下腹痛，即最初表现为上腹痛如胃痛，随后疼痛转移至右下腹，出现右下腹压痛、反跳痛。当阑尾穿孔后病情加重，由局部的右下腹痛变成全腹痛、疼痛拒按，伴有发冷、发热、寒战等。中、晚期妊娠者，由于阑尾向上、向外移位，右下腹疼痛症状不典型。用手指压在压痛最明显的地方，然后改为左侧卧位，使子宫向左侧移动，若压痛减轻或消失，提示病变可能位于子宫或附件，若压痛持续存在，提示病变位于阑尾。多伴有全腹发紧感、腰酸等。

妊娠期间如出现右下腹痛，伴有发热、恶心、呕吐，应该及时就诊。医生需根据临床表现选择性做一些辅助检查，包括腹部 B 超、血常规等。妊娠早期需要与宫外孕、卵巢囊肿扭转相鉴别，妊娠中、晚期需要与泌尿系统结石、胆囊炎等鉴别。

2. 对胎儿的影响

妊娠期发生急性阑尾炎，阑尾易穿孔，炎症容易扩散至全腹，形成弥漫性腹膜炎，容易引起胎儿流产、早产等。

3. 治疗原则

（1）一旦确诊，立即手术治疗，切除阑尾；

（2）手术前、后要采用保胎治疗；

（3）术后给予大量抗生素治疗，应选择对胎儿影响小、敏感的广谱抗生素，考虑到药物对胎儿的影响，可以在无药物过敏的情况下使用青霉素类、头孢类抗生素；另外，甲硝唑抗厌氧菌效果较好，有资料表明，它在孕期可以使用。

（4）若妊娠晚期发生急性阑尾炎，必要时先行剖宫产，再行阑尾切除术。

（唐志坚　孙秀丽）

82　妊娠期子宫肌瘤红色变性

子宫肌瘤红色变性属于肌瘤变性的一种，多发于妊娠期和产褥期，其发生率为 1.9% ~ 25%，其中与妊娠有关的占 20.3% ~ 34.8%。发生机制不清，一般认为红色变性是由于肌瘤体积迅速增大，瘤内血液循环障碍，引起肌瘤充血、水肿、血栓形成，进而出现缺血、梗死等变化，血液溢入瘤体导致溶血，血红蛋白渗入瘤组织所致。但它不属于肌瘤恶性变，所以孕妈妈不必太担心。

妊娠期子宫肌瘤红色变性的典型症状为剧烈腹痛伴发热，可伴有恶心、呕吐，体温一般不超过 38.5℃，伴血常规检测中白细胞升高。临床症状比较明显，除发热、腹痛外，B 超检查可提示子宫肌瘤较前增大明显，且宫体肌瘤生长部位有明显压痛。

妊娠期子宫肌瘤红色变性属于妊娠期急腹症中的一种，需与妊娠期阑尾炎、先兆早产等鉴别。妊娠期子宫肌瘤红色变性可能刺激子宫使其敏感性增加，引起宫缩，如不及时控制可能导致流产、先兆早产等。

治疗方面，一般主张保守治疗，不用手术。多应用抗生素预防感染，使用硫酸镁等宫缩抑制剂保胎治疗。一般经对症治疗后，症状可逐渐好转，1 周左右可恢复。

（唐志坚　孙秀丽）

83　妊娠期合并卵巢肿物

在妊娠期合并卵巢肿物中，多为良性，恶性肿瘤相对罕见。一般认为妊娠合并卵巢肿瘤中恶性肿瘤仅占 2% ~ 5%。

卵巢肿物患者早期一般无明显症状，一般在妊娠早期通过双合诊妇科检查可以触及，结合早孕 B 超检查做出诊断。中期妊娠以后不易发现，需依靠 B 超诊断。

1. 对孕妈妈及胎儿的影响

妊娠前三个月：较大卵巢囊肿嵌入盆腔有可能引起流产。

妊娠中期：部分带蒂卵巢肿物可在体位改变下发生卵巢肿瘤蒂扭转或破裂，表现为突然感到一侧下腹剧痛，难以忍受，且伴恶心、呕吐。

妊娠晚期：若肿瘤较大可能影响胎位，分娩时，可能引起肿瘤破裂，若肿瘤位置低，孕晚期保健或临产时发现胎头迟迟不能入盆，可能是卵巢肿瘤阻挡胎头下降。这时应立即行剖宫产结束分娩，然后按常规对卵巢肿瘤进行手术治疗。

2. 辅助检查

妊娠期盆腔 B 超检查是诊断卵巢肿瘤最可靠的方法，常可发现孕期盆腔检查所漏诊的卵巢肿瘤。B 超一般可以判断肿块内容物为囊性、实性或囊实相间以及有无分隔、有无乳头、盆腔内有无积液等。囊性包块可能为卵巢功能性囊肿或卵巢良性肿瘤，实性有分隔者一般均为卵巢肿瘤。发现卵巢包块后，妊娠期定期 B 超随访更有助于进一步确定包块的性质。

如妊娠超过 3 个月以上，包块维持原有大小而无变化者可能为良性卵巢肿瘤，逐渐缩小者一般为卵巢功能性或生理性囊肿而非肿瘤，逐渐增大或肿瘤为囊实性、实性、有乳头、盆腔有积液，短期内生长迅速者应考虑卵巢恶性肿瘤的可能。

3. 手术时机

卵巢良性肿物若在孕早期被发现，最好等待至妊娠 3 个月后再次复查，若持续存在，可以根据具体情况随诊观察或手术，妊娠 3 个月内尽量避免手术，以免诱发流产。妊娠合并卵巢肿物最佳的手术时间是妊娠 16～20 周，此时维持妊娠的孕激素主要由胎盘产生，不易流产，肿物易暴露，操作方便。

妊娠晚期发现的卵巢肿物，应尽量等待至足月，临产前由产科医生评估其位置、大小、对胎头下降是否存在潜在影响，决定是否可以经阴道分娩。若经评估可能导致产道梗阻，则需剖宫产，术中同时切除肿瘤。

若经医生评估卵巢肿物为恶性肿瘤的可能性大时，则不考虑妊娠阶段，需要尽早手术。

（唐志坚　孙秀丽）

产褥期

84 坐月子中式好还是西式好

1. 产后素描——西式

产后第 1 天，洗澡、冰激凌、冰袋外敷……第 2 天，妈妈、宝宝——日光浴、购物；第 7 天，高跟鞋、职业装、上班……。坐月子？欧美妈妈们 SayNO。欧美医生认为，分娩是女性正常的生理过程，不是机体发生病理改变，因此无需像大病初愈一样在家休养。

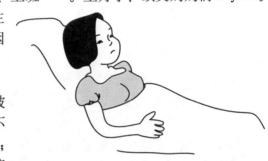

2. 产后素描——中式

生下宝宝后，帽子、袜子、厚被子，即使炎热的夏天也如临大敌。不能洗头洗澡，不能刷牙，不能梳头；不能看电视，不能哭……中国的婆婆妈妈们说这就是我们祖祖辈辈的规矩，月子坐不好，老了病就找上来了；月子坐好了，老病也能调养好。

西式的潇洒与中式的传统，我们到底如何抉择？现代医学认为：生育使妈妈们身体结构发生了巨变，妊娠晚期子宫重量增为非孕期 20 倍，容量增加 1000 倍以上；心脏、肺的负担明显增加，肾略有增大，输尿管增粗，蠕动减弱，其他如肠道内分泌、皮肤、骨关节、韧带等都会发生相应改变。分娩后，子宫、会阴、阴道创口愈合，子宫缩小，膈肌下降，心脏复原，被拉松弛的皮肤、关节、韧带逐渐恢复正常，这些形态、位置和功能的复原，需要 6～8 周。所以产后一定时间的调养对新妈妈极其必要，把握好对待传统禁忌的尺度，科学地安排坐月子，调理身心健康，坐一个愉快的月子。

（1）保证吃好、休息好

由于分娩会给产妇的身心造成极度劳累，所以分娩后的第一件事就是让产妇美美地睡一觉。睡足之后，应吃些营养高且易消化的食物，同时要多喝水。"月子"里和哺乳期都应吃高营养、高热量、易消化的食物，使身体迅速恢复，保证乳量充足。

（2）尽早下床活动

一般情况下，经阴道正常分娩的产妇在产后当日就应当下床走动。也可以在医护人员指导下，每天做一些简单的锻炼或产后体操，有利于保持良好的体形。

（3）特别注意个人卫生

"月子"里产妇的会阴部分泌物较多，每天应用温开水或 1 : 5000 高锰酸钾溶液清洗外阴部。

过去，有不少妇女盲目信奉"老规矩"——坐月子里不能刷牙，结果"坐"一次"月子"毁了一口牙。产妇每天应刷牙一两次，可选用软毛牙刷轻柔地刷动。每次吃过东西后，可以用温开水漱口。

室内温度不可太高，应常通风。过去常有将门窗紧闭，不论何时产妇都要盖厚被的说法是十分危险的，尤其是在夏季，极易造成产妇中暑。

（4）尽早喂宝宝母乳

分娩后乳房充血膨胀明显，尽早哺乳有利于刺激乳汁的分泌，使以后的母乳喂养有个良好的开端，还可促进子宫收缩、复原。哺乳前、后，产妇要十分注意保持双手的清洁以及乳头、乳房的清洁卫生，防止发生乳腺感染和新生儿肠道感染。

（5）合理安排产后性生活

恶露未干净或产后 42 天以内，由于子宫内的创面尚未完全修复，所以要绝对禁止性生活。恶露干净较早的产妇，在恢复性生活时一定要采取可靠的避孕措施，因为产褥期也可能受孕，应引起重视。

（6）按时产后检查

产后 42 天左右，产褥期将结束，产妇应到医院作一次产后检查，以了解身体的恢复状况。

（7）不要吹风、受凉

如果室内温度过高，产妇可以适当使用空调，室温一般以 25～28℃为宜，但应注意空调的风不可以直接吹到产妇。

（龚洵　冯玲）

85　正常恶露什么样

无论你是顺产还是剖宫产，产后都会出现一些阴道分泌物，称为恶露。正常的恶露有些血腥味，但是不臭。一般情况下，恶露大约在产后 3 周左右就干净了。

产后第 1 周，恶露的量较多，颜色鲜红，含有大量的血液、小血块和坏死的蜕膜组织，称为红色恶露。就像是月经，这时候的恶露既可能间断、小股流出，也可能比较均匀地流出。

产后 1～2 周，恶露中的血液量减少，较多的是坏死的蜕膜、宫颈黏液、阴道分泌物及细菌，使得恶露变为浅红色的浆液，此时的恶露称为浆性恶露。

产后 2～3 周，恶露中不再含有血液了，但含大量白细胞、退化蜕膜、表皮细胞和细菌，使恶露变得黏稠，色泽较白，所以称为白色恶露。白色恶露可持续 2～3 周。

产后一周内，可以使用加厚、加大的卫生巾。随着恶露的逐渐减少，可以改用小的卫生巾或护垫。产后至少 6 周之内，不宜使用卫生棉条，因为这时候阴道和子宫正在复旧，伤口正在愈合，使用卫生棉条会增加感染的可能性。注意观察恶露情况是否正常，尤其是要注意恶露的质与量、颜色与气味的变化，可以估计子宫恢复的快、慢，有无异常。

（龚洵 冯玲）

86 什么是异常恶露？如何处理

在产褥期，产后子宫的重量将从 1000g 减少到 50～60g，体积也不断缩小，6 周后恢复到孕前大小。子宫复旧好坏，可以从子宫底下降和恶露情况来估计。所以，恶露是产妇健康的一面镜子，要学会观察自己的恶露情况，发现其中有问题时，就要尽早去医院就诊。如果恶露有臭味，或红色恶露、白色恶露过多及持续时间过长，反反复复，那就说明恶露异常。恶露异常多是某些疾病的表现，以产褥期出血和感染最为常见。

1. 如果产后恶露颜色已经变浅后，再次出现鲜红色的血液，且超过月经量，应该去医院就诊。

2. 如果产后 2 周，恶露仍然为血性，量多，伴有恶臭味，有时排出烂肉样物，或者胎膜样物，这时应考虑子宫内可能残留有胎盘或胎膜，随时有可能出现大出血，应立即去医院诊治。

3. 产后发生产褥感染时，会引起子宫内膜炎或子宫肌炎。这时，产妇有发热、下腹疼痛、恶露增多并有臭味等症状。这时的恶露，不仅有臭味，而且颜色也不是正常的血性或浆液性，而呈混浊、污秽的土褐色。

4. 阴道出血量明显多于月经量，伴头晕、心慌。这预示着产后出血，你需要马上去医院就诊。

5. 产后红色恶露反反复复或者越来越多，不时混有新鲜血块，除有胎盘残留及子宫复旧不良的可能性外，还应警惕滋养细胞肿瘤。这是一种恶性程度很高的癌，多发生于葡萄胎后，也有 20% 左右的病例继发于足月妊娠或与妊娠同时存在。正常妊娠分娩后数日，尿或血绒毛膜促性腺激素即转为阴性，如果仍为阳性并伴反复的血性恶露，就应当高度警惕。

（龚洵 冯玲）

87 晚期产后出血什么表现

晚期产后出血指分娩 24 小时后，在产褥期内发生的子宫大量出血，出血量超过 500ml。产后 1~2 周发病最常见，亦有延迟至产后 6 周发病的，又称为产褥期出血。

晚期产后出血的原因有：

1. 胎盘胎膜残留为最常见和最主要的原因。出血时间以发生在产后 4~10 天者居多，少数病例可因残留组织坏死，纤维蛋白沉积，而形成胎盘息肉，于产后数周或数月之后发生出血。

2. 子宫复原不全。在分娩时和产后早期引起子宫收缩乏力的因素均可导致子宫复原不全，表现为血性恶露持续时间长，甚至可以出现较大量的出血，子宫大而软。

3. 胎盘附着部位复原不全。正常情况下，胎盘附着处断裂的血管经子宫肌收缩而闭塞，其断端产生血栓，最后血栓发生机化等改变使血管口完全阻塞。当以上过程受到干扰时，血栓可被溶解，血窦重新开放，突然发生大出血，常发生于产后 1 个月左右。

4. 剖宫产术后晚期出血，多发生于术后 2~6 周。多因切口影响子宫收缩，或缝线溶解、松脱或感染而使切口裂开；或因缝线过密造成局部缺血坏死等，出血较为严重。

5. 其他原因。如滋养细胞疾病、子宫黏膜下肌瘤、子宫颈癌、性交损伤等，均可导致晚期产后出血。

晚期产后出血的表现：

1. 分娩 24 小时后产褥期内发生子宫出血，表现为产后恶露不净，血色由暗转红，伴感染时有臭味。出血反复，血量少或中等，一次大量出血时可伴凝血块，出血多时患者可能休克。

2. 有下腹痛、低热或产后低热史。

3. 子宫稍大而软，伴感染时子宫或切口处有压痛，切口处血肿形成，可触及包块，宫口松弛，有时可触及残留的胎盘组织。

4. 有贫血及感染。

晚期产后出血的预防：

做好妊娠期保健，恰当处理好分娩过程，可明显减少晚期产后出血的发生。有产后出血史、多次人工流产史、胎盘滞留及双胎、羊水过多、产程延长者要提高警惕，做好产前保健及产时、产后监护。

88 乳房的护理

母乳喂养的优点众所周知，但是对于母乳喂养，新妈妈们总有这样那样的担心与疑问：乳房会因此而下垂吗？乳房皮肤会松弛吗？什么时候断奶有利于乳房保健？对于母乳喂养，乳房护理很关键。乳房护理得好，既有利于宝宝营养的充足摄取，也有利于产妇身材的恢复。

理论上讲，无论是否进行母乳喂养，产后女性的乳房都会有所下垂。因为怀孕后女性乳房内的激素、脂肪和乳腺组织都会增加，从而使乳房明显变大。产后体内激素量降低，脂肪和乳腺组织都快速减少，已经被撑大的乳房表皮必然会松弛下垂。所以，新妈妈们在产后用不着为了保持乳房的原有形态而逃避哺乳，因为哺乳能让孕激素分泌充足，可保护、修复乳腺，并使乳腺充分发育，这会对乳房保健更有利。

1. 产妇可在刚生完后就做乳房护理。用热敷的方法让乳腺管胀开后，再施行按摩，以利于乳腺管通畅，同时多给宝宝吸吮，这样不但可以让母子之间的亲密感增加，更能刺激乳汁分泌，有利于乳房保健。

2. 哺乳时期要选戴合身、舒适的棉质胸罩，现在有专门为哺乳期新妈妈们设计的乳罩。新妈妈应根据乳房的尺寸选择合适的胸罩，切不可贪图美观，选购有塑胶边或钢丝支撑有提托效果的乳罩。新妈妈们应每天更换干净的内衣，及时更换胸垫来防止乳汁渗出沾湿衣服。

3. 不要用香皂或是其他洗液清洗乳房，这样反而容易使乳头皮肤因缺乏皮脂保护而裂开，进而造成感染。用清水洗即可。乳头要始终保持清洁与畅通，每次喂奶前，新妈妈们应当洗手以预防感染。可用干净的温湿毛巾把乳头擦干净，最好准备块专门为擦乳头用的小毛巾，不要与其他毛巾混用。另外，妈妈们应经常洗澡，勤换内衣，保持乳房的清洁卫生。

4. 正确的喂奶姿势有利于防止乳头疾病的发生。可根据具体情况选择正确的喂奶方式，一般常用坐式、侧卧式、环抱式等。母亲在哺乳前用清洁毛巾和温开水擦净奶头周围的皮肤，然后开始喂奶。喂奶时母亲可用食指和中指呈"C"字型轻轻地托起乳房，将整个乳头包括乳晕都塞入宝宝口中，注意防止乳房堵住宝宝的鼻子，影响呼吸。可根据婴儿需要随时哺乳，注意每次喂奶后都应将乳汁排空。

（龚洵　冯玲）

89 乳头破裂怎么办

乳头破裂是指乳头及乳晕部裂口、疼痛，揩之出血或流黏水。多因乳头皮肤比较娇嫩，初产妇如孕期不经常擦洗乳头，宝贝吸吮时间过长，或乳汁过少，乳头凹陷、过短，授乳方法不当，宝贝用力吮吸使乳头表皮受唾液的浸渍而变软、剥脱、糜烂所致。另外，母亲过度在乳头上用肥皂、酒精等刺激物清洗，造成乳头过于干燥，很容易使乳头皮肤发生皲裂。

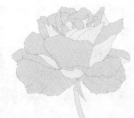

通常，裂口处渗出的黄色液体在干燥后，往往会形成痂皮，又干又痛，尤其是在宝贝吃奶时，便会出现剧烈的疼痛，使人无法忍受。一旦细菌从裂口处进入，还会侵入乳房引起乳腺炎或乳腺脓肿，不得不中断母乳喂养。

第一次给宝贝喂奶的母亲乳头破裂是很多见的。这时该怎么办呢？

（1）注意乳房和乳头的清洁卫生。如破裂严重或伴有感染，患乳应暂停哺乳，但一定要定期把乳汁排出。如破裂不重，全身反应轻微，可允许宝贝吸乳。平时用胸罩托起患乳。减少疼痛。

（2）乳头发生破裂时，每次喂奶前先做湿热敷，并按摩乳房刺激排乳反射，然后挤出少许奶水使乳晕变软，易于乳头与宝贝的口腔含接。

（3）喂奶时先吸吮健侧乳房，如果两侧乳房都有皲裂，可先吸吮较轻一侧，一定要让宝贝含住乳头及大部分乳晕，并经常变换喂奶姿势，以减轻用力吸吮时对乳头的刺激。

（4）纠正母亲的抱奶体位及宝贝的含接姿势，喂完奶用食指轻按宝贝的下颌，待宝贝张口时乘机把乳头抽出，切不要生硬地将乳头从宝贝嘴里抽出。

（5）每次哺乳后挤出一点奶水涂抹在乳头及乳晕上，让乳头保持干燥；也可以使用蜂胶，将2滴蜂胶滴在破裂处，保持干燥，促进乳头破损处修复。

乳头皲裂经常是愈后又复发，为了避免反复发作，采取预防措施非常重要：

（1）经常用干燥柔软的小毛巾轻轻擦拭乳头，以增加乳头表皮的坚韧性。

（2）乳头下陷或扁平会大大影响哺乳，应该积极纠正。每次擦洗乳头时，用手轻柔地将乳头向外捏出来；或用手指轻轻将乳头向外牵拉，同时捻转乳头，待乳头皮肤坚韧后，就不再容易发生内陷。

（3）掌握正确的哺乳方式，养成良好的哺乳习惯，按需哺乳。

（4）每次喂奶前、后都要用温开水洗净乳头、乳晕，包括乳头上的硬痂，保持干燥、清洁，防止乳头及乳晕皮肤发生裂口。注意婴儿口腔卫生，及时治疗其口腔炎症。

（徐红）

90 "乳块"要揉开吗

"乳块"是积乳（乳汁淤积）症的俗称，也称"奶结"，是因乳管不畅、乳汁淤积导致乳房局部出现包块、胀痛等临床症状的综合征，如不及时疏通，或不恰当的疏通会带来更严重的后果，进一步发展为急性乳腺炎或急性化脓性乳腺炎，给母亲、婴儿带来痛苦。

积乳常发生在乳汁过多和授乳方法不当的产妇中。一般情况下，母亲习惯先让婴儿吸空一侧乳房后再吸另一侧乳房。由于多数初产妇母乳多，婴儿小，吸空一侧乳房后婴儿基本上已吃饱，再吸另一侧乳房就不能将乳汁吸空。乳房内则剩有不少乳汁，又未能及时将其吸出，在第2次哺乳时，又没有换过来先哺上次未吸净奶的一侧乳房，这样反复几次，使未吸净乳汁侧的乳房内乳汁越积越多，结果造成乳房积乳。此外，乳头发生皲裂后婴儿吸吮引起母亲剧烈疼痛，影响充分哺乳，导致乳汁排出不畅而淤滞在乳房内。局部可触到界限不清的硬块，皮肤不红肿，无感染时多无压痛，不伴发热，行乳房按摩挤出乳汁后则淤奶块消失。

预防及处理方法主要是掌握正确的哺乳方法，勤哺乳，每次哺乳完毕，应尽量将余乳排空，维持乳汁排出通畅。如用手挤压、吸奶器抽吸等。若乳汁过多，母亲应尽可能多挤奶。挤奶的正确手法：挤奶前准备好干净容器，清洗双手，身体略向前倾，用手将乳房托起。大拇指放在距乳头根部2cm的乳晕上，其他手指在对侧向内挤压，手指固定不要在皮肤上移动，重复挤压，松弛达数分钟，沿乳头依次挤压所有乳窦。

值得提醒的是，若按摩不恰当或者使用土方法如用面团、白菜等外敷进行排乳会使乳房局部皮肤擦伤、烫伤、水肿，压迫乳腺管加重堵塞，可造成乳汁淤滞继发感染引起急性乳腺炎。同时，母亲应保持心情舒畅，保证足够的休息和睡眠，将更有助于乳汁的分泌与调节。

（徐红）

91　月子期的健康均衡饮食

产后妈妈"坐月子"是我国的传统。坐月子期间的膳食与营养非常重要，一方面要补充分娩时的体力消耗，另一方面还要满足哺乳的需要。但一定要掌握科学的饮食之道，持续均衡地摄取各种营养，不然会事与愿违。为了使新妈妈饮食安排的科学、合理，应注意以下几点：

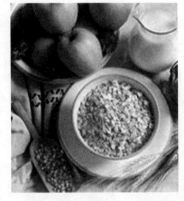

1. 适当补充体内的水分。新妈妈在产程中及产后都会大量排汗，加上要给新生的小宝宝哺乳，因此，新妈妈要大量补充水分，喝汤是既补充营养又补充水分的好办法。

2. 以流食或半流食开始。新妈妈产后处于比较虚弱的状态，胃肠道功能难免会受到影响。胃肠道的蠕动需要慢慢地恢复。因此，产后的头几天，最好以好消化、好吸收的流食和半流食为主，例如稀粥、蛋羹、米粉、汤面及各种汤等。阴道分娩后24小时内，应吃流质或半流质饮食，随着体力的恢复和食欲的增加，可吃普通饮食。剖宫产的妈妈以肠道排气作为开始进食的标准。术后第1天应先给予流食，每天以稀粥、米粉、肉汤等流质食物为主。在术后第2天，应吃些稀、软、烂为主的半流质食物，如以肉末、鱼肉、烂饭等为主。第3天就可以吃普通饮食了。

3. 少吃多餐。产后的胃肠功能还没有恢复正常，采用少食多餐的原则，可以一天吃5~6次，既保证营养，又不增加胃肠负担，让身体慢慢恢复。

4. 荤素搭配，主食多样化，粗细结合。不同食物所含营养成分的种类及数量不同，人体需要的营养是多方面的，根据产妇饮食习惯，合理搭配动物蛋白和植物蛋白，过于偏食会导致某些营养素缺乏。很多女性认为月子里要多吃鸡、鱼、蛋，忽视了其他食物的摄入。其实，某些素食除含有肉类食物不具有或少有的营养素外，一般多有纤维素，可促进消化，防止便秘。因此，荤素搭配，营养才丰富。

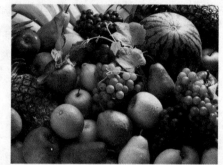

5. 不宜食用生、冷、硬及刺激的食物。产后宜温不宜凉，温能促进血液循环，寒则凝固血液。生冷的食物会使身体的血液循环不畅，影响恶露的排出。还会使胃肠功能失调，出现腹泻等。但从冰箱中取出的瓜果，应先放在温水中，待水果温热后切片食用。

6. 忌盲目进补。盲目地进食补药和补品，有些不但不能帮助身体恢复，而且还有可能使新妈妈出现便秘、牙龈出血等不良症状，要考虑新妈妈的身体状况及环境变化等。

总之，我们要科学对待月子期的食补，不可一味进补或过于忌口，只有合理营养，才能坐好月子。

（徐红）

92 吃什么能产奶

生完宝宝，妈妈的首要任务就是喂奶，乳汁的多少，与内分泌系统、乳房组织的发育等都有关系。有些食物具有促进奶水分泌的作用，产后如果少奶或无奶，不妨试一试以下的食疗方法。

1. 鲤鱼粥　鲜鲤鱼500g，去鳞、脏，切成小块与大米或小米一起煮粥。粥内不放盐，淡食。由于鲤鱼富含蛋白质，有开胃健脾、消除寒气催生乳汁之功效。

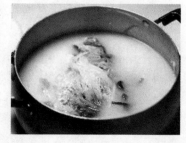

2. 鲫鱼汤　鲜鲫鱼500g，去鳞、脏，加通草6g煮汤喝。每天2次，吃鱼喝汤，宜淡食连服3~5天。鲫鱼有和中补虚、渗湿利水、通乳之功效。通草可通气下乳。

3. 猪骨通草汤　猪骨（腔骨、排骨、腿骨皆宜）500g，通草 6g，加水 1000ml，熬 1～2 小时，熬成猪骨汤约 1 小碗，加入少许酱油，一次喝完，每日喝 1 次，连服 3～5 天。猪骨有补气血、生乳作用。

4. 猪蹄通草汤　猪蹄 1 只，通草 3g，加水 1500ml，放入砂锅内共煮，先用大火，水开后改文火，连续服 3～5 天。猪蹄在午餐时食用。因猪蹄含丰富的蛋白质和脂肪，有较强的补血、活血作用。通草可利水、通乳汁。

5. 黄花炖瘦肉　干黄花菜，又名金针菜 25g，瘦猪肉 250g，煮或炖至熟烂做菜佐餐。亦可用同量黄花菜与猪蹄 1 只共煮来吃。

6. 花生大米粥　生花生米（带粉衣）100g，大米 200g，将花生捣烂后放入淘净的大米里煮粥。粥分早、晚两次喝完，连服 3 天。花生米富含蛋白质和不饱和脂肪酸，有醒脾开胃、理气通乳的功效。粉衣有活血养血的功能。

7. 丝瓜仁鲢鱼汤　丝瓜仁 50g，鲜鲢鱼 500g，共同熬汤。熟后吃鱼喝汤。连服 3 天。丝爪仁有行血、催乳之功效，鲢鱼有和中补虚、温中理气的作用。

8. 清淡肘子　猪肘子 1 只，当归身、王不留行各 1 份。三者按 100：2：2 比例，用清水文火炖煮至烂熟。午餐吃肉，晚餐喝汤。当归有补血、润肠通便的作用；王不留行有行血调经、催乳、消肿之功效。猪肘肉具有丰富的蛋白质和脂肪。三者相配，有活血补血、通经下乳、强身健体的作用，对产后无乳且体虚者尤宜。

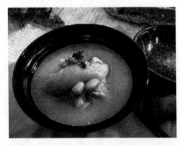

9. 阿胶大枣羹　阿胶 250 克，大枣 1000g，核桃 500g，冰糖 500g。将核桃除皮留仁，捣烂备用。将大枣洗净，兑适量水放锅内煮烂，用干净纱布滤去皮核，置入另一锅内，放入冰糖、核桃仁文火炖之。同时，将阿胶放碗内上屉蒸化后，加在大枣、阿胶锅内熬成羹即成。产后每日早晨服 2～3 汤匙，有补气血、润燥滋阴、催乳下奶的作用。

食疗时要根据妈妈的身体状况及下奶情况，若是身体健壮、初乳分泌量较多，可适当推迟喝汤时间，喝的量也可相对减少，以免乳房过度充盈、淤积而不适；如妈妈身体较虚弱，提倡早期食用，量相对多些，同时要避免食用抑制乳汁分泌的食物，如韭菜、麦芽水、人参等食物。

（徐红）

93 母乳少怎么办

正确的哺乳方式、良好的睡眠、愉快的心情和合理的营养，是保证妈妈分泌足够的乳汁且能母乳喂养成功的关键——这是每个妈妈必须知道的。若妈妈的乳汁不足，就要采取措施使乳汁量增多。这里有几个很好的方法。

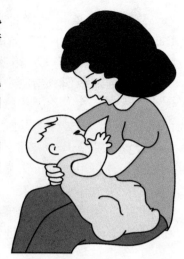

1. 首先对母乳喂养充满信心，虽然奶量少，也要坚持按需喂奶；频繁有效的吸吮是下奶的最好措施。妈妈的奶水越少，越要增加宝宝吮吸的次数；由于宝宝吮吸的力量较大，正好可借助宝宝的嘴巴来按摩乳晕。如果吸吮不力，可用好的吸奶器增加吸乳频率，促进乳汁分泌。

2. 每次喂奶时，两边的乳房都要喂。这样可确保您的宝宝充分获得母乳，同时充分刺激母乳的分泌。

3. 确定宝宝吸吮姿势正确。为了使婴儿有正确的吸吮，用一手托住乳房，大拇指在上方余四指在下方，手要放置在乳晕之外，呈 C 型托起整个乳房。用乳头去触碰婴儿的嘴唇，等他把嘴张开得够大时，把乳头放进嘴内舌头之上，使其能把乳头及大部分乳晕也吸入口内。

4. 喂奶时要注意补充水分，或是多喝牛奶、果汁、原味蔬菜汤等。水分补充适度即可，这样乳汁的供给才会既充足又营养。

5. 注意食效。妈妈应多喝汤水并均衡地摄取各种营养。有些食物具有促进奶水分泌的作用，通过食疗有一定的催乳效果。

6. 不要过度劳累，应保证充足的睡眠，精神因素对产后泌乳有一定的影响，要注意保持好心情，丈夫要多跟妻子沟通，开导妻子的心情，精神上的振奋和愉悦会促使体内的催乳素水平增高，从而使乳汁尽快增多。

7. 可在医生的指导下服用一些中药、中成药辅助催乳，如通乳丹、涌泉散等。

8. 乳房疾病要积极治疗，尽早恢复乳汁的正常分泌。

总之，母乳量的增加需要靠各个环节的共同协调，只要坚持，相信自己，相信母乳，就能让宝宝从妈妈那获得足够的乳汁。

（徐红）

94 产褥期的康复锻炼

产褥期指产后 6 周内，是胎盘娩出后至准妈妈全身各器官除乳腺外恢复至未孕时状态的一段时期。十月怀胎，一朝分娩。孕妈妈生完宝宝后就进入产褥期，也就是俗称的"坐月子"。

人们常常有一个误区，觉得坐月子就是在床上卧床休息一个月，其实不然。与这种传统观念相反的是，产褥期要早活动，可以促进早期排尿及排便，加速恶露的排出及会阴或腹部伤口的愈合，预防子宫后倾、尿失禁、膀胱及直肠膨出、子宫脱垂，避免或减少静脉栓塞及肠梗阻的发生。

顺产的产妇经过产程的消耗，产后都较虚弱，但产后 6～12 小时内即可起床轻微活动，于产后第 2 日可在室内随意走动，按时做产后健身操。行会阴后侧切开的产妇也应该尽早下床活动，但可适当推迟活动时间。待伤口不感到疼痛时，也应做产后健身操。产后健身操的运动量应循序渐进。但应以产妇不感到疲劳为宜。顺产的产妇生产过程中盆底软组织充分扩张，若不进行产后的康复锻炼，出现远期尿失禁及子宫脱垂的概率较大，多做产后健身操等康复锻炼可使盆底肌及腹肌张力恢复，并且对于促进会阴伤口早期愈合、恢复排尿、性生活以及避免静脉血栓的发生，都可得到较为满意的效果。有会阴侧切伤口的产妇，尽量不向侧切伤口方向侧躺，可以防止恶露污染侧切伤口。

剖宫产的产妇应根据个人情况决定运动量及方式，剖宫产术后第 1 天可在床上被动运动，家属帮忙按摩双腿，酌情在床上及床边活动促胃肠功能恢复。第 2 天可渐下床活动，尽量使自己感到舒适为宜，避免在伤口过度疼痛时活动。产后最初 3 周内应避免粗重工作，且要充分休息，因精神状态及营养状况不佳可影响伤口的愈合，并可增加延迟性产后出血及产后感染的可能。剖宫产产妇也应做产后健身操。

产后健身操包括深呼吸运动、伸腿运动、腹臀运动、仰卧起坐、缩肛运动及腰部运动。腹式深呼吸运动，嘱产妇去枕平卧，双手置于腹部，吸气时腹部隆起，用嘴呼气，腹部肌肉尽量收缩。臀部运动（收缩盆底肌肉），嘱产妇将臀部从床上抬起，然后还原，吸气时收缩腹肌及臀部肌肉，呼气时放松、提肛保持 5s，连做 10 次，每天做 60 次。伸腿及仰卧运动，可以增强腹肌张力，缩肛运动能锻炼盆底肌和筋膜，改善阴道松弛状况，每 1～2 天增加 1 节，每节做 8～16 次，2 次／天，每次 15～20min。产后 2 周时开始做胸膝卧位（第 6 节），以预防或纠正子宫后倾。

产后不必过多吃糖和其他甜食，以及高脂肪食物，应多吃高蛋白、高维生素食物，可促进产褥期妇女盆底组织早期修复，提高机体的抵抗力，对尽快恢复到孕前水平起到积极的作用。产褥期应避免重体力劳动或长时间站立及蹲位，以防远期阴道壁膨出及子宫脱垂。

（徐红）

95 产后多长时间可以洗澡

传统的"坐月子"习俗认为，月子里不能洗头、洗澡，怕受风寒侵袭，将来会头痛、身体痛。但产妇产时产后出汗、下身恶露以及溢出乳汁等多种液体混在一起，散出难闻的气味，不仅产妇本人感到不舒服，病菌也会乘虚而入。产后洗澡可使会阴部或其他部位感染率降低。洗澡还有活血行气的功效，可以解除因分娩造成的疲劳。洗澡后产妇感到精神舒畅的同时睡眠质量也会提高，可减少产后抑郁的发生。因此，产妇要勤换衣服，适时洗澡。

洗澡方式：淋浴为最佳。产褥期内禁盆浴。因宫颈口产后 7 天才能闭合，盆浴可增加感染的机会。较虚弱的产妇可行擦浴。

洗澡开始时间：因时因地因人而异，顺产的新妈妈夏天最好在产后 2～3 天，冬天宜在产后 1 周后，注意水温，不能太凉。因为太凉会导致产妇气血凝滞，日后可能患月经不调，身体疼痛。洗浴后如果头发未干不可马上睡觉，否则湿邪侵入而造成头痛、颈部痛。洗澡前应避免空腹，防止发生低血糖，引起头晕等不适。洗澡时间不宜过长，每次 5～10 分钟即可。室温 20℃ 最为适宜。淋浴水温调节至 34～36℃。冬天浴室温度也不宜过高，这样易使浴室里弥漫大量水蒸气，导致缺氧，使本来就较虚弱的产妇站立不稳。洗后尽快将身体上的水擦去，及时穿上御寒的衣服后再走出浴室，避免身体着凉或被风吹着。剖宫产的新妈妈术后 1～2 周内应保持伤口干燥，可在 2 周之前擦浴，2 周后待伤口愈合后再淋浴。

（王世言　孙秀丽）

96　产后多久可以同房

产后要禁房事是毋庸置疑的，很多小夫妻都关心何时能同房，答案是产褥期后，即产后 6～8 周后。但是也要考虑个人恶露的情况及身体情况。恢复较慢的产妇，产后 2 个月恶露仍未干净，或会阴侧切的产妇伤口愈合不良、剖宫产的产妇身体恢复不佳都应酌情延迟同房。顺产的新妈妈在生产的过程中软产道（包括子宫下段、宫颈、阴道及骨盆底软组织）扩张，宝宝在经阴道娩出的过程中会对软产道造成损伤，产褥期内如果行房事，可能会加重新妈妈的痛苦，而且会使产褥感染的概率增加，外界的细菌寻找弱势群体侵入，使新妈妈身体恢复速度减慢。对于剖宫产分娩的产妇，恢复较顺产的更慢，因此，在恶露未干净或产后 42 天以内，要绝对禁止性生活。如果为了一时之欢而忘了"戒严令"，很容易造成产褥期感染，甚至造成盆腔炎等不良后果。恶露干净较早的产妇，在恢复性生活时一定要采取可靠的避孕措施，因为产褥期即使月经未复潮也可能受孕，而且剖宫产的产妇若受孕，有可能导致瘢痕妊娠，发生大出血及子宫穿孔的风险较大，应引起重视。

（王世言　孙秀丽）

97　咳嗽漏尿怎么办

有些新妈妈们在孕晚期或 / 及产后会在咳嗽、打喷嚏、大笑、提重物、跑步时有尿液不自觉溢出，这其实是"压力性尿失禁"。比较常见，也无需太烦恼，但新妈妈们不能对此掉以轻心，应在专业医师的指导下正确锻炼及治疗，以预防远期严重尿失禁的发生。

1. 发生原因

（1）妊娠晚期盆底承受的压力过大、生产过程中产程过长或者难产、分娩损伤等可导致盆底肌肉松弛，引起尿道高活动性。

（2）由于尿道高活动性，咳嗽、打喷嚏等瞬间增加的腹压传递到膀胱，但却不能传导至尿道，导致膀胱内压力高于尿道压力，从而发生不同程度的漏尿。

2. 压力性尿失禁的预防

由于压力性尿失禁的发生主要与盆底的压力及肌肉的损伤有关，所以预防的方法也要从这两方面着手。

（1）避免加腹压

改变一些不良的生活习惯，如便秘、慢性咳嗽、提重物等。肥胖者应适当减轻体重。

（2）减少盆底肌肉损伤

孕期保持营养均衡很重要，但不是吃得越多越好，保持胎儿体重适当，减少难产机会。孕期适当的锻炼可使产程更平顺。但并不建议通过剖宫产来避免盆底损伤，因为剖宫产也有很多的弊端。

3. 压力性尿失禁的治疗

许多女性朋友对尿失禁缺乏正确的认识，要么有沉重的心理负担，认为难以治愈，以后要终生与尿失禁为伍。要么就是不以为意，认为少许漏尿属正常现象，不必大惊小怪。这两种观点都是不正确的。压力性尿失禁是一种疾病，但可以通过锻炼及医学手段预防及治疗。

（1）非手术治疗

由于产后尿失禁主要与盆底肌肉无力、松弛有关，我们可以通过一些有效的锻炼方法来加强盆底肌肉，让它变得强壮有力。

① Kegel 锻炼：又称提肛动作。具体方法是有意识地对以肛提肌为主的盆底肌肉进行自主性收缩，即缩肛运动，每收缩 3～5 秒后放松 3～5 秒，反复进行 15 分钟，每日 3 次，4～6 周为 1 个疗程。注意在提肛的同时不要加腹压。如果自我锻炼方法得当，会有明显的效果。

② 盆底生物反馈及电刺激治疗：如果 Kegel 锻炼效果不明显，也可到专业医生处进行盆底康复治疗。目前有些综合医院的妇产科设有专门的盆底治疗室，可先通过仪器检测盆底的肌力，对那些盆底肌力较差的患者还可采用电刺激疗法，通过电流刺激激活肌肉神经，促进递质释放，加强盆底肌肉的强度，并通过情景训练治疗压力性尿失禁。

盆底锻炼还有其他很多好处，如预防盆底器官脱垂，提高性生活质量等，建议所有的产妇都好好掌握这种锻炼方法，并养成习惯，坚持不懈，你会慢慢体会到它带给你的多种好处。

③手术治疗：大多数产妇通过上述保守疗法都能取得满意的效果。部分严重的尿失禁，尤其是同时合并有子宫或阴道壁脱垂者需要手术治疗。手术的方法很多，医生会根据患者的具体情况选择合适的手术方式。

98 产后多久会月经复潮

从怀胎十月到宝宝呱呱落地，妈妈们的身体和心理都经历了一次巨大的变化。月经停了十个月，什么时候会恢复正常呢？怎么判断是不是正常的月经呢？这是新妈妈们关心的问题。

那么产后月经到底什么时候会恢复正常？这与很多因素有关系，如新妈妈的身体状况、心情及休息的是否充分等有关，当然，关系最密切的是新妈妈是否哺乳及哺乳的程度。因此月经复潮的时间因人而异。

据统计，完全不哺乳的产妇通常在产后 6～10 周月经复潮，在产后 10 周左右恢复排卵。而哺乳的妈妈月经复潮延迟，一般在产后 6 个月左右，若在哺乳期间给婴儿添加辅食较早，则月经复潮会相对提前，若产妇母乳充足，完全母乳喂养，则在哺乳期间月经有可能一直不来潮。那为什么哺乳会影响月经来潮呢？这是因为哺乳女性垂体会分泌大量的催乳素，而催乳素会抑制下丘脑 - 垂体 - 卵巢轴的正常分泌，使体内的性激素水平低，没有周期性的涨落，因此月经不易正常来潮。

第一次月经复潮月经量可能与平素不太一样，以后会逐渐恢复至正常。但如果阴道出血量较既往明显增加，持续时间长，血色新鲜，则有可能是晚期产后出血，需要及时到医院就诊。

还有很重要的一点新妈妈们要了解：不是没有月经复潮就一定没有排卵。据统计，产后较晚月经复潮者，首次月经来潮前多有排卵，故哺乳产妇月经虽未复潮却有受孕可能，因此要注意避孕，哺乳期避孕以男用避孕套为宜。

（王世言　孙秀丽）

孕产

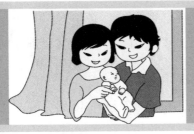

第三篇

育儿 家庭"新育儿经"

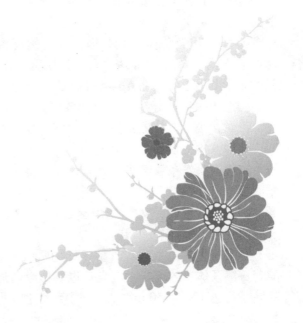

出生缺陷与常见遗传病的防治

1 健康新生儿的标准是什么

经过了漫长的孕期等待，随着新生命的呱呱坠地，几乎所有的父母都会问到同一个问题：我家宝宝健康吗？生一个健康的宝宝是所有父母的愿望，那么到底什么样的宝宝是健康的呢？换句话说就是健康新生儿的标准是什么？

用一句话来概括健康新生儿的标准是胎龄满 37 周、不超过 42 周分娩，出生体重为 2500 ~ 3999 g，身长 50 cm 左右，出生过程顺利，没有任何疾病。其中包括两部分内容：出生后短期评估，包括胎龄、出生过程及新生儿常规体检等；新生儿远期评估（出生后 28 天内），包括哺乳、体重变化、大小便、黄疸表现、体温等。下面我们对每个项目做简要描述。

胎龄小于 37 周的新生儿称为早产儿，胎龄大于等于 42 周的新生儿称为过期产儿，正常足月的新生儿胎龄满 37 周，而不超过 42 周。在足月新生儿中，正常体重范围为 2500 ~ 3999 g，低于 2500 g 的新生儿称为低体重儿，大于等于 4000 g 的新生儿称为巨大儿。足月正常体重的新生儿身长在 50 cm 左右（48 ~ 52 cm）。

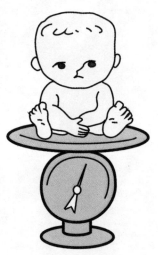

出生过程顺利主要指出生过程中无窒息表现，一般情况下我们可以用 Apgar 评分来简单评价。Apgar 评分包含心跳、呼吸动作、肌张力、反射敏感性和皮肤颜色 5 个方面，每方面分为 0 分、1 分和 2 分 3 个级别，5 个项目评分之和就是 Apgar 评分数，总分数最高为 10分。一般于生后 1 分钟和 5 分钟各评价一次，8 ~ 10 分提示正常，小于 8 分提示需不同程度的复苏。

常规体检中健康新生儿具有以下特点：皮肤红润，胎脂少，皮下脂肪丰满。颅骨质硬，头发条纹清晰。耳软骨发育良好，耳廓挺直。乳房处可扪及结节，乳晕明显，乳头突出。指趾甲已超过指趾端，足底纹理清楚。男婴睾丸下降入阴囊，阴囊皱襞形成。女婴大阴唇发育，覆盖小阴唇及阴蒂。四肢肌张力佳，外展及屈曲姿势。哭声响亮婉转。

健康新生儿出生后即具备良好的吸吮及吞咽功能，饥饿时有主动觅食能力。随着日龄及体重的增长，哺乳量也有相应增加，一般情况下出生后 1 周左右每日哺乳量可达 120 ~ 150 ml/kg，一周后每日哺乳量可达 150 ~ 200 ml/kg。

健康新生儿出生后往往有一段生理性体重下降的过程，下降程度大部分为出生体重的 5% ~ 8%，一般不超过 10%，在出生后 5 ~ 8 天恢复至出生体重。以后随着哺乳量的增加达到稳定的体重增长，一般到满月时较出生体重增长 700 ~ 800 g。

绝大部分健康新生儿在出生后 24 小时内排出首次胎便，呈墨绿色，一般 2 ~ 3 天后逐渐转变为普通黄色婴儿粪便。首次胎便未在 24 小时之内排的要排除消化系统畸形的可能。新生儿期每日排便次数平均为 1 ~ 4 次，母乳喂养的新生儿大便呈金黄色，稠度均匀，偶有稀薄而带绿色，有酸味，但不臭；配方奶喂养的新生儿大便颜色较母乳喂养的稍淡，较干，量多，有轻微腐败臭味。新生儿出生后 12 小时内可无尿，12 小时后有少量排尿，以后随着喂养量的增加逐渐增加，一般情况下新生儿每天排尿次数大于 6 次，甚至可达 20 次之多。

大部分健康新生儿在出生后 2 ~ 3 天出现黄疸，4 ~ 6 天达到高峰，在 7 ~ 8 天消退，一般不超过生后 2 周，我们称为生理性黄疸。如果黄疸出现在出生后 24 小时之内、上升迅速、程度重、持续时间超过 2 周或消退后再次出现，往往提示病理性黄疸。

在合理保温的情况下，正常新生儿肛温为 36.2 ~ 37.8℃，肢体末梢温暖，体温可因哭吵短期轻微升高，但安静后渐恢复正常。若肛温持续超过 37.8℃，需考虑发热。

（姜舟　黄荷凤）

2 什么是新生儿疾病筛查

1. 新生儿疾病筛查定义

新生儿疾病筛查是指医疗保健机构对每个新出生的宝宝，通过先进且又简单、方便的检测方法，对一些危及儿童生命、危害儿童生长发育、导致儿童智能障碍的一些先天性疾病、遗传性疾病进行群体筛检，发现某些危害严重的先天性、遗传代谢性疾病，使它们在临床症状尚未表现之前或表现轻微时，而其生化、激素等变化已比较明显时得以早期诊断，从而可以早期治疗，保证患儿的健康成长，避免宝宝因脑、肝、肾等重要脏器损害导致智力、体力发育障碍甚至死亡。

随着预防医学科学的发展，遗传性代谢病的新生儿筛查已成为当今提高人口素质的一项综合性学科。有部分先天性代谢性疾病，在疾病早期往往症状不明显，但一旦发病不是危及生命，就是造成智力或机体永久性损伤，给家庭及社会带来一辈子遗憾和负担。新生儿疾病筛查工作就是为了在先天性代谢性疾病早期没有症状的时候，就将患儿检查出来，使患儿得到及时有效的诊断和治疗，从而有效地控制出生缺陷。

2. 新生儿疾病筛查种类

我国《母婴保健法》要求至少开展先天性甲状腺功能低下（简称CH）和苯丙酮尿症（简称PKU）两项筛查。

一般来说，新生儿疾病筛查可以检查30多种遗传病，但有的疾病发病率极低，有的疾病确诊后目前尚无有效的治疗方法，因而进行筛查的意义不大。国际上公认的作为筛查疾病的条件有下列几点：①有一定的发病率；②早期缺乏特殊症状；③危害严重；④可以治疗；⑤有可靠的并适合大规模进行的筛查方法。具体病种因种族、国家、地区不同而异，还与当地的经济、科技发展以及教育水平有关。我国的《母婴保健法》明确指出："医疗保健机构应当开展新生儿先天性甲状腺功能低下和苯丙酮尿症等疾病的筛查，并提出治疗意见"。在有些地区还开展先天性肾上腺皮质增生症的筛查工作。虽然这些遗传病多数是少见的，但可严重危害健康，轻者影响发育或引起智能低下，重者导致死亡。1982年，第二届国际新生儿疾病筛查大会提出适合大规模筛查的4种疾病：甲状腺功能减低症（CH）、苯丙酮尿症（PKU）、半乳糖血症和先天性肾上腺皮质增生症（CAH）。2002年国家卫生部颁布的《新生儿疾病筛查管理办法（草案）》中规定在新生儿甲低和苯丙酮尿症的检测基础上增加新生儿听力筛查。2008年12月国家卫生部正式颁布《新生儿疾病筛查管理办法》，其中规定全国新生儿疾病筛查病种包括先天性甲状腺功能减低症、苯丙酮尿症等新生儿遗传代谢病和听力障碍。各行政区域可根据自身的医疗资源、群众需求、疾病发生率等实际情况，增加本行政区域内新生儿疾病筛查病种。如先天性肾上腺皮质增生症（CAH）、遗传性葡萄糖-6-磷酸脱氢酶（G6PD）缺乏症以及半乳糖血症等疾病的筛查。目前，部分行政区域新生儿遗传性代谢性疾病的筛查病种已达到27种。

3. 新生儿疾病筛查对象

新生儿疾病筛查的对象为每例活产的新生儿。

每个新出生的宝宝都应进行新生儿疾病筛查，即使看上去很健康也有必要。因为大多数患有先天性遗传病的婴儿往往在筛查前缺乏其特异性表现，一般要到6个月后才出现疾病固有的临床症状，而且日趋加重。一旦出现疾病的临床症状，表明疾病已进入晚期，即使治疗，智力低下也难以恢复；相反，若能在出生不久发现疾病，及时治疗，那么，大多数患儿的身心将得到正常的发育，其智力亦可达到正常人的水平。同样，家庭中没有这些疾病的家族史，也有必要参加新生儿疾病筛查，因为一贯健康的家庭也很有可能产生遗传缺陷的子女。

4. 新生儿疾病筛查步骤

新生儿遗传代谢性疾病的筛查步骤如左下图所示：

新生儿听力筛查步骤如右下图所示：

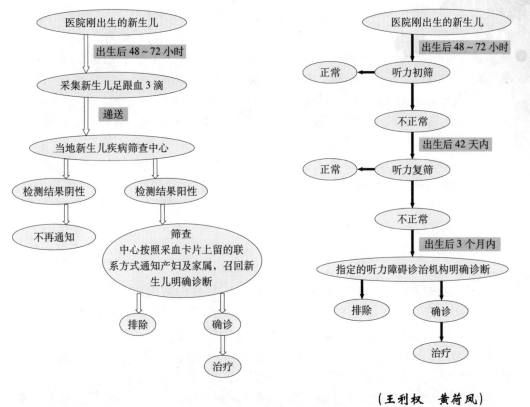

（王利权 黄荷凤）

3 苯丙酮尿症患儿有哪些表现？如何筛查

赵明明，独生子，出生后未见明显异常，只是尿有异味。家长虽发现了这个情况，但不知道是什么原因。到明明1岁半还不会说一两个字时，走路也不稳。家长着急了，带他去医院。说明尿味异常又不会说话的情况，医生做了尿液检验证实明明患的是苯丙酮尿症。这时明明已经1岁10个月了。

苯丙酮尿症是先天代谢性疾病的一种，为常染色体隐性遗传，由于染色体基因突变引起。患者的肝缺乏一种苯丙酮酸羟化酶，致使苯丙氨酸不能氧化成酪氨酸，大量苯丙氨酸及其酮酸积累在血液和脑脊液中，并随尿液排出。这种苯丙氨酸及其酮酸对正在迅速发育的小婴儿的神经系统有不同程度的损害，智力受到影响，另外表现的神经系统异常体征包括脑小畸形、肌张力增高、步态异常、腱反射亢进、手部细微震颤、肢体重复动作等。由于黑色素缺乏，患儿在生后数月毛发、皮肤和虹膜色泽变浅，皮肤干燥，有的常伴湿疹。黑色素缺乏使患者更容易受到太阳光中紫外线的伤害。由于尿液和汗液中排出苯乙酸，患儿尿液中常有令人不快的鼠尿味。

苯丙酮尿症是一种遗传性疾病，在新生儿期即有高苯丙氨酸血症，因未进食，血苯丙氨酸及其有害的代谢产物浓度不高故出生时无临床表现。如果对新生儿未作苯丙酮尿症筛选，随着喂食时间的延长，血中苯丙氨酸及其代谢产物逐渐升高，临床症状才渐渐表现出来。一般在进奶后 3～6 个月时，即可出现症状，1 岁时症状明显。前文所说的孩子明明就有比较明显的苯丙酮尿症症状：头发稀疏、黄软，几乎看不出眉毛，皮肤白净，身上有明显的异味；走路不稳，跨门槛比较困难，不会说话，只会发几个单音，对老师的话几乎没有什么反应。当他对老师有什么要求时（如想要喝水、小便或要一个玩具），他会用拉、指等动作表示。

苯丙酮尿症因引起神经系统损伤，严重时可引起患儿幼年期死亡，存活下来的患儿，由于智能严重受损，无生活自理能力，给家庭和社会带来沉重的负担。而该疾病是少数可治性遗传性代谢病之一，上述症状经饮食控制和治疗后可逆转，但智能发育落后难以转变，应力求早期诊断和治疗，以避免神经系统的不可逆损伤。由于患儿早期无症状，必须借助实验室检测。目前常用的检测方法有以下几种：

新生儿期筛查——新生儿喂奶 3 日后，采集足跟末梢血，吸收于再生厚滤纸上，晾干后邮寄到筛查中心检测，当苯丙氨酸含量 >0.24 mmol/L（4 mg/dl）即 2 倍于正常参考值时，应复查或采静脉血定量测定苯丙氨酸和酪氨酸。正常人苯丙氨酸浓度为 0.06～0.18 mmol/L（1～3 mg/dl），而患儿血浆苯丙氨酸可高达 1.2 mmol/L（20 mg/dl）以上，且血中酪氨酸正常或稍低。

尿三氯化铁试验——用于较大婴儿和儿童的筛查。将三氯化铁滴入尿液，如立即出现绿色反应，则为阳性，表明尿中苯丙氨酸浓度增高。此外，二硝基苯肼试验也可以检测尿中苯丙氨酸，黄色沉淀为阳性。还有血浆氨基酸分析和尿液有机酸分析、尿蝶呤分析、酶学检查和 DNA 分析等。

苯丙酮尿症诊断一旦明确，应尽早给予积极治疗，主要是饮食疗法。开始治疗的年龄愈小，效果愈好。低苯丙氨酸饮食治疗，由于苯丙氨酸是合成蛋白质的必需氨基酸，完全缺乏时亦可导致神经系统损害，因此对婴儿可喂特制的低苯丙氨酸奶粉，到幼儿期添加辅食时应以淀粉类、蔬菜、水果等低蛋白食物为主。特殊饮食治疗，维持血中苯丙氨酸浓度在正常低限为宜。饮食控制至少需持续到青春期以后。上面提到的患儿明明，家长根据医生的嘱咐，给孩子进行饮食治疗，控制摄入蛋白质的量，同时补充在医院买的特殊蛋白质粉。可是家里的老人不理解、不配合，在明明父母不在家时还给孩子各种肉食吃，致使孩子的病情一直得不到控制。因此，饮食控制对于苯丙酮尿症意义重大。

苯丙酮尿症的预防比发现患者后治疗更重要，而早期治疗比延迟治疗更有效。苯丙酮尿症预防方面，要避免近亲结婚。开展新生儿筛查，以早期发现，尽早治疗。对有本病家族史的孕妇必须对胎儿进行产前筛查。

（罗琼 黄荷凤）

4 先天性甲状腺功能减退症怎样筛查

先天性甲状腺功能减退症，是小儿常见的内分泌疾病，由于患儿甲状腺先天性缺陷或因母亲孕期饮食中缺碘所致，前者称为散发性甲状腺功能减退症，后者称为地方性甲状腺功能减退症（甲减）。甲状腺的主要功能是合成甲状腺素（T_4）和三碘甲腺原氨酸（T_3）。甲状腺素加速细胞内氧化过程；促进新陈代谢；促进蛋白质合成，增加酶活性；增进糖的吸收和利用；加速脂肪分解氧化；促进钙、磷在骨质中的合成代谢；促进中枢神经系统的生长发育。当甲状腺功能不足时，可引起代谢障碍、生长发育迟缓、智能障碍等。先天性甲状腺功能减退症的主要原因是甲状腺不发育或发育不全，其次为甲状腺素合成途径中酶缺陷（为常染色体隐性遗传病），促甲状腺激素缺陷和甲状腺或靶器官反应低下所致者少见。

多数先天性甲状腺功能减退症患儿在出生时并无症状，因为母体甲状腺素可通过胎盘，维持胎儿出生时正常甲状腺素浓度的 1/4～3/4。新生儿期该症症状出现的早晚及轻重与甲减的强度和持续时间有关，约有 1/3 患儿出生时头围大、囟门及颅缝明显增宽，可有暂时性低体温、低心率、少哭、少动；患儿喂养困难、易呕吐和呛咳、觉多、淡漠、哭声嘶哑、胎便排出延迟、顽固性便秘、生理性黄疸期延长、体重不增或增长缓慢、腹大，常有脐疝、肌张力减低。由于周围组织灌注不良，四肢凉、苍白、常有花纹。额部皱纹多，似老人状，面容臃肿状、鼻根平、眼距宽、眼睑增厚、睑裂、头发干枯、发际低，唇厚、舌大，常伸出口外。

先天性甲减发病率高，在生命早期对神经系统功能损害重且早期治疗容易、疗效佳，因此早期诊断、早期治疗至关重要。目前先天性甲减的早期检查方法有：

（1）新生儿筛查。我国 1995 年 6 月颁布的"母婴保健法"已将本病列入筛查的疾病之一。目前多采用出生后 2～3 天的新生儿干血滴纸片检测 TSH 浓度作为初筛，结果大于 20 mU/L 时，再检测血清 T_4、TSH 以确诊。该法采集标本简便，假阳性和假阴性率较低，为患儿早期确诊、避免神经精神发育严重缺陷、减轻家庭和国家负担的极佳防治措施。

（2）血清 T_4、T_3、TSH（促甲状腺素）测定。任何新生儿筛查结果可疑或临床可疑的小儿都应检测血清 T_4、TSH 浓度，如 T_4 降低、TSH 明显升高即可确诊。血清 T_3 浓度可降低或正常。

（3）TRH（促甲状腺素释放激素）刺激试验。若血清 T_4、TSH 均低，则疑 TRH、TSH 分泌不足，应进一步做 TRH 刺激试验。检查方法，静注 TRH 7 μg/kg，正常者在注射 20～30 分钟内出现 TSH 峰值，90 分钟后回至基础值。若未出现高峰，应考虑垂体病变；若 TSH 峰值出现时间延长，则提示下丘脑病变。

（4）X 线检查。拍左手和腕部 X 线片，评定患儿的骨龄。患儿骨龄常明显落后于实际年龄。

（5）核素检查。采用静脉注射 99m_Tc 后以单光子发射计算机体层摄影术（SPECT）检测患儿甲状腺发育情况及甲状腺的大小、形状和位置。

先天性甲减一经确诊，应立即开始治疗，治疗越早对脑发育越有利，并须足量、足疗程治疗。治疗开始之后，应定期复查血中甲状腺激素及 TSH。开始每周查一次，血中激素浓度达到正常范围之后，每 3 个月复查一次；病情稳定后，6 个月至 1 年复查一次。每年必须检查腕骨 X 线片，观察骨龄的发育。在治疗过程中，要注意观察孩子的精神状况。在治疗过程中由于孩子生长发育迅速，还应及时补充营养物质和多种维生素，如钙片，铁剂，维生素 B、C、A、D 等，尤其是 B 族维生素。有家族性酶缺陷引起的甲减患儿还应补碘。先天性甲减的预后与开始治疗的年龄密切相关。诊断愈早、治疗愈早、预后愈好。在出生后 3 个月治疗者，74% 的病例智商在 90 分以上。出生后 4～6 个月治疗者，33% 智商在 90 分以上，但约 15% 患者可留下不可逆的脑损伤后遗症。

甲状腺制剂有 2 种：L- 甲状腺素钠：每片 100 μg 或 50 μg，含 T_4，半衰期为 1 周，每日仅有 T_4 浓度的小量变化，血清浓度较稳定，每日服用 1 次即可。婴儿用量为每日 8～14 μg/kg，儿童为每日 4 μg/kg。甲状腺片：每片 40 mg，是从动物中提取出来的，含 T_3、T_4，若长期服用，可使 T_3 升高，使用时要注意。用药量可根据甲状腺功能及临床表现进行适当调整，应使 TSH 浓度正常，血 T_4 正常或偏高，每日一次正常大便，食欲好转，腹胀消失，儿童心率维持在 110 次 / 分、婴儿心率维持在 140 次 / 分，智能进步。治疗过程中要注意随访，根据随访结果调整药物剂量。

（罗琼　黄荷凤）

⑤ 先天性耳聋怎样筛查

先天性耳聋是最常见的出生缺陷，其发生率约 1‰～3‰。俗话说十聋九哑，由于在很小的时候孩子就耳聋，对我们的语言环境不能产生正常的反应，结果在语言发育最关键的 2～3 岁内不能建立正常的语言学习，轻者语言障碍，社会适应能力低下，注意力不集中，学习困难，重者聋哑。耳聋常合并一定的心理行为问题。

新生耳听力筛查在婴儿出生 3～5 天（72～120 小时），由接产医疗机构在婴儿睡眠状态下进行。医生在婴儿的外耳道中放入适当大小的耳塞，里面的探头发出声波，在耳内传导并转换成能量后返回到监测仪器以显示听力是否正常。该方法无任何损伤和副作用，仅需 1～2 分钟就能自动快速有效地检测新生儿的听力。初筛结果未通过的婴儿和高危新生儿可在产后 42 天进行复查。复查仍有问题的婴儿，应在出生后 3 个月进行确诊。若早发现（最好在生后 6 个月内），可及早使用助听器或进行人工耳蜗植入手术，这些措施对改善发音障碍都非常有利。

开展新生儿疾病筛查是预防智力残疾的有效方法。但如新生儿筛查的结果不正常，并不是说一定有病。由于筛查所面临的对象基数庞大，而且还要求快速获得结果。因此，采用的技术方法是相应简便的。当然，简便的方法所获得的数据其精确度受到一定限制，为了避免因精确度不高造成病人漏诊，初步筛查后，医院会将可疑的病例作为复查的对象。这样很多复查的对象实际并不是病人，这也是医学上称为假阳性的结果。经过筛查和复诊，真正的病人就能确诊。所以，没筛查异常的对象并不能称为病人，只有通过复查才能最终确定。所以当家长接到复查通知后，不必过分紧张，但应按时来复查，切莫抱有侥幸心理而延误诊断和治疗。因为治疗越早，效果越好。

我们相信通过三级预防，可以最大限度地降低出生缺陷的发病率，愿每一个家庭都心想事成，拥有一个健康聪明的小宝宝。

（张颖　薛凤霞）

6 筛查出有出生缺陷该怎么办

出生缺陷的筛查分为孕期筛查和出生后筛查。

孕期筛查出异常

1. 染色体病

足月新生儿最常见的染色体病是唐氏综合征，又名 21- 三体综合征，俗称先天愚型，发病率约为 1/700 ~ 1/900。21- 三体是引起先天性智力障碍最常见的染色体病，此外，还有先天性心脏病、消化道畸形、白血病发病率比一般人高等特征，因此出生一个 21- 三体患儿，由于其智力障碍，多数生活不能自理，且合并其他脏器畸形可能，治疗费用高，寿命有限，将给家庭和社会造成巨大负担。目前 21- 三体综合征的筛查时间是孕 15 ~ 18 周，通过血液指标二联或三联进行筛查。筛查应向年龄在 35 岁以下的孕妇推荐，并在知情同意的基础上自愿进行。筛查结果显示为高危孕妇，仅代表其可能怀有唐氏综合征的胎儿而不是确诊，应对其进行羊水穿刺，进行确诊实验；对于 35 岁以上的孕妇，原则上已经属于高危人群，应直接进行羊水穿刺，进行细胞遗传学诊断。一旦确诊为 21- 三体综合征，建议立即终止妊娠。

2. 先天性心脏病

近年来，由于我国小儿外科医学领域和围产医学领域取得长足的进步，许多先天畸形都可能通过外科手术等措施得到有效矫治，达到或接近正常儿的生活质量。而产科与超声科医生合作也可对很多先天畸形作出产前诊断，为患儿的进一步救治创造条件。其中，先天性心脏病的治疗效果已达到令人相当满意的水平，大部分患儿能够获得治愈。先天性心脏病治疗方法有两种：手术治疗与介入治疗。

①手术治疗为主要治疗方式，实用于各种简单先天性心脏病（如室间隔缺

损、房间隔缺损、动脉导管未闭等）及复杂先天性心脏病（如合并肺动脉高压的先心病、法洛四联征以及其他有发绀现象的心脏病）。

②介入治疗为近几年发展起来的一种新型治疗方法，主要适用于动脉导管未闭、房间隔缺损及部分室间隔缺损不合并其他需手术矫正的畸形患儿。

两者的区别主要在于，手术治疗适用范围较广，能根治各种简单和复杂的先天性心脏病，但有一定的创伤，术后恢复时间较长，少数病人可能出现心律失常、胸腔积液、心腔积液等并发症，还会留下手术瘢痕影响美观。而介入治疗适用范围较窄，价格较高，但无创伤，术后恢复快，无手术瘢痕。

3. 除先天性心脏病以外的其他脏器异常

包括食管闭锁、肠闭锁、直肠肛门畸形、膈疝、腹壁裂、肾积水等，大部分的脏器异常可通过出生后的手术校正。

4. 严重的结构异常

严重的结构异常主要为神经管畸形，包括无脑儿、脑膨出、脑脊髓膜膨出、隐性脊柱裂、唇裂及腭裂等。唇裂及腭裂仅影响患儿外观，可通过出生后的手术纠正，另外包括无脑儿、脑膨出、脑脊髓膜膨出、隐性脊柱裂等，这些疾病患儿部分出生后无法存活，部分则出生后遗留不可纠正的功能障碍，因此一旦发现需尽快终止妊娠。

5. 出生后筛查出异常

出生后通过新生儿筛查，苯丙酮尿症一旦明确，应尽早给予积极治疗，主要是低苯丙氨酸饮食疗法。开始治疗的年龄愈小，效果愈好。先天性甲减一经确诊，也应立即开始治疗，治疗越早对脑发育越有利，并须足量、足疗程甲状腺素治疗，并定期检测，适当调整剂量。出生后发现先天性心脏病，则需在血流动力学发生明显改变前进行手术或者介入治疗。

（黄荷凤　罗琼）

新生儿护理

⑦ 新生儿黄疸是正常的吗

新生儿出生 24 小时以后，妈咪发现宝贝的小脸有些发黄，担心宝贝得了什么病？医生安慰心急的妈咪，很多宝贝都要有这样的经历。大部分新生宝贝在出生 24 小时以后会出现皮肤黄染，我们称为新生儿黄疸。这主要是由新生宝贝胆红素代谢的特点决定的。如果黄疸的程度较轻，属于生理性黄疸。家长不必过分紧张。生理性黄疸一般在新生儿出生后 2 ~ 3 天开始出现，出生后 4 ~ 6 天是黄疸高峰期，正常宝宝在 2 周以后逐渐消退，早产宝宝在 4 周以后逐渐消退。

婴儿宝宝为什么会出现黄疸呢？因为在胎儿期，胎儿处于低氧环境中，需要更多的红细胞携带氧气，才能满足胎儿的发育。出生后，宝贝开始用自己的肺呼吸直接获得氧气，体内的低氧环境得到改变，红细胞的需求量减少，于是过多的红细胞被破坏、分解，产生过多的胆红素。这时新生儿的肝功能不完善，酶系统发育不成熟，不能把过多的胆红素处理后排出体外，只能堆积在血液中。这种胆红素像黄色的染料一样，随着血液的流动，把宝贝的皮肤和黏膜染成黄色，出现新生儿黄疸。所以，妈妈们应该尽早喂养宝贝，因为喂养宝贝越早，胎便就会越早排出。胎便里含有很多胆黄素，如果胎便排出延迟或不排干净，胆黄素就会经过宝贝特殊的肠肝循环重新吸收到血液里，使黄疸加重。另外，也要给宝贝充足的水分，保证宝贝一天排尿 6 ~ 8 次，排尿过少也不利于胆黄素的排泄。如果你的宝宝是母乳喂养，在出生头几天里吃到的母乳量不够，有可能造成黄疸。因为如果你的宝宝没有得到足够的水分，他可能就无法通过大便清除体内过多的胆红素。一旦你通过改善哺乳技巧、增加哺乳次数，或者添加配方奶等方法，让你的宝宝摄入足够乳汁，黄疸多半会消退。目前普遍建议在宝宝出生后的头几天里每天至少要哺乳 8 ~ 12 次。

一些宝宝会在他们出生后的 2 ~ 3 个月出现"母乳性黄疸"。尽管你的宝宝喂养没问题，体重增长正常，由于母乳里的一些物质影响了宝宝肝脏处理胆红素的能力。这种情况通常与生理性黄疸一起出现，而且可能会持续好几周甚至 2 ~ 3 个月。这种情况在纯母乳喂养的宝宝中很常见，而且通常没有危害。不过，如果你宝宝的胆红素水平太高，也要及时到医院去就诊。如果是母乳原因造成的黄疸，要停母乳 1 ~ 2 天，这段时间你可以用吸乳器吸出乳汁，以保持乳汁的分泌量。等宝宝的胆红素水平降下来后，就可以重新给宝宝喂奶了。

（王莹 范玲）

8 新生儿病理性黄疸的危害和处理

在自然光线下，妈咪用手指将宝贝的皮肤按压后抬起，如果按压的皮肤处呈现白色就没有关系，如果是黄色就要注意了：如果仅仅是面部有黄染，为轻度黄染；躯干部皮肤有黄染则为中度黄染；四肢和手足心如果也出现黄染即为重度黄染，应该及时到医院检查和治疗。妈咪还可以通过宝贝的大便颜色来判断。如果宝贝的肝脏胆道发生问题，大便会有逐渐变黄进而变白的趋势，颜色愈来愈淡，如果再加上身体已消退的黄疸突然又出现，就必须带去看医生。这是因为在正常的情况下，肝脏处理好的胆红素会由胆管到肠道后排泄，粪便因此带有颜色，但当胆道闭锁时，胆红素堆积无法排出，则会造成大便呈白色。如果发现宝贝出现轻度黄疸，应该只是生理性黄疸，妈咪只要注意给小宝贝多饮水就可以了，一般到 2 周左右就会消退。如果宝贝的黄疸程度比较严重，或者在持续加重，或者2周后仍不消退，或者退而复现，妈咪都要尽早带宝贝去看医生，否则可能会延误治疗时机。在大多数情况下，出现黄疸是不用担心的。但是，如果宝宝的胆红素水平太高（因为没有采取任何治疗措施控制黄疸，而且胆红素水平持续升高），可能会对宝宝的神经系统造成永久性伤害。极少数发生黄疸的新生宝宝发展成一种称为核黄疸（也称为胆红素脑病）的疾病，这种病会导致宝宝耳聋、发育迟缓或出现脑性瘫痪。

新生儿黄疸以下情况考虑为病理性黄疸：

1. 黄疸出现过早

足月儿在生后24小时以内，早产儿在48小时以内出现黄疸；

2. 黄疸程度较重

血清胆红素超过同日龄正常儿平均值，或每日上升超过85.5μmol/L（5mg/dl）；

3. 黄疸进展快，即在一天内加深很多；

4. 黄疸持续时间长（足月儿超过2周以上，早产儿超过3周）或黄疸消退后又出现；

5. 黄疸伴有其他临床症状，或血清结合胆红素大于25.7μmol/L（1.5mg/dl）。

新生儿病理性黄疸重在预防，病理性黄疸不论何种原因，严重时均可引起"核黄疸"，宝贝出现精神萎靡、嗜睡、吮奶无力、肌张力减低、呕吐、不吃奶等症状。核黄疸除可造成神经系统损害外，严重的还可引起死亡。如及时治疗，可以完全恢复。妈咪要密切观察宝贝的黄疸变化，如发现有病理性黄疸的迹象，应及时送医院诊治。

母乳引起的病理性黄疸，停止母乳喂养后1～2天，如黄疸下降即可确定诊断。母乳性黄疸如果较轻，可以继续吃母乳；如果较重，暂停几天母乳，用牛奶暂时替代，待黄疸减轻后再恢复母乳喂养。母乳引起的病理性黄疸，如果宝宝黄疸很严重，一定要到医院去治疗。

新生儿肝炎可以造成病理性黄疸。新生儿肝炎大多是由于在母体内感染病毒所导致。感染可经胎盘传给胎儿或在通过产道分娩、母乳喂养时感染宝宝。一般在出生后1～3周逐渐出现黄疸，而且持续加重。也有的宝贝是在生理性黄疸消退以后又再度出现黄疸。如果宝贝被确诊为新生儿肝炎，经过保肝等及时治疗后很快就会好转，一般不会有什么严重后果。

新生儿溶血症是指母婴血型不合引起的溶血，主要表现是新生宝贝出现黄疸，这种情况大多是可治愈的。大部分O型血型的妈咪生A型血型或B型血型的宝贝比较容易发生，因为妈咪体内有抗A、抗B的抗体，抗体由胎盘传给宝贝，宝贝就可能会产生溶血问题。新生儿溶血症的主要症状就是黄疸，特点是生后24小时内即出现黄疸，且逐渐加重。如果宝贝被确诊为新生儿溶血症，一定要尽早治疗，绝不可以拖延。一般采用蓝光照射效果较好，还要结合药物

育
儿

治疗。

新生儿胆道闭锁，是由于在母体内感染病毒，出生后导致胆管纤维化而形成的闭锁。多在出生后 2 周开始出现黄疸并呈进行性加重，肝也会有进行性增大。宝贝的大便颜色会逐渐变为浅黄色，甚至呈白陶土色。通过一般 B 超检查即可确诊。一旦确诊为胆道闭锁，一定要在出生后 2 个月内进行手术，是可以治愈的。如治疗不及时，宝贝在 3 个月后可逐渐发展为较严重的胆汁性肝硬化。

（王莹　范玲）

9 新生儿结膜炎怎样处理

新生宝贝眼屎多常常是结膜炎的表现之一。有的小宝宝出生后没几天，双眼就出现了黄白色的分泌物，而且越来越多，甚至连眼睛都睁不开。妈妈心里非常着急，担心是不是自己在照顾宝宝时出了问题？这是怎么回事呢？

其实，宝宝从母体分娩出时，妈妈产道内的病菌可侵入孩子的眼中；用不干净的手或手巾等擦了宝宝的眼睛，也可能引起结膜炎。引起新生儿结膜炎的病原体大多是细菌或衣原体。衣原体是寄生在细胞内的一种微生物，婴幼儿期可引起结膜炎和肺炎，多是由父亲或母亲引起。感染可发生于宫内（即分娩前）及分娩过程中（产时）阴道分泌物污染。潜伏期为 5 ～ 13 天，比细菌性结膜炎发病晚。脓性分泌物（即眼屎）会在数周、数月后自行消散，结膜不留瘢痕，也不累及角膜。在宝宝出生后给予 0.5% 红霉素眼药水或红霉素眼药膏，每天 3 次，共 2 ～ 3 天，基本上可以预防。细菌性结膜炎以淋球菌、金黄色葡萄球菌、链球菌、大肠埃希菌多见。淋球菌感染可在胎儿通过产道时传播，但大部分是由于父母（或医务人员）污染的手或毛巾等接触了宝宝造成的。细菌感染的潜伏期短，一般为 12 ～ 48 小时，发病早，出生后 2 ～ 3 天较重，眼睑浮肿，结膜充血，分泌物呈脓性，严重时可导致孩子睁眼困难，炎症可累及角膜，甚至形成溃疡而穿孔。发现宝宝眼睛分泌物多时，要及时就医。

首先，妈妈不要用手或不洁的手巾等擦拭宝宝眼睛，而是要用消毒纱布或棉签蘸上微湿的凉开水或无菌生理盐水清洗眼周，按照医生的指示应用抗生素滴眼液点眼治疗，每 6 ～ 8 小时一次，每次各在一侧眼中滴入药液 1 滴。一般治疗 3 ～ 5 天左右即可痊愈。怎样给新生宝宝点眼药水呢？首先，妈妈需要背对光线，水平地将宝宝抱起来或托起来，轻轻地上下摇动宝宝的上身和头部，他会自动睁开双眼，这时就可将眼药水或眼膏滴进去，主要滴在下眼睑的里面。点药时要先挤去前 1 ～ 2 滴眼药水，然后再给宝宝点眼，不能使眼药瓶碰到下眼睑，以免宝宝将眼睛再闭起来，而影响滴药。

有的新生儿常常有"眼屎"，特别是每天早晨"眼屎"尤其多，经多次使用眼药水后，仍不见好转，此时有可能是新生儿的鼻泪管被上皮细胞残渣堵塞或鼻泪管黏膜闭塞，时间久了而引起泪囊炎，这时就应到医院眼科做进一步检查，并进行治疗。

（王莹 范玲）

10 早期发现新生儿肺炎

新生儿肺炎是新生儿期常见的一种疾病，在孩子出生前、后的不同时期，由于致病原因不同，肺炎的类型也不同，大致可以分为两类：一类是吸入性肺炎，一类是感染性肺炎。由于没有成人肺炎的明显症状，不容易被妈妈们在早期发现，但是新生儿肺炎的危害相当严重，需要妈妈们了解新生儿肺炎的早期表现，以便预防和及时发现病情及时治疗。宝宝患了肺炎，妈妈也不要紧张，此病虽发病率高，但如果及时到医院就诊，得到合理治疗、护理，治愈率较高，预后良好。最主要的还是预防。

新生儿吸入性肺炎，包括羊水吸入性肺炎、胎粪吸入性肺炎和乳汁吸入性肺炎。前两种肺炎主要发生在孩子出生前和出生时，由于胎儿宫内缺氧，会在子宫内或生产时产生呼吸动作，就可能吸入羊水和胎粪。这两种肺炎都比较严重，宝宝出生后或出生后 3 天左右，就有明显的病症，如呼吸困难、皮肤青紫等，需要住院治疗。新生儿乳汁吸入性肺炎是由于新生儿，特别是一些早产儿或出生时体重轻的宝宝，口咽部或食管的神经反射不成熟，吞咽动作不协调，常常发生呛奶或乳汁反流（漾奶）现象，乳汁容易被误吸入肺内，导致宝宝出现呼吸困难、咳喘、气促、青紫等症状，误吸的乳汁量越多，症状就越严重。新生儿感染性肺炎有 2 种情况，一种是先天性感染，另一种是出生后感染。先天性感染性肺炎是由于母亲在怀孕过程中感染了某些病毒或细菌，通过血液循环进入胎盘或生产时感染，或通过乳汁感染新生宝宝。

新生儿肺炎的表现与婴幼儿或年长儿患肺炎的症状是很不同的，常常缺乏特异性，症状往往不明显，尤其是出生 2 周以内的新生儿，像发热、咳嗽、咳痰这些肺炎常见的症状是很少见到的，主要表现为精神不好、呼吸增快、不爱吃奶、吐奶或呛奶、口周青紫等，大多数孩子不发热，有的有低热，接近满月的新生儿可出现咳嗽的症状。如果观察到这些现象，父母应及时带孩子去医院就诊，通过医生的检查和拍肺部 X 线片，做出诊断，并在医生的指导下进行有效的治疗。新生儿肺炎应早期诊断、早期治疗，多数新生儿肺炎经过积极有效的救治是完全能够治愈的，并不留任何后遗症，而且也不会复发。但严重肺炎又合并了全身其他器官感染或损害，尤其是神经系统损害时，可能会留下后遗症。在日常生活中，新生儿肺炎一般不会传染给其他家庭成员，如果家庭成员中有患呼吸道感染或其他感染，应注意与宝宝隔离开。

（王莹 范玲）

　　宝宝出生以后，更需要妈妈的悉心呵护，每天对宝宝的观察及认知极为重要，宝宝一般在出生 24 小时内排出胎粪，但会有极少数的新生宝宝在出生后 48 小时左右排便。胎便由胃肠分泌物、胆汁、上皮细胞、胎毛、胎脂以及咽进去的羊水组成，其颜色黑绿，质黏稠，没有臭味。随后 2 ~ 3 天排棕褐色的过渡便。以后就转为正常大便。由于喂养奶质不同，大便性状也略有差异。母奶喂养的小儿，大便呈黄色或金黄色，软膏样，味酸不臭。配方奶喂养的小儿，大便色淡黄，偶呈淡绿或淡灰色，均匀、较硬，有臭味。一般吃母奶的新生儿，可以有母乳性腹泻，每天 4 ~ 6 次，甚至达 10 次之多，但是宝宝生长良好，没有肠道炎症的其他表现，大便检查也正常。如果母亲乳头有皲裂出血，大便可能呈柏油样或有血丝，需要进一步观察宝宝的大便，如果妈妈乳头已无出血，宝宝大便转归正常颜色，则无需惊慌。大便带有鲜血，要看新生儿有没有假月经、肛裂、外伤及尿布疹，或大便过于干燥

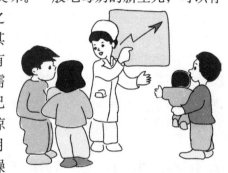

造成肠黏膜损伤所致。如果大便呈稀水样、蛋花汤样、绿色、发酸，要考虑是喂养不当，饥饿所致，最好把宝宝大便带到居住地附近医院做一下检查，排除肠道炎症。大便灰白色可能为胆道闭锁。新生儿往往在生产过程中排出第一次小便，生后第 1 天可能没有尿或者排尿 4 ~ 5 次，以后根据摄入量逐渐增加，24 小时排尿可达 20 次左右，宝宝一般在出生 24 小时内排尿，但会有极少数的新生宝宝在出生后 48 小时左右排尿。如果 24 小时无尿，可先喂糖水并注意观察，如果 48 小时仍然无尿，则要考虑有无泌尿系统畸形，尽早就医。宝宝可排红色尿（血尿的情况除外），多喂水则可纠正。

　　刚出生的小孩，由于中枢神经发育尚未成熟，体温调节能力差，所以要随时注意体温的变化，并随气温的变化来增减衣服。一般认为腋下温度 37.5℃ 以下为正常（有感染病史和吸入病史的宝宝除外），包裹或衣物过多可引起宝宝体温升高，此时的宝宝"面红耳赤"，又哭又闹，烦躁不安，打开包裹或减少衣服后，宝宝逐渐安静，精神很好，这些都是初为人母的妈妈们需要注意的。

　　新生儿除吃奶外，一天几乎都在睡眠。如果吃奶或换尿布时也不醒，或烦躁不入睡，则可能是有冷暖不当、饥饿、尿布湿了等情况存在，或是患病，需及时纠正或诊治。新生儿哭声洪亮，有节奏感，这是正常的；如果哭声短促无力，或啼哭不停，或根本不啼哭，都是不正常的。出生后 24 小时以后的宝宝全身皮肤开始逐渐变黄，这是生理性黄疸，正常宝宝一般维持 2 周，早产宝宝维持 4 周，如果黄疸出现过早，维持时间过长，或黄疸程度过重，应及时找医

如何生个健康宝宝

生处理。另外，如果面部及其他部位的皮肤出现苍白、青紫、汗疱疹、脓疱疹等皮疹也属异常现象，应给予进一步观察或处理。脐带一般 5～10 天脱落，少数宝宝也会在 2 周左右脱落。脐带脱落后伤口有淡黄色分泌物，没有臭味，要注意使用 75% 酒精消毒，脐周部皮肤没有红肿，包扎不宜太紧，并注意不要让大、小便污染。如果脐带脱落后，局部出现红肿、渗出，或渗出物有气味等，都应及时找医生治疗。

（王莹　范玲）

12 脐带伤口如何护理

1. 在护理脐带部位时一定要洗手，避免手上的细菌感染宝宝脐部。

2. 脐部护理

洗手后，用 3% 过氧化氢清洗脐部，再涂以 5% 聚维酮碘溶液。如脐部有红肿、渗脓液，可再涂红霉素软膏或莫匹罗星软膏，最后覆盖无菌纱布。所有使用的棉签、纱布必须是无菌的。

3. 脐带及其周围皮肤要保持干燥清洁，尿布不要盖到脐部，避免尿液或粪便沾污脐部创面。同时避免爽身粉进入没有愈合的脐部。

4. 需要引起警惕的症状，如脐轮、脐周明显红肿，并有较多脓性渗液时，应警惕感染。

5. 注意观察新生儿脐炎可能引起的并发症。出现以下情况需要及时就诊：

（1）腹壁蜂窝组织炎、皮下坏疽：脐周皮肤大片红肿，局部温度增高，触之稍硬，有触痛，随后皮肤渐变为暗红、紫褐色，压之有漂浮感，积脓多时有波动感。病儿常有发热、拒奶、哭吵等症状。

（2）腹膜炎：腹胀、呕吐、拒奶、腹壁红肿、腹部肌肉紧张，触之较硬，有触痛。病儿往往体温异常，精神差。

（3）败血症：病儿体温不稳定，少吃、少哭、少动或不吃、不哭、不动，黄疸加深，重者可出现面色灰、四肢冷、皮肤花斑、心跳加快、尿少、出血等休克症状。

（4）化脓性脑膜炎：病儿出现发热、烦躁、呕吐、后颈部抵抗、前囟饱满或紧张、双眼发直、惊厥等症状。

（蔺莉　陈瑛）

13 早产儿吸氧过量为什么会导致失明

早产儿呼吸中枢发育不成熟。胎儿娩出后应吸净口鼻腔内的黏液，监测呼吸、心率、测血气分析及拍 X 线胸片。动脉氧分压为 50～80 mmHg（1mmHg ＝ 0.133kPa）时，无需常规吸氧，仅在发绀及呼吸困难时给氧，氧浓度 <40% 为宜。如氧浓度过高，吸氧时间过长，早产儿易发生氧中毒，可引起眼的晶体后纤

维增生症而失明。

（蔺莉　陈瑛）

14 早产儿的护理

早产儿是指胎龄满 28 周，未满 37 周的新生儿。因为娩出较早，器官尚未发育成熟，功能尚不健全。抵抗力差、生活能力不强，是新生儿主要的死亡原因之一。加强对早产儿的护理，才能不断提高早产儿的存活率。

1. 早产儿的生活环境

（1）保持适宜的温度。通常适合早产儿的室温是 24～28℃，使早产儿的腋下温度保持在 36.5～37.5℃，每天上午和下午各测一次体温，如果超过这个范围，需要采取相应的措施来调节，保持体温恒定。

①婴儿穿衣量应根据具体环境进行增减，一般标准是同一环境下比成年人多一件衣服；

②给早产儿戴绒帽以减少散热；

③如果室内开空调，应注意每周清洗空气过滤网，每天室内彻底通风换气 2 次。可在室内挂温度计；

④开空调时避免对流风吹在婴儿脸上；

⑤没有空调时，可以将婴儿放在妈妈身边保暖；

⑥使用热水袋：注入水温应不超过 50℃，水量小于热水袋容量的 2/3，拧紧，应隔着棉被放置，不要直接放在婴儿的皮肤上。

（2）噪音对早产儿正在发育的大脑有影响，可以引起呼吸暂停，应尽量营造一个安静的环境。

（3）光线对早产儿脑部发育有很大的影响，可以使早产儿视网膜病变的发生率增高，生长发育缓慢，持续照明能使早产儿的生物钟节律发生变化，影响睡眠。因此，必须采取措施，减少光线对早产儿的刺激，如使用深色窗帘、避免灯光直接照到婴儿的眼睛等。

（4）减少疼痛的刺激。大量致痛性操作可对早产儿造成一系列近期或远期的不良影响，在执行疼痛操作时可给婴儿肢体支持：拥抱婴儿、使其肢体呈屈曲状态，或给予安抚奶嘴、抚摸等，尽量减少对婴儿的肢体捆绑、粘贴胶布，必要时可要求医生使用镇痛剂。

2. 喂养注意事项

（1）对早产儿强调坚持母乳喂养；

（2）如果不能进行母乳喂养，应选用早产儿专用配方奶粉。一般按需喂养，喂养量根据早产儿的耐受情况而定，以不发生腹胀和呕吐为原则；

（3）纯母乳喂养的早产儿出生 1 个月后补充适量的维生素 K1，预防出血症。

生后 1 个月开始补充维生素、铁预防贫血，补充鱼肝油预防佝偻病。4 个月内不需要添加辅食。

3. 家庭护理注意事项

（1）维持有效呼吸

吃奶后取右侧卧位。注意不要遮住婴儿口鼻；经常观察婴儿面色，如发现呼吸暂停或婴儿屏气，可轻弹足底、捏耳垂、刺激呼吸，如反复发作应及时送医院治疗。

（2）根据季节决定洗澡次数

夏季可每天洗澡，冬季可每周洗澡 1～2 次；洗澡时室温在 30℃，水温 38～40℃为宜；洗澡后彻底擦干，防止受凉。

（3）保持舒适体位，用毛巾或床单制作早产儿的卧具，使其手脚能触到物体，有安全感。另外，包裹婴儿时要确定婴儿的手能触及面部，以利于头手互动。经常变换睡觉姿势，俯卧位可增加猝死的发生，应引起注意。

（4）注意亲子间的亲密接触，对日后亲子关系的建立有深远的影响。包括：触摸、亲吻、拥抱、面对面注视、父母共同参与婴儿的照顾等。

（5）适当的婴儿锻炼。如婴儿游泳。

（6）防止感染

看护人最好固定，不要经常更换；照顾婴儿前后洗手，换上干净的衣服；最好等婴儿足月后再抱给亲戚、邻居看；如发现婴儿有任何异常情况，如体温异常、呼吸异常……都应及时送往医院就诊。

（蔺莉 陈瑛）

15 如何正确给新生儿洗澡

为新生儿洗澡前要做好准备工作，包括准备好清洁的浴盆、洗澡用的小毛巾、浴巾、婴儿皂、热水、洗澡后准备更换的衣服、尿布及包被等。洗澡前应把门窗关好，不要有穿堂风。在冬季，室内温度如能达到 23～26℃比较适宜。如室内温度达不到这一标准，可用塑料浴帐来保证温度适宜。父母在洗澡前一定要洗净双手，将准备的洗澡水倒入浴盆，水温一般为 40℃左右，父母可以把前臂放在水中试一试，感觉不凉不烫就可以了。

在新生儿脐带未脱落以前，不能将新生儿放在水里洗澡，以免弄湿脐带。正确的洗澡方法是将上、下身分开洗。洗澡时先用浴巾把新生儿的下身包好，父母用左肘部和腰部夹住新生儿的臀部和两条腿，并用左手掌托住头，拇指和中指分别堵住新生儿的耳道，其目的是避免洗澡水流入耳道引起中耳炎。洗澡时父母用右手拿着小毛巾，先将新生儿的脸洗净擦干，然后洗头。洗头时先将婴儿皂搓在手上，然后再慢慢轻柔地在新生儿头上揉洗。洗净头后，再分别洗颈下、腋下、

育儿

前胸、后背、双臂和手。由于新生儿颈下腋下的皮肤皱褶和手心的皮肤非常容易糜烂破溃，因此在洗澡时要注意清洗。洗完上身后用浴巾包裹，将新生儿的头部靠在左肘窝，左手握住新生儿的左大腿洗下半身，分别清洗臀部、大腿根、小腿和脚。要特别注意清洗臀部和大腿根的皮肤皱褶处。洗完澡后立即用浴巾将水渍沾干，不要用力擦拭，以免损伤皮肤。可将婴儿爽身粉抹在皮肤皱褶处，并用酒精擦拭肚脐。最后让新生儿穿上预先准备好的干净衣服，并用尿布包裹好。整个洗澡过程要动作轻柔、迅速，一般 5~10 分钟。

新生儿脐带脱落后就可以在浴盆里洗澡。常常先洗脸和头，之后在盆底放上一条毛巾，左手握住新生儿左肩，使头靠在前臂上，右手托住臀部，放入水中的毛巾上，洗澡方法同前。一定要注意水面齐腰部即可，洗澡时要把头托住，防止头部滑入水中。

（蔺莉 陈瑛）

16 新生儿适宜的生活环境

新生儿居住的环境应该光线充足，通风良好，室内温度应在 22~24℃，洗澡时温度应在 27℃ 以上，湿度一般在 50% 左右，如果室内湿度达不到，可用加湿器或者暖器上放湿毛巾、地板上洒水、放盛水的容器等。

室内要保持清洁，经常大扫除，最好用湿的方法清楚灰尘，避免灰尘飞扬，室内换气时最好让孩子离开房间，防止对流风的影响。

（蔺莉 陈瑛）

17 新生儿跟妈妈睡好还是单独睡好

关于新生儿跟妈妈睡好还是单独睡好，目前，国内外有两种观点，一种观点认为宝宝习惯独睡后，会逐渐把自己当成独立的、可以脱离爸爸妈妈的个体。因此，独睡有助于培养宝宝的独立意识和自理能力，防止宝宝过度依赖父母。此外，大人呼出的气体中二氧化碳含量较高，而宝宝大脑发育需要很多氧，如果周围空气中二氧化碳的浓度较高，宝宝会因大脑供氧不足而睡眠不稳、半夜惊醒。如果长期睡在这种缺氧环境中，会影响宝宝大脑的新陈代谢和发育。另外，成人的活动范围大，携带的病菌也多，只是因为抵抗力强，不一定会生病，却容易把病菌传染给抵抗力比较弱的宝宝。另外一种观点认为母婴同床睡眠不仅有利于哺乳的方便，还有利于增进母子感情联络与交流，增进母亲对孩子的了解以及孩子对母亲的信任感，为将来顺利而成功地教养孩子打下坚实的基础，也给孩子留下终生难忘的快乐记忆。夜间同床使得婴儿得到与母亲更多的肌肤接触，对于宝宝大脑的发育有着得天独厚的促进。人类学家蒙太古就此题目曾有专著，他指出，"婴儿有着无比强烈的对于身体接触的需求"。加州普莫纳（Pomona）学院人类学家詹姆斯·麦肯纳（James McKenna）指出，在人类的大部分历史中，婴幼儿与父母同睡在很多文化中是十分正常的，麦肯纳的研究还显示与婴儿同睡理论上可降低婴儿猝死症的发生率，因为母亲身体的转动可防止婴儿呼吸长期停顿，呼吸停顿被疑为婴儿猝死症的原因之一。还认为婴儿身体的构造适合睡在母亲的身旁。另有研究认为过早让新生儿单独睡眠容易造成婴儿和成年人患上睡眠失调症。有人赞同不和宝宝同床，而是让宝宝和自己睡一间屋子，爸爸妈妈睡大床，宝宝自己睡小床。

独立意识的培养是多方面的，爸爸妈妈不必把独睡当成唯一的手段。当宝宝还很小时，对安全感的需要会很强烈。让宝宝随时感受爸爸妈妈的关爱，对建立与爸爸妈妈良好的依恋关系和信任关系有帮助。对于宝宝何时独睡没有明确的标准，通常当宝宝还小时，可以在爸爸妈妈的大床边安置宝宝的小床，这样既可以让宝宝从小习惯独睡，又可以随时照顾他。何时和宝宝分房睡，主要依宝宝的实际能力而定。如果宝宝自理能力比较强，晚上睡得很安稳，不会乱踢被子，就可以考虑为宝宝单独准备一个卧室了。

（简莉　陈瑛）

18 新生儿可以学游泳吗

一个刚出生 36 小时的婴儿，在护士的照料下，脖套气圈，惬意地躺在泳池里。"喔，BABY，醒醒，开始游泳啦！"爸爸轻轻拍着水花，妈妈动动他的小脚丫，只见小家伙的脚触到了游泳池的壁，蹬了一下，突然睁开眼睛，进入角色了，两个小脚丫一打一划地游了起来。真是威猛无比，怎么孩子出生就会游泳，这是真的吗？

其实婴儿戏水是本能反应，是母体子宫环境的还原，婴儿仿佛又回到熟悉的水中世界了。新生儿游泳与抚触相比，宝宝的肢体运动是主动的，有助于宝宝胎便及早排出，生理性黄疸尽早消退，生理性体重下降及早恢复。在爸爸妈妈的监护下，不仅能促进宝宝的健康成长，更能增加家人与宝宝的亲情交流。新生儿游泳可以有效提高婴儿身体机能、刺激婴儿认知能力，促使宝宝健康发育和成长。

1. 科学研究发现，新生儿游泳好处很多

（1）增强宝宝的循环和呼吸功能，增强心肌收缩力；通过水对胸廓的压力，促进新生儿胸部良好发育，增加肺活量。

（2）促进婴儿脑神经生长发育，锻炼手脚协调性，智力发育好。

（3）促进消化、吸收，运动后的婴幼儿胃口好，吃得香，促进宝宝生长发育。

（4）提高婴儿的抗病能力。

（5）水波的轻轻拍打、温柔爱抚，还能使宝宝感到身心舒适，有利于提高其睡眠质量。

育儿

2. 温馨提醒

（1）新生儿游泳时间不要超过 10 分钟。

（2）父母陪同监护有助于情感交流。

（3）必须在喂奶一小时以后进行。

（4）水温 38～40℃，室温 28～30℃。

（5）新生儿游泳安全一定要重视，要有专业人士监护。

（6）专用游泳项圈，经过科学指导且规范化的保护装置，避免宝宝呛水。

3. 哪些新生儿不适合游泳？

（1）出生评分低于 8 分的新生儿。

（2）有皮肤破损或有感染的新生儿。

（3）感冒、咳嗽、发热、拉肚子、感染、脚易抽筋的孩子。

（4）注射防疫针至少 24 小时后方可洗澡或游泳。

（5）湿疹局部有感染或非常严重的不适宜游泳。

（颜士杰　杨嫒嫒）

19 新生儿鼻子堵塞怎么办

情景再现一：宝宝刚出生没有多久，躺在妈妈的怀里睡得好舒服哦，小鼻子一耸一耸的，是宝宝在呼吸呢！可是宝宝一会用鼻子呼吸，一会又用嘴巴呼吸。妈妈着急地请来医生，医生请妈妈不要担心，宝宝只是鼻子堵塞了，很快就会好转。刚刚出生的宝宝有那么多人细致地呵护着，为什么还会鼻子堵塞呢？

情景再现二：我的宝宝出生 10 天，小鼻子老是不通，在吃奶的时候情况可能更加明显。吃奶的时候，宝宝有时会啼哭、容易呛到，以至喂奶困难；甚至还会出现烦躁、哭闹不休的情况，严重影响宝宝的睡眠，怎么办呢？

1. 专家解答

新生儿鼻腔发育尚未成熟，鼻腔比较短小，鼻黏膜内血管丰富，接触忽冷忽热的空气或病原体侵犯后可能会引起炎症，鼻黏膜充血肿胀，鼻腔内分泌物明显增加，使狭小的鼻腔更加狭窄。表现为鼻子不通气，并且流鼻涕，常常会哭闹、烦躁不安、严重时张口呼吸，并影响吃奶。

遇到这种情况妈妈不要着急，大多数鼻塞是暂时性的，换换体位一般会自行消失，不用过于担心。不要轻易给新生儿用滴鼻剂，因为许多滴鼻剂内含有麻黄碱，有收缩血管的作用，不适用于新生儿。

2. 解救妙招

（1）若因鼻痂阻塞鼻腔，应设法将鼻痂去除使其通畅，不要用手抠宝宝的鼻子，企图把鼻痂硬挖出来。可以用棉签蘸少许清水轻轻除去鼻腔内的鼻痂，动作要轻，不要损伤宝宝的鼻黏膜，以免引起鼻出血。

（2）用棉花毛刺激新生儿鼻黏膜引起打喷嚏。

（3）若鼻塞确实因鼻部炎症引起，且严重影响吃奶或休息，可在医生指导下谨慎使用 0.5% 麻黄碱呋喃西林滴剂，每侧鼻孔滴 1 滴，一般 10 分钟左右就能起作用。麻黄碱对小婴儿有副作用，不宜过多使用。

（4）若鼻腔分泌物较多，也可使用吸鼻器吸除分泌物。

（5）拿鱼肝油或生理盐水在鼻孔里各滴 1 滴，这样会软化鼻屎，过一会儿孩子打个喷嚏就会把鼻屎给带出来了。

（6）晚上在开空调的房间放一个加湿器，可以增加室内湿度，缓解孩子因空气干燥而引起的鼻腔干燥、鼻痂变硬黏附鼻腔影响呼吸。

（颜士杰　杨媛媛）

20　新生女婴阴道出血是怎么回事

1. 情景再现

（1）我的女儿才出生几天，在尿道口附近经常有一些乳白色半透明的黏液，请问这是什么东西？是每个新生女婴都有吗？

（2）今天我的小公主出生第 7 天了，从第 4 天开始有阴道分泌物，有时白色有时红色，早上看宝宝还是流了红色黏稠液体，这样正常吗？是什么原因引起的？

2. 专家答疑

新生女婴在出生数天后，换尿布时发现阴道有少量血性分泌物，有些妈妈会不知所措，其实大可不必紧张，这是一种生理现象。在怀孕期间，母体雌激素进入胎儿体内，引起阴道上皮和子宫内膜增生。出生后母体雌激素的影响突然中断，增生的阴道上皮和子宫内膜就会脱落，于是分泌出白色黏液。一些女婴的阴道还会流出血性分泌物，就是"假月经"。假月经是生理性阴道出血，属于正常现象。一般发生在宝宝出生后 3～7 天，持续 1 周左右。

3. 温馨提示

（1）如果您的宝宝吃奶、睡眠、大小便均正常，妈妈不必紧张，只需勤换尿布，保持局部清洁卫生。

（2）如果阴道出血量较多、持续时间较长，应考虑是否为新生儿出血性疾病，须及时诊治。

（3）给宝宝使用一些含有激素的药物或者护肤品，有时也有可能导致出血，应及时停止使用。

（颜士杰　杨媛媛）

21 新生儿哭闹有哪些原因

新生儿呱呱坠地首先是啼哭。这嘹亮的啼哭声宣告他来到人间，成为家庭一员，这啼哭给母亲和家人带来无限欢欣。但很快爸爸妈妈就要领略宝宝哭闹的本领，第一次当上爸爸妈妈会对宝宝的哭闹不知所措，他究竟是怎么了？有啥不满意？我应该怎么办呢？其实妈妈不必小题大做，宝宝不会说话，只能用啼哭的方式来表达他的要求和不适。当他饥饿、寒冷、疼痛及大小便时，常以哭闹表达自己的感觉。所以当宝宝哭闹时，父母应细心寻找原因，通过一段时间的观察和磨合，您就能掌握宝宝的生活规律，区分啼哭的原因。

1. 婴儿生理性啼哭的原因：

（1）饥饿：哭声响亮，头不时左右转动，口唇作吸吮动作，双脚紧蹬，并有啃拳动作，那是表示"妈妈，我饿了"。

（2）困倦：哭声开始响亮，渐渐变为细小无力，不愿睁眼，只要能让他安静或放到床上，很快会入睡那是表示"别打扰我，我困了"。

（3）撒娇：哭声时高时低，边哭边手舞足蹈，抱起或爱抚他时，哭声自然停止，那是表示"妈妈，快来呀，宝宝想你！"。

（4）环境不适应，刚出生的宝宝对自然环境不适应，黑夜白天颠倒，父母白天上班他睡觉，父母晚上休息他"工作"，此时应把休息睡眠时间逐渐调整过来，以利于宝宝健康成长，也助于爸爸妈妈的休息和母亲产后身体的恢复。

（5）环境温度过高或室内有异味刺激：室内温度最好不超过24℃，否则孩子睡觉易出汗、烦躁、哭闹；卧室有烟味，较浓的香味时宝宝会感到不适。

对于生理性啼哭，妈妈不必急于去哄、拍或抱着孩子边走边晃，以免孩子养成不良习惯。通过细心观察，可以逐步掌握宝宝啼哭的规律，妈妈需要注意的是宝宝的哭闹是否有异常，以辨别病理性哭闹并及时发现孩子身体存在的不适。

2. 婴儿常见的病理性啼哭：

（1）哺乳时啼哭。喂奶时避开奶头，有口臭和流涎，可能有口腔感染，如鹅口疮、疱疹性口腔炎等。

（2）夜间啼哭。多数是因上呼吸道感染致鼻塞，妨碍呼吸和吸奶引起，解除鼻塞后哭声即停止。

（3）哭声急促，伴咳嗽喘气、鼻翼扇动、口唇青紫，可能有呼吸道感染，如肺炎、支气管炎。

（4）如果平时一般情况尚好，只在啼哭时出现气急和面色青紫，当心有无先天性心脏病。

（5）突然大声哭闹，烦躁不安，两腿屈曲，喂奶或抱起仍啼哭不止。如轻揉小儿腹部，或放置热水袋热敷后，哭声暂时停止。这种情况多为婴儿腹痛所致。

总之，啼哭是宝宝的生理反应，爸爸妈妈会逐渐适应宝宝的啼哭并掌握原因。

（颜士杰　杨嫒嫒）

22 "红臀"是怎么造成的？如何护理

情景再现：我的宝宝出生 10 天，是个可爱的小公主，刚出生就开始用纸尿裤，可是这两天小屁股红了，肛门处还起了小水疱。小公主爱哭闹不安、烦躁，睡不踏实。宝宝的小屁股怎么了？要看医生吗？请问刚出生的宝宝用纸尿裤和尿布到底哪个好？

专家分析：红臀是新生儿常见的一种皮肤病，又称尿布皮炎，顾名思义，就是臀部皮肤发红。症状轻的仅表现为表皮微红、表面干燥；严重的会有明显的皮肤糜烂，有渗出液，还可能伴有红色丘疹、水疱。除臀部外，兜尿布的其他部位，像会阴部、下腹部、大腿等处也容易发生类似症状，是一种常见的婴幼儿接触性皮炎。

病因：①婴儿尿布未能及时更换，或在尿布外加用塑料布、油布等物，使婴儿臀部皮肤持续处于尿液浸渍中，皮肤表面的产氨菌将尿液中的尿素分解成氨，刺激薄嫩的皮肤而发生尿布皮炎。②部分新生儿对纸尿裤过敏也是发生红臀及皮肤损害的重要原因。

保持皮肤干爽清洁是预防和治疗红臀的关键

1. 尿布的选择：要选用清洁细软、吸水性强的尿布，可为纯棉布，或一次性尿片，禁用塑料布、油布包裹。

2. 宜勤换洗：尽可能在尿湿后立刻更换尿布；每次大、小便后，应用温水洗净屁股，用护肤柔湿巾擦拭，扑婴儿爽身粉，保持局部干燥清洁。

3. 尿布的清洁卫生：使用布尿片，用过的尿布一定要漂清，冲洗净肥皂后，在太阳下晒干后再用；在阴雨天，可用熨斗烫干，这样可避免病菌感染。

4. 专家认为：母乳喂养是减少尿布疹（红臀）最有效的方式之一。母乳喂养宝宝的便便中吲哚、氨排放量少，对宝宝的皮肤刺激小，可以减少尿布疹。

5. 局部治疗：局部仅有红斑、丘疹者可用温开水轻拭后扑婴儿爽身粉，辅以鞣酸软膏外用为宜；渗液较多时可用 3% 硼酸溶液湿敷；有继发感染者可用金霉素眼膏或莫匹罗星。

（颜士杰　杨嫒嫒）

23 出生多久可以理发

我国民间一直流传着"满月剃胎毛"的风俗。有人说胎毛甚至眉毛全部剃光，给宝宝的头皮上擦生姜，可以促进头发生长，到底有没有道理？不少妈妈提出疑问：宝宝的胎毛是不是一定要剃，应该在什么时候剃？剃胎毛时又应该注意

育儿

些什么等。其实这些做法是没有科学依据，也是无益的，并且对孩子的健康极为有害。

首先，婴儿头发的色泽与疏密，与孩子的健康和父母的遗传有很大关系。这就是说，孩子身体健壮，父母头发又好，孩子的头发一般都长得好，所以婴儿剃不剃头与头发的生长没有直接的关系。另外，出生时头发多少和今后头发的多少无关。婴儿头发的生长和身体长高一样，有早有迟，有快有慢。大部分孩子随着他的身体发育过程，会渐渐由稀到密，由黄到黑。大量事实表明，头发稀少的小宝宝到1~2岁时，头发已和其他孩子没什么两样了。

其次，婴儿皮肤薄嫩，理发中又不懂得配合，稍有不慎，就会造成外伤。婴儿头皮受伤后，由于对疾病抵抗力较低，常使细菌侵入头皮，引起头皮炎或毛囊炎。所以，"满月剃胎毛"的风俗是不对的。该不该剃头发要因人而异，根据婴儿头发长短、生长速度来决定何时剃头，如果宝宝出生时头发浓密，又正值炎炎夏日，为防止湿疹，可将宝宝的头发剃短，但最好不要剃光头，以免造成不良后果。

温馨提示：其实要想使您的宝宝头发好应该做到以下几点：

1. 天气炎热时，最好每天给宝宝洗一次头发。天气寒冷时，也应2~3天洗一次头发。经常保持头发的清洁，可使头皮得到良性刺激，可以促进头发的生长。如果总是不给宝宝洗头发，新生儿代谢旺盛，头皮上的油脂、汗液会刺激头皮，引起头皮发痒、起疱，甚至发生感染。

2. 给宝宝洗头时应选用温和、无刺激的婴儿洗发液，洗头发时要轻轻按摩宝宝的头皮，切不可用力揉搓头发。

3. 妈妈在哺乳期要继续注意营养，多吃一些富含蛋白质和维生素A、维生素B和维生素C的食物。这些营养物质可以通过乳汁进入宝宝的体内，宝宝吸收这些营养物质后，头发自然长得好。

4. 宝宝出现"枕秃"，若还伴有多汗、烦躁等现象，应注意是否有缺乏维生素和钙元素，应及时看医生，在医生指导下补充钙及维生素。

（颜士杰　杨媛媛）

宝宝喂养

24 母乳喂养的优、缺点

母乳是婴儿天然的最佳食物，是其他任何食物不能比拟的，因此提倡母乳喂养。世界卫生组织（WHO）纯母乳喂养的定义为：①出生后1小时内开奶；

②纯母乳喂养，即不添加任何食物和饮料，包括水；③按需哺乳；④不使用奶瓶、奶嘴和安慰奶嘴。纯母乳喂养持续 6 个月，不仅可以满足婴儿生长发育的需求，而且可以预防多种疾病的发生。

母乳的热能、蛋白质、钙、维生素 A 和维生素 B_6 能完全满足婴儿生长发育所需的量，因此纯母乳喂养 6 个月并不会对婴儿的身高、体重的发育造成不利影响。母乳中所特有的免疫成分（如多种免疫活性细胞、低聚糖、乳铁蛋白、溶菌酶、补体等）能够有效预防感染性疾病，纯母乳喂养不仅可以降低胃肠道感染和过敏性皮炎的发生，还可以降低呼吸道感染和腹泻所引起的死亡率。

母乳中特有的牛磺酸能使人脑神经细胞总数增加，促进神经细胞核酸的合成，加速神经细胞间网络的形成及延长神经细胞存活的时间。而人工喂养的婴儿极易患牛磺酸缺乏症，不利于大脑的发育。

早期母乳喂养可预防婴儿黄疸和新生儿高胆红素血症的发生。由于婴儿肠道尿苷二磷酸葡萄糖醛酸转移酶（β-GD）活性较高，在纯母乳喂养半月左右出现迟发型高未结合胆红素血症，即通常所说的母乳性黄疸，但小儿大便黄色、生长发育良好，停母乳 72 小时后黄疸消退明显。由于母乳中还含有甲种抗胰蛋白酶（其他代乳品没有）及多种抗病毒的抗体，因此母乳喂养的孩子还能有效预防病毒性肝炎。

由于母乳中含有大量婴儿必需的营养成分，可使婴儿消化系统和免疫系统健康发育，有利于抵御变态反应源的干扰，不易患变态反应性疾病。同时，母乳喂养过程增加母亲和孩子的交流，增进母子感情，增强幸福感，从而有利于孩子日后更好地应对压力，降低出现心理问题的风险。最新研究显示，母乳喂养 6 个月的婴儿觉醒反应能力较强、能更早地醒来，婴儿猝死综合征的风险降低了 73%。

儿童期肥胖还是成人期肥胖及冠心病的危险因素。母乳喂养可以减少母亲对于喂养行为的控制，凭借婴幼儿自身对于饥饿和饱胀的敏感性，能更好地调节能量摄入。母乳中还含有瘦素，可以帮助婴儿调节食物摄取和能量代谢的平衡。

纯母乳喂养 6 个月对婴幼儿的健康发育、预防新生儿高胆红素血症和感染性疾病的保护方面都十分重要。有人认为中国女性血液中铁含量较低，纯母乳喂养持续 6 个月有可能引起婴幼儿缺铁性贫血，因此建议哺乳期妈妈服用铁剂以提高乳汁中铁的含量。

（张咏梅　李亚里）

25 母乳喂养每日几次合适

大家都已了解了母乳喂养的好处，那么母乳喂养到底每日几次合适呢？这要根据宝宝的不同生长阶段采取相应的对策，而且每个宝宝都有自己的特点，需要细心的妈妈在实际喂养过程中仔细观察和总结。

新生儿即未满月的婴儿，按照"按需哺乳"的原则就可以。妈妈不用在意这次吃奶和上次吃奶间隔了多长时间，宝宝吃了多少，也不用管白天和晚上，只要宝宝想吃或妈妈奶胀就给他喂母乳。刚刚出生的新生儿吸吮力很强，这是让他学习和锻炼吸吮能力的最佳时刻，不必拘泥于定时喂奶。如果定时喂奶，宝宝可能因入睡不吃或不到喂奶时间他又想吃，哭闹不停，这样不能满足其生理要求，必然会影响宝宝生长发育。相反，按需哺乳一方面通过婴儿频繁吸吮乳头，反射性地刺激催乳素分泌增加，进而促进妈妈乳汁分泌；另一方面还可以增进母子感情。母乳消化快，易吸收，一般 2～3 小时就会从胃中排空了。因此，多数宝宝的饥饿周期是 2～3 小时，妈妈在这个时候喂奶最好，符合宝宝的生理特点。

满月以后的婴儿和妈妈建立了较为稳定的供求平衡，可逐步养成定时哺乳的习惯，每次间隔时间增加到 3.5～4 小时，每日喂 6～8 次。3～4 个月龄以后，婴儿的胃容量增大，每昼夜喂奶可改为 5～6 次，并可以考虑减去夜间喂奶。要做到这一点只需在临睡前把婴儿喂饱，使孩子不会因饥饿而惊醒，只要睡得很好，妈妈不必为了喂奶而唤醒他。因为夜间休息时，无需增添额外的热能，只需维持基础代谢即可，睡前喂饱已能够满足夜间的需要。做法上可适当推迟睡前的喂奶时间，如晚上 10 时左右，早上提前在清晨 4～5 点喂奶。这样婴儿一夜不会感到饥饿，睡得很好，也保证了妈妈的休息。随着宝宝日渐长大，4～6 个月的婴儿，一昼夜喂 5 次奶就已足够，在此期间，就要开始为添加辅食做准备了。这时候就不能过于频繁地给宝宝吃母乳，可以在两顿奶中间添加辅食。因此，两顿母乳的间隔时间要在 4 个小时左右，宝宝也会慢慢适应的。如果母乳间隔时间太短，宝宝还不饿，也不会激起吃辅食的欲望，这样做反而会影响宝宝的生长发育及日后断奶。

对于 6 个月以上的宝宝，虽然母乳仍是其重要的食物来源，但地位逐渐下降，其营养更逐渐依靠外界食物，一天只吃两三次母乳即可，直至断奶。

总之，每个宝宝都是与众不同的，正确的母乳喂养需要遵循一般规律，也要根据自己宝宝的情况有所调整。愿每一位妈妈都能养育出聪明健康的宝宝！

（赵爱华　李亚里）

26 母乳喂养越久越好吗

母乳是新生儿所有营养的载体，母乳营养价值丰富，母乳喂养又是婴幼儿与母亲的交互过程，重视母乳喂养，对婴幼儿生长发育具有非常重要的意义。母乳及母乳喂养的优点如下：

1. 母乳营养丰富，白蛋白多、酪蛋白少，在胃内形成的凝块小，易被消化吸收；

2. 母乳含不饱和脂肪酸，供给丰富的必需脂肪酸，脂肪颗粒小，含较多解脂酶，有利于消化吸收；

3. 母乳乳糖含量多，有利于肠道乳酸杆菌生长；

4. 母乳钙磷比例适宜，易吸收。另外，初乳的铁含量虽与牛乳相同，但其吸收率却高于牛乳5倍，故母乳喂养的新生儿不易出现缺铁性贫血；

5. 母乳含优质蛋白质、必需氨基酸及乳糖较多，有利于婴儿脑发育；

6. 母乳温度合适，且基本不含细菌，不容易引起婴幼儿腹泻；

7. 母乳喂养可刺激母亲子宫收缩，加快子宫恢复；有利于培养良好的母子关系；

8. 哺乳期间，母体无排卵，对卵巢有保护作用，已有的研究证实有哺乳经历的女性患卵巢癌、乳腺癌的风险明显降低。

但母乳喂养的时间并非越长越好。

对婴幼儿而言：出生10个月后，母乳中蛋白质含量逐渐减少，营养价值逐渐下降，不能满足婴幼儿生长所需。同时，长期母乳喂养容易使婴幼儿形成挑食的习惯，不能均衡营养，易致营养不良、发育迟缓。长期不能断奶使婴幼儿的依赖心理增强，思想幼稚，缺少独立思维和决断能力，甚至部分男孩在性心理发育上迟滞，影响成年后与同龄异性建立亲密关系。

研究证实，母乳只能满足婴幼儿6个月以内的营养需求，此阶段后，婴幼儿营养需求明显增加，单纯母乳喂养无法满足需求。因此，到6个月以后应逐步添加各种辅食，并减少母乳喂养次数，一般到1周岁就可停止母乳喂养。

我国的婴幼儿在出生3～4个月内各项生长指标基本和国际水平一致，但4个月后逐渐落后于国际水平。主要原因之一就是一味的母乳喂养，对添加辅食重视不够。所以从婴幼儿6个月时就可以逐步添加辅食了。原则为辅食种类和数量由少到多，逐步增加。

最后，需要补充一点的是，婴幼儿也不宜过早添加辅食，出生6个月内纯母乳喂养的婴幼儿患过敏症的风险要低于很早就开始饮用牛奶的婴幼儿，这可能与婴幼儿对牛奶等食物中某些消化不完全的大分子蛋白质过敏有关。6个月以内的婴幼儿是食物过敏的高发年龄段，如果婴幼儿未满6个月就开始喝牛奶、添加辅食的话，会增加患过敏症的风险。

所以，建议婴幼儿的最佳喂养方法是在出生后6个月内进行纯母乳喂养，然后逐渐添加辅食，并于婴幼儿1岁左右考虑停止母乳喂养。

（黄柯　李亚里）

27 哺乳期妇女能服药吗

哺乳期是女性一个特殊的生理时期，除了极少数产妇因自身因素不宜哺乳外，绝大多数产妇都会给新生婴儿哺乳。一般身体健康的母亲如果自我调养得当，在哺乳期间不易得病，但若母亲休息不足，营养不当，也不能排除患病的可能性。还有一部分母亲生产前已患某种疾病，这两种人都会问同样的问题：哺乳期妇女可以服药吗？原则是哺乳妇女最好不服药，要服药时一定要在医生的指导下服用。

当哺乳期妇女用药时，我们不仅要考虑药物是否影响乳汁分泌，还要考虑药物对宝宝的影响。一部分哺乳期妇女偏激地认为服药肯定会对宝宝产生不利影响，坚决不服药，结果延误了治疗，对自身造成不利影响。一般来说，大部分药物在乳汁中的浓度会很低，少量服用不会对婴儿有什么副作用，但如果母亲患有严重慢性病需长期服药，最好向医生咨询是否能哺乳。现在药物品种繁多，特别是有些新药是否会产生远期不利影响，医生尚不能确定，此时最好慎重选择药物，必要时最好暂停母乳喂养。

婴儿的许多脏器还处在生长发育阶段，对各类药物十分敏感。如母亲服用四环素类药会影响婴儿的肾功能，影响其骨骼和牙齿的生长，使牙齿永久着色。服用青霉素、卡那霉素等抗生素类药可能会对婴儿听觉神经造成永久性不可逆转的损害，造成婴儿一辈子耳聋；青霉素类、头孢类抗生素可少量进入乳汁，须警惕可能影响乳儿的正常肠道菌群。乳汁中微量的青霉素或氨苄西林可致乳儿发生过敏反应，并能发生生命危险。氯霉素有引起骨髓抑制和灰婴综合征的潜在危险。红霉素乳药浓度高于哺乳期妇女血药浓度 4～5 倍，易导致乳儿胆汁淤积性黄疸。磺胺类药物除口服不易吸收者外，均能经乳汁排泄，而且乳汁中药物浓度高于母乳血药浓度，尤其对早产儿、病弱儿、高胆红素血症和葡萄糖 -6- 磷酸脱氢酶（G-6-PD）缺乏的宝宝哺乳存在危险。母亲服用美沙酮，会使 4 周内的婴儿出现抽搐；哺乳期妇女使用镇痛药特别是弱镇痛药，占一定比例，很多治疗伤风、感冒的中药复方制剂中，均含有一定比例的解热镇痛药成分，如对乙酰氨基酚、非那西丁、安替比林、阿司匹林、双氯酚酸、吲哚美辛等。阿司匹林可使乳儿骨髓抑制，对乙酰氨基酚可引起宝宝肝损害，双氯酚酸可致宝宝产生血尿。母亲服用乙醚类药，会使新生儿出现神经抑制状态，严重的可致死亡；母亲服用香豆类衍生物药，可使新生儿出血、脑出血；中枢神经系统抑制药阿普唑仑、艾司唑仑、地西泮等治疗焦虑症和睡眠障碍类药物，可通过吸收入乳，所以乳母在应用此类药物时应停止哺乳。服用阿托品类药如颠茄等，可使婴儿出现呼吸抑制；服用六甲溴铵，可使新生儿出现麻痹性肠梗阻、骨骼生长抑制，或患血液病。服用降压药会使婴儿出现嗜睡、鼻塞现象；服用避孕药不仅会减少乳母的乳汁分泌，还会使女婴今后易患阴道癌和子宫癌。酮康唑、氟康唑等外用药能通过吸收入乳，乳汁中的药物浓度与血药浓度相近，有可能对乳儿造成损害。对于含这类药物的外用制剂，哺乳期妇女在应用时慎重考虑。

虽然上面谈了很多种药物对宝宝的不良影响，但是哺乳期妇女若患病后，危及母亲的身体，必须服药时一定要在医生指导下，认真阅读说明书，权衡利弊，慎重选择合理的药物。

（游艳琴　李亚里）

28　哺乳期的合理饮食结构

产后妈妈由于妊娠及分娩的消耗，机体抵抗力、免疫力下降，身体各个器官需要恢复，另外，还担负着为新生儿哺乳的重任。因此，哺乳期乳母的生理特点主要表现为基础代谢率增高，以保证自身机体的恢复和哺乳的顺利完成。一般基础代谢率比未哺乳妇女高 20% 以上，为了保证分泌优质的乳汁，母体对能量、优质蛋白质、无机盐、维生素和水的需求均相应增加。母乳是任何食物都不能比拟的婴儿最理想的天然食品，其质量的优劣、成分的好坏，完全决定于母体的健康和营养状况。因此，如何科学合理地安排乳母的膳食对于授乳母亲和婴儿来说，都至关重要。

由于乳母要分泌乳汁、喂养婴儿，所消耗的热量与各种营养素较多，因此乳母在选择食物时，要合理调配膳食，做到品种多样、数量充足、营养价值高，以保证婴儿与乳母都能获得足够的营养。哺乳期的膳食调配应参考我国营养学会的建议推荐供给量，增加各种营养素的供给量，尤其是蛋白质、钙、锌、铁、碘和 B 族维生素，并要注意各营养素之间的合适比例，如蛋白质、脂肪、碳水化合物的供热比应分别为 13% ~ 15%、27%、58% ~ 60%。

在哺乳期间，乳母的膳食安排要注意以下几点：

1. 应该尽量做到食物种类齐全，数量要相应地增加，以保证能够摄入足够的营养素。

这就是说，除了吃主食谷类食物外，副食应该多样化。食物中应有充足的热量、生理价值较高的蛋白质、丰富的无机盐和维生素以及充足的水分等，而在进食量上要掌握好，量要适宜，不是越多越好，一日以 4 ~ 5 餐为宜；食物选择上也要合理，要营养均衡，这样做可保证各种营养素的供给。乳母摄入的能量是否充足，可根据母乳的量和母亲的体重来判断。

2. 供给充足的优质蛋白质。

乳母的蛋白质营养状况对泌乳有很大的影响。如果膳食中蛋白质的质和量不理想，可使乳汁的分泌量减少，并影响到乳汁中蛋白质的氨基酸组成，不利于婴儿的生长发育。动物性食品如鸡蛋、禽肉类、鱼类等可提供优质蛋白质，宜多食用。乳母每天摄入的蛋白质应保证有 1/3 以上来自动物性食品。大豆类食品能提供质量较好的蛋白质和钙质，也应充分利用，以补充蛋白质，尤其是受经济条件限制者。

3. 多食含钙丰富的食品。

乳母钙的需要量大，需要特别注意补充。如果乳母膳食钙的摄入量不能满足需要，就会动用母体骨骼中的钙用于维持乳汁中的钙水平。乳母可因缺钙而患骨质软化症，常常出现腰腿酸痛、腿脚抽筋现象，有的牙齿一直很好的妈妈出现了龋齿。乳及乳制品（如牛奶、酸奶等）含钙量最高，并且易于吸收利用，每天应供给一定数量。建议每日饮奶至少 250 ml，以补充约 300 mg 的优质钙，摄入100 g 左右的豆制品和其他富钙食物，可获得 100 毫克的钙。小鱼、小虾含钙丰富，可以连骨带壳食用。深绿色蔬菜、豆类也可提供一定数量的钙。 也可在保健医生的指导下补充适量的钙剂。此外，可以多晒太阳或服用鱼肝油等，因为适量的维生素 D 对促进钙的吸收也很重要。

4. 为了预防贫血，应多摄入含铁高的食物。

母乳中的铁含量很低，增加膳食中的铁虽然可升高乳母血清铁水平，但对乳汁中铁含量的影响不明显。但为防止乳母发生贫血，膳食中应多供给富含铁的食物，如动物的肝脏、肉类、鱼类、某些蔬菜（如油菜、菠菜等）、大豆及其制品等。

5. 摄入足够的新鲜蔬菜、水果和海藻类。

新鲜蔬菜和水果含有多种维生素、无机盐、纤维素、果胶、有机酸等成分，海藻类还可以供给适量的碘。这些食物可增加食欲，防止便秘，促进泌乳，是乳母每日膳食中不可缺少的食物，每天要保证供应 500 g 以上。乳母还要多选用绿叶蔬菜。有的地区产后有禁吃蔬菜和水果的习惯，应予以纠正。

6. 少吃盐和盐渍食品、辛辣食品、污染食品。

7. 注意烹调方法。

对于动物性食品，如畜、禽、鱼类的烹调方法以煮或烧为最好，少用油炸。烹调蔬菜时，注意尽量减少维生素 C 等水溶性维生素的损失。需经常供给一些汤汁以利泌乳，汤类食品是哺乳期产妇的好伴侣。乳母每日摄入水分多少与乳汁分泌量有密切关系，增加水分可促使乳汁分泌。有些流质食物，如鸡汤、骨头汤、蹄爪汤、鲫鱼汤可促进乳汁的分泌，喝汤最好连肉一起吃。

（张英蕾）

29 母乳太多孩子吃不了怎么办

母乳充足的妈妈是最幸福的，宝宝营养充足，家人也省去不少麻烦，妈妈应该高兴。但有时候宝宝吃不了那么多，过多的乳汁淤积，会感觉乳房硬、胀痛，很难受，甚至影响休息。而且长时间的乳汁淤积容易导致乳房内硬块形成，也有诱发乳腺炎的可能，还会妨碍乳汁的分泌，使乳汁的分泌减少。开始时宝宝的食量还小，等过段时间宝宝长大些，食量会增加，如果乳汁的分泌减少，会使奶水不足。

因此，如果乳汁过多，应将喝不完的奶水吸出来，可用手挤出来或者用吸奶器吸出多余的部分，方法也要正确，否则即费事又疼痛。

1. 挤奶的方法有两种：

（1）首先洗净双手，然后用双手的拇指和其他手指配合轻压在乳晕上，再用拇指和示（食）指同时向下压，边压边挤，由轻到重，注意节奏，在乳晕周围反复转动挤压，将每根乳腺管内的乳汁都挤出来。

（2）用一只手托住乳房，另一只手由上至下按摩乳房。一边按摩一边移动手掌，以达到整个乳房四周。然后朝着乳晕的方向，用手指往下按摩。两个拇指及其他手指配合轻压乳晕后的部位。用拇指和示指在乳晕上方约 2 cm 处，往后施压，同时往前挤出奶汁。

2. 用吸奶器吸奶：

注意先洗手；给吸奶器消毒；用温水使乳房变软，并且加以按摩。然后把吸奶器的漏斗罩在乳晕上，使其严密封闭，保持良好的密闭状态，拉开外筒（或按压手柄），把乳汁从乳房中吸出来。把挤出的乳汁倒入清洁的奶瓶内；盖紧瓶口，加以冷藏，如果要冰冻，应除去奶嘴。

3. 母乳保存的方法：

吸出的乳汁可以保存起来，待需要的时候食用。在 19～22℃室温内可保存 10 小时，25℃室温内可保存 6 小时，放在冰箱内则保存时间更长。母乳冷却后会有沉淀，使用前需轻轻摇匀。给母乳加热时，要用流动的温水冲几分钟，使其达到室温，千万不可直接放在微波炉内加热，以免破坏营养。融化冷冻的母乳时需要放进流动的冷水里，逐渐加入热水直到融化后与室温湿度相同。加热过的奶不可再次冷冻。

另外，还要注意喂奶时两侧乳房应按先后顺序交替进行，应吸空一侧再吸另一侧，等下次喂乳时再吸未吸空的一侧。若一侧乳房奶量已能满足婴儿需要，另一侧若很胀就要将乳汁吸出来。下一次交替进行。随着婴儿的长大，就会逐渐好起来。乳汁的分泌与吸吮对乳头的刺激有关，每天至少应喂奶或挤奶 3 次，因为如果每天只喂 1～2 次，乳房得不到充分的刺激，母乳的分泌量就会越来越少，不利于延长母乳喂养的时间。如果感觉乳汁实在是太多，宝宝吃不完，就适当少饮促进乳汁分泌的汤水，这样乳汁分泌就不会那么快了。

（张英蕾）

30 母乳喂养的孩子用喝水吗

母乳喂养需要给宝宝喂水吗？这个问题很多妈妈都不知道，总担心宝宝渴了。一般来说，一个健康的母亲可提供足月儿正常生长到 6 个月所需要的营养素、能量和液体量。通常情况下，出生 6 个月内的婴儿用纯母乳喂养时，妈妈乳汁中的水分、温度适宜，清洁无菌，所以说它是宝宝最好的饮料，用母乳喂养婴儿，用不着担心宝宝会缺乏水分，只要"按需喂养"就行了。一方面，母乳中含有宝宝成长所需的一切营养，特别是母乳 80% 的成分都是水，足以满足宝宝对水分的要求，而果汁等其他饮料更不应该喂。另一方面，如果过早、过多地给宝宝喂水，会抑制宝宝的吮吸能力，使他们从妈妈乳房主动吮吸的乳汁量减少，不仅对宝宝的成长不利，还会间接造成母乳分泌减少。

当然，具体情况需要具体分析。母乳喂养是否需要喂水与宝宝年龄和饮食情况有很大关系。前 4 个月，母乳喂养的宝宝，如果妈妈勤喝水，饭后多喝汤，适当多吃新鲜的蔬菜和水果，母乳中的水分充足，宝宝出汗不多，可满足宝宝的需要，就不需要再额外喝水了。每一个妈妈和宝宝都有其特殊性，夏天时，如果宝宝很爱出汗，家里闷热，通风不利，妈妈本身又不爱喝水，就要考虑适当给宝宝喝水。每一个细心的妈妈都知道宝宝大概多长时间需要吃一次奶。如果在两次喂奶之间，孩子撅着小嘴四处觅食，哭闹、烦躁、难以入睡、尿少（母乳喂养的宝宝一天起码要有 6 ~ 7 次尿），尿色深黄，应该是宝宝渴了，妈妈应当立即给宝宝喂水。

喂配方奶的宝宝需要更多的水分，以排出废物。对于 4 个月以前，吃配方奶的宝宝，除了喂奶以外，两次喂奶的间期，妈妈还需要给宝宝喂 30 ~ 50 ml 的温开水。当宝宝添加了辅食后，辅食中的蛋白质和纤维需要额外的水分参与消化，妈妈千万别忘了宝宝需要更多的水。

如果宝宝奶水吃得已经足够，每天每千克体重超过 100ml 的奶量，且体重生长在正常范围内，每天小便量亦适量，小便颜色也清淡不黄，即表示宝宝身体的水分已足够了，不需要刻意再勉强宝宝喝水了。有的妈妈不知道是否该喂水，有的妈妈又担心孩子水喝得多会引起水中毒，其实，这个可能性是很小的。每个孩子都有一个自我调节机制，即使是刚出生的宝宝也不例外，宝宝渴了就会喝水，喝够了自然就不会再喝了。如果宝宝肯喝水，每次喝完奶后，如能习惯性地再给宝宝喝两口水，可以清除口腔内剩余的奶水渣，保持口腔内的清洁卫生。

（张英蕾）

31 配方乳喂养的优、缺点

众所周知，母乳是婴儿最好的天然食物，对婴儿的健康生长发育有不可替代的作用。人乳与其他任何乳品相比，更适合婴儿吸收，满足孩子的营养需要。但是对于母乳不足，或因为母亲患有一些疾病需停止哺乳的婴儿，就需要部分母乳喂养或人工喂养。由于种类的差异，兽乳（如牛乳）所含的营养素不适合人类的儿童，牛乳的宏量营养素比例不当，不利于婴儿的消化、营养、吸收。

配方奶粉是以母乳为标准，在普通奶粉的基础上模拟母乳成分对营养素进行了调整，对牛奶进行全面改造，使其最大限度地接近母乳，符合宝宝消化吸收和营养需要的奶粉。在乳品制作过程中，有些配方奶粉在去除了牛奶中不利于宝宝吸收利用的成分外，还改进或添加了母乳中含量不足的成分。在没有母乳的情况下，配方乳喂养是较好的选择。

但是母乳中抗感染的免疫活性物质，是任何配方奶粉也添加不进去的。人乳中含有双歧因子和生长因子以及对神经系统发育、智力和视力均有重要作用的牛磺酸；人乳中还含有新生儿体内缺乏的一些酶；人乳中钙磷比例合适，易于钙的吸收。孩子可以随需随喂，温度合适，永不变质而且清洁卫生。妈妈自己哺乳增进了母婴之间的感情，有利于孩子的身心发育，形成良好的母婴依恋关系。由此可见，人乳的这些优点是配方奶粉所不能比拟的。

另外，配方乳的价格较贵，个别产品质量不过关。要给妈妈们提个醒，市场上很多奶粉过量添加超出母乳中含量或者母乳中没有的成分，要谨慎购买。建议妈妈们优先购买最接近母乳成分的配方奶粉。还有些年轻妈妈为了保持体型，不给宝宝哺乳，认为通过喂养宝宝一样可以健康长大，其实，再好的配方奶粉也无法比拟人乳的这些优点。建议还是坚持母乳喂养，才能让你的宝宝更健康地成长。

（张英蕾）

32 如何选择宝宝的配方乳

母乳喂养是妈妈们的首选，但如果母乳不足就需要为宝宝选择配方奶粉。配方奶粉又称为母乳化奶粉，它是为了满足婴儿的营养需要，除去普通奶粉中不符合婴儿吸收利用的成分，添加了铁剂等婴儿健康成长所必需的成分而制成。

配方奶粉常见的添加成分为：

（1）核苷酸：有利于宝宝的生长发育。

（2）必需脂肪酸：是宝宝生长发育和维持健康必不可少的营养。

（3）DHA 和 ARA：DHA 称为脑黄金，对大脑和视网膜发育非常重要；ARA 又称花生四烯酸，对人体的生长发育也很重要。孕晚期及新生儿期时 DHA 和 ARA 迅速集中在大脑中，主要通过胎盘或母乳来提供。因此，早产及缺乏母乳的宝宝体内 DHA 水平会受影响，从配方奶粉中补充适当的 DHA 和 ARA 是十分必要的。

配方奶粉按功效分为：

（1）普通婴儿配方奶：以牛乳为基础的婴儿配方奶，适用于一般的婴儿。按月龄分为不同阶段。当发现所食用的婴儿配方奶粉与宝宝的体质不合时，应立即停止原配方，改用其他品牌的配方奶。

（2）早产儿配方奶：早产儿消化系统发育差，母乳喂养最合适，或使用专为早产儿设计的早产儿配方奶，其主要成分（如将乳糖改为葡萄糖聚合物，以及中链脂肪酸油取代部分长链脂肪酸油）已修正为适合早产儿使用。

（3）不含乳糖婴儿配方奶：又称为医泻奶粉，其营养成分已经事先水解过，食入后不需经宝宝的肠胃消化即可直接吸收，多在急性或长期慢性腹泻、肠道酵素黏膜层受损、多种消化酵素缺乏的宝宝，或短肠症宝宝中使用。

（4）水解蛋白配方奶：又称为黄豆配方奶粉。此配方不含乳糖，专为天生缺乏乳糖酶的宝宝及慢性腹泻导致肠黏膜表层乳糖酶流失的宝宝设计。宝宝在出现腹泻时可停用原配方奶粉，直接换成此种配方奶粉。

选择配方奶粉时需注意奶粉成分越接近母乳越好，首选 a- 乳清蛋白含量较接近母乳的配方奶粉。其次，有针对性地选择添加成分，如 DHA、牛磺酸等。再次，注意奶粉的颜色、气味、松散度、包装是否完整，是否有商标、生产厂名、生产日期、批号、保存期限等。奶粉在用开水冲调后放置 5 分钟，若无沉淀说明质量正常。如有沉淀物，表面还有悬浮物，说明已有变质，不要给宝宝吃。宝宝食用优质配方奶后无便秘、腹泻等现象，无口气，眼屎少，无皮疹，体重和身高等指标正常增长。

（李洁　薛凤霞）

33　怎样判断宝宝喂养得当

无论是采用母乳喂养、混合喂养，还是人工喂养，只要喂养得当，宝宝都能健康成长。判断宝宝喂养得当的标志是：

（1）宝宝体重是否按月增加，并达到相应阶段宝宝体重的正常值。婴儿体重增长有规律，一般自第 2 周起，每周平均增长 200 g 左右。到满月时，男宝宝增重 800 ~ 1000 g，女宝宝增重 700 ~ 900 g。一般母乳喂养的宝宝增长得快些，而人工喂养或混合喂养的宝宝体重增长稍慢些。

（2）宝宝吃奶后是否表情安静，精神好，不哭闹。

（3）宝宝大便频率及状态：母乳喂养的婴儿，大便呈黄色或金黄色，稠度均匀，如膏状或糊状，有酸味但不臭，每天排便 2 ~ 4 次。人工喂养的婴儿，大便色淡黄或呈土灰色，较干硬，常带奶瓣，有明显臭味，每天排便 1 ~ 2 次。有的宝宝经常 2 ~ 3 天或 4 ~ 5 天才排便一次，但大便并不干结，仍呈软便或糊状便，可能是因为宝宝没吃饱，所以家长要关注宝宝的排便情况，调整喂养。

（4）宝宝吃奶时间是否够长，一般喂奶时间在 15 ~ 20 分钟为宜。

如果喂奶之后，宝宝仍有哭闹不安，吸住乳头不放，大便中粪质少而黏液多，或是体重增长不够等，这就表明奶量不足，应及时加量。

（李洁　薛凤霞）

34　母乳喂养和配方乳喂养的营养补充

当母乳确实不能满足宝宝的需要时，配方奶粉就会充当它的补充。那么如何在保证母乳喂养的前提下给宝宝添加配方奶粉？用什么方式把它们结合才是最营养的呢？

宝宝出现以下症状时，就需要考虑给他补充一些配方奶粉了。

（1）出生 5 天后的宝宝，在 24 小时内小便的次数小于 6 次。

（2）出生 5 天后的宝宝大便次数平均一天不到一次。

（3）6 个月内的宝宝，每月体重增长不足 500g。

（4）宝宝总是哭闹，多数时间看上去显得很疲劳。

（5）给宝宝喂完奶后，你的乳房显得空空的，摸起来不太柔软，这可能也是宝宝没得到足够母乳的一种表现。

混合喂养虽然不如母乳喂养好，但仍能保证婴儿每天吃 2～3 次母乳，对其健康有很多好处，故不要因母乳不足而放弃母乳喂养。混合喂养最容易发生的情况就是放弃母乳喂养。母乳喂养，不单单对母婴身体有好处，还对心理健康有极大的益处，母乳喂养可以使孩子获得极大的母爱。而且，有的产妇奶下得比较晚，但随着产后身体的恢复，乳量可能会不断增加，如果放弃了，就等于放弃了宝宝吃母乳的希望，要知道母乳是"越吃越有"的。

喂养中，每次补充配方奶的量应根据母乳缺少的程度来决定，添加配方奶的原则是先从少量开始，如一次 30 ml，然后观察宝宝的反应。如果宝宝吃后不入睡或不到 1 小时就醒，张口找乳头甚至哭闹，说明他还没吃饱，可以再适当增加量，如一次 50～60 ml。以此类推，直到宝宝吃奶后能安静或持续睡眠 1 小时以上。喂养方法有 2 种：

（1）补授法：每次喂完母乳后接着补喂一定量的配方奶，适用于 6 个月前的宝宝。乳汁及时排空能够促进再分泌及乳量的增加，有利于妈妈泌乳。

（2）代授法：一次喂母乳，一次喂配方奶，轮换间隔喂食，适用于 6 个月后的宝宝。这种方法使母乳逐渐减少，为以后断奶做准备。

35 嗳气、呃逆和吐奶如何处理

嗳气：宝宝在吃奶期间吞入气体时，他会不安或很烦躁，这种情况在奶粉喂养的宝宝中更常见。连续性嗳气会导致宝宝吞咽更多的空气，增加他的不适并最终造成吐奶。这时要先停止哺乳，不可一边让他嗳气，一边哺乳。即使宝宝没有不舒服，也可以通过暂停哺乳或体位变化减慢他的吞咽，减少空气的摄入。帮助宝宝减少嗳气的方法有：喂奶间歇或结束后，将孩子直立抱起，将孩子的头放在你的肩膀上，用一只手轻拍他的背部，另一只手支撑孩子的头背部几分钟，并让他保持直立位置 15 分钟，保证他不会吐奶；让宝宝坐在你的膝上，用一只手轻拍孩子的背部时，另一只手托着孩子的胸部和头；让孩子背朝上趴在你的膝上，保持头部高于胸部，轻拍。

逆呃：俗称"打嗝"。喂养方法不当，婴儿吃奶过多，母亲乳头内陷，或吸空奶瓶、奶头内没有充满乳汁等，均会使宝宝吞入大量空气，所以喂奶后应将宝宝轻轻抱起，头靠在母亲肩上，轻拍宝宝背部，使胃内空气得以排出。若喂奶后

育儿

没有及时帮助宝宝排气，宝宝就会打嗝。大多数婴儿不时会出现呃逆，如哺乳时或长时间笑后，可以尝试改变宝宝的位置，使宝宝放松，或给他喝些温水，都会有帮助。如果宝宝经常呃逆，在他安静或极其饥饿时再喂奶，这样可以减少哺乳期间发生呃逆。

吐奶：婴幼儿消化系统与成人不同，食管蠕动慢、贲门松弛、幽门紧张、胃呈水平位，故容易吐奶。有时吐奶是因为婴儿的进食量超过了他的胃容量；有时会在嗳气或流涎时吐奶。吃奶时如果吸入空气，因气体较液体轻而位于上方，容易冲开贲门而出，同时也会带出一些乳汁，这样就引起吐奶。所以，在喂奶时，要让孩子的嘴裹住整个奶头，不要留有空隙，以防空气乘虚而入。用奶瓶喂时，还应让奶汁完全充满奶头，这样就不容易吸进空气。喂完奶后，最好让宝宝趴在你的肩上，用手轻拍其背部，可使吸进去的空气跑出来。喂完奶后，抱起和放下宝宝时动作要轻，活动度要小些。宝宝大哭时也会吞入大量空气，导致打嗝，所以宝宝大哭过后不要马上喂奶。多数时候吐奶的量较少，对宝宝生长发育不会有多大影响。随着月龄的增长，自然就好了。如果经常性呕吐，应带孩子去医院检查。

（李洁 薛凤霞）

36 宝宝能喝鲜牛奶吗

由于婴幼儿的胃肠道、肾等发育尚不成熟，消化能力弱，喂鲜牛奶会产生多种危害：

1. 牛奶所含的钙、磷总量虽高于母乳，但钙、磷比例不合适，吸收率比较低，而且鲜奶中含量较高的磷，会影响钙的吸收，引起缺钙和佝偻病。

2. 鲜奶中的乳糖主要是 α 型乳糖，会抑制双歧杆菌，并促进大肠埃希菌的生成，容易诱发婴儿的胃肠道疾病。

3. 鲜奶中的脂肪主要是动物性饱和脂肪，会刺激婴儿柔弱的肠道，使肠道发生慢性隐性失血，引起贫血等病症。

4. 鲜牛奶中的蛋白质虽然比母乳含量高，但多数是酪蛋白，酪蛋白进入宝宝的胃中会形成较大的乳凝块，宝宝很难消化和吸收。

5. 牛奶有比母乳高出 3 倍的矿物质，产生许多尿素等代谢物，加重肾脏负担，使宝宝出现慢性脱水、大便干燥、上火等症状。

6. 牛奶的铁质含量很低，易导致缺铁性贫血。

鲜牛奶的配方是针对成人的体质及营养需求的，而婴幼儿的生理特点与成人有很多不同，应首选母乳喂养，如果母乳不足，宜选择适合宝宝的婴儿配方奶粉，以利于宝宝的健康成长。

（李洁 薛凤霞）

37 何时开始添加辅食

母乳喂养和辅食添加是一个有机的整体，适时添加辅食对婴幼儿的健康发育是非常必要的。

添加辅食的好处是：①首先满足了宝宝生长发育的营养需求，对于6个月以上的宝宝，母乳只能满足他们能量需要的80%，因此，添加辅食是必需的。同时，婴儿在孕期储备的铁，只能维持到出生后4个月，而每天800 ml的母乳中所含的铁对4月龄的宝宝来说是远远不够的，如果在这个时期缺铁，就可能造成缺铁性贫血。②在婴幼儿发育过程中，每种行为的出现都有其相应的"敏感"期，这是学习新行为的关键时期，如果把握得当，会事半功倍，进食行为也是如此。出生后4～6个月是宝宝学习咀嚼吞咽的重要时期，在添加辅食的过程中，可以逐步认识并适应除母乳以外的其他食物，进行咀嚼和吞咽的训练等，好为以后的断奶做准备；③宝宝的唾液腺在4～6个月龄时才发育完全，消化道酶的分泌也逐渐成熟，胃容量增大，对食物也有了新的要求，而且随着齿龈黏膜的坚硬及以后乳牙的萌出，给宝宝喂养软的半固体食物，将有助于宝宝乳牙的萌出。

宝宝从纯母乳喂养，过渡到尝试更多食物，是一个需要小心并且耐心对待的事情，辅食添加过早、过晚对宝宝都不利。过早添加淀粉类高碳水化合物的食物会使宝宝容易发生肥胖，但过晚添加也会影响宝宝的咀嚼、吞咽及乳牙的萌出。世界卫生组织建议在4～6个月时逐步添加辅食，但因每个宝宝的个体差异，具体哪一天开始添加辅食并没有严格的规定。对此，有些很认真的妈妈就会很紧张：我是不是应该在宝宝4个月零1天的时候加辅食呢？其实您完全不必如此拘泥于某一天。一般有下列情况时可以开始添加辅食：宝宝体重已经增加到出生时体重的2倍或达到6kg以上；宝宝满6个月了；颈部开始有力，在协助下可以坐起来，并且头可以稳定；对母乳以外的食物感兴趣，会用小手去抓，把食物放在他的舌头上时会有吞咽动作，并表示出愉快的情绪；宝宝在24小时内能吃完大于1000 ml奶或者每次喂奶大于200 ml，每天喂8～10次母乳后仍感觉饥饿等。

添加辅食的原则：添加的品种——由一种到多种，添加的量——由少到多，添加的浓度——由稀到稠，添加的形态——由细到粗，逐步适应，因人而异。还有一点需要提到，当天气炎热或者宝宝腹泻、发热等时，应该暂时停止添加新种类的食物。希望我们的宝宝都能健康茁壮地成长。

（许良智　罗晓燕）

38 宝宝需要补钙吗

婴幼儿处于成长发育的高峰阶段，妈妈们都希望宝宝长得又高又壮，因此她们经常会问"宝宝需要补钙吗？"根据《中国居民膳食营养素参考摄入量》，推荐 0~6 个月的宝宝摄入钙量为 300 mg/d；6~12 个月的宝宝为 400 mg/d，1~3 岁的宝宝为 600 mg/d。因此，宝宝是否需要补钙可以以此作为初步评估标准。

那么，如何计算宝宝是否摄入了足够的钙呢？一般乳制品上都标有含钙量，成熟母乳的含钙量约为 350 mg/ 日。蔬菜、水果、大米、面粉等含钙量均有据可查。由此不难计算宝宝每日钙的摄入量。如果您的宝宝每日摄入钙量未能达到上述推荐量，则可以考虑补钙。

除了上述客观数据外，还可以根据是否有缺钙的症状或体征进行判断。缺钙的宝宝可以表现出夜间汗多、枕秃、睡眠不安稳和易惊等症状；在骨骼上表现为颅骨软，压颅骨时有乒乓球感；胸部骨骼外形异常，如胸骨突起，肋缘外翻；下肢"O"形腿或"X"形腿等。具有上述症状或体征即可以考虑诊断维生素 D 缺乏性佝偻病。

如果宝宝存在缺钙，无论是否具有相应的临床症状均应补钙。补钙的方法有很多，可以通过食疗的方法，多摄入含钙量高的食物，如豆制品、乳制品等；也可以通过药物的方法适量补充钙片、口服液等钙制剂。不过补钙也不是越多越好，我国营养学会推荐宝宝每日补钙量不应超过 2 g。因此，补钙也应注意度的问题。

细心的妈妈一定会问，我们这里讲的是宝宝是否缺钙，缺钙和佝偻病之间又有什么联系呢？在日常生活中，我们会发现有些宝宝明明已经摄入了足够的钙，仍然存在缺钙的表现。原来，光靠补钙是远远不够的。在补钙的同时也应注意钙的吸收。维生素 D 是调节钙的吸收、存储与利用的关键因子，它使体内的血钙水平维持在一个相当恒定的水平。维生素 D 的来源有两个：①紫外线照射，可促进皮肤产生维生素 D；②外源性维生素 D 制剂：如鱼油、动物肝脏等。一般情况下，3 岁以下的婴幼儿，由于户外活动的时间相对较少，通常需要补充维生素 D 制剂。而冬季由于日照减少，宝宝户外活动减少，皮肤与紫外线接触的机会减少，导致皮肤合成的维生素 D 减少，因此更需要进行维生素 D 的补充。多晒太阳无疑是一种既经济又方便的方法。在晒太阳时妈妈们往往有一个误区，由于担心宝宝受凉，妈妈们常在冬季室内让宝宝隔着玻璃晒太阳。但太阳的紫外光是无法透过玻璃的，因此上述做法是没有意义的。维生素 D 的制剂分为口服和注射用两种。由于口服吸收度高，且可以有效避免由于维生素 D 一次性使用过量造成的中毒，因此对于日常补充以及轻度佝偻病患儿，口服制剂便足够。我国营养学会推荐维生素 D 参考摄入量是每日 400 国际单位（IU），最高不超过 800IU。在中华医学会儿科学分会儿童保健学组、全国佝偻病防治科研协作组提出的《儿童维生素 D 缺乏性佝偻病防治建议》里面，对婴幼儿预防性补充维生素 D 提出了具体建议：①户外活动：婴儿应尽早到户外活动，逐渐达到每天 1~2 小时。尽量暴露婴儿身体部位如头面部、手足等。②维生素 D 的补充：婴儿

（包括纯母乳喂养儿）出生后 2 周开始每天补充维生素 D 400 IU 至 2 岁；③特殊人群的补充：早产儿、低出生体重儿、双胎儿出生后即应每天补充维生素 D 800 IU，3 个月后可改为每天 400 IU。

您家宝宝需要补钙吗？相信聪明的妈妈心里面已经有了答案。

（许良智　程萌）

39　宝宝每月体重增加多少是正常的

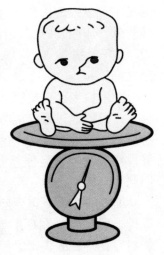

婴儿期是生后的第一个生长高峰，婴儿的生长发育是一个非常复杂的动态变化的过程，这个时期身高体重的增长在一定程度上代表着他们生长发育的情况。因此，宝宝出生后需要定期对其生长发育包括体重进行监测。许多新妈妈对宝宝的体重非常关心，一旦宝宝体重增长不理想，家里的人首先要怪罪妈妈不称职，没有将宝宝喂好。但什么样的体重增长速度才是正常的？是不是自己的孩子长得不如别人的孩子多就一定有问题呢？宝宝每月体重增加多少是正常的？怎样判断自己的孩子体重增长得是否合适呢？

宝宝出生时的体重与胎次、胎龄、性别及宫内营养状况有关。男婴平均出生体重为 3.33±0.39 kg，女婴为 3.24±0.39 kg。

一般来说，宝宝的体重增长为非等速的增加，随着年龄的增加，体重的增长逐渐减慢，而且出生后的体重与营养、疾病密切相关。最初 3 个月，宝宝每周体重增长 200 ~ 300 g，正常足月宝宝生后第一个月体重增加可达 1 ~ 1.7 kg。4 ~ 6 个月时每周增长 100 ~ 200 g，6 ~ 9 个月时每周增长 80 ~ 100 g，9 ~ 12 个月时每周增长 50 ~ 80 g。如果按倍数计算的话，生后 3 ~ 4 个月体重约等于出生时体重的 2 倍，1 岁时宝宝的体重约为出生时的 3 倍（约 10 kg），2 岁时体重约为 4 倍，3 岁时大约为 4.6 倍。婴儿期（从出生到 1 周岁之前）生长发育的速度较快，2 岁至青春前期体重增长变缓，生后第 2 年体重增加 2.5 ~ 3.5 kg，之后平均每年增长约 2 kg。

需要家长注意的是，宝宝出生后 1 周内可能因摄入不足、水分丢失、胎粪排出等出现暂时性体重下降，约在生后 3 ~ 4 日达到最低点（下降幅度约 3% ~ 9%），后逐渐回升，一般出生后第 7 ~ 10 日可恢复至出生时的体重，医学上也称为生理性体重下降。如果宝宝体重下降超过 10% 或是 10 日之后仍未恢复体重，需要带宝宝及时就诊。

宝宝的体重计算可参考如下计算公式：

年龄	体重（kg）
<6个月	出生体重+月龄×0.7
7～12个月	6+月龄×0.25
12个月	10
1～12岁	年龄（岁）×2+8

妈妈们要注意：①给宝宝测量体重时要先排去大、小便后并空腹；②要减去衣服和尿布的重量；③1岁以内建议每月测一次体重；④一般来说，同龄男孩要比女孩重。

除了公式计算之外，在给宝宝做儿童保健时，许多家长看到门诊室的墙上贴着"宝宝体重增长表"诸如此类的图表。在网上也可以查到很多版本的儿童生长标准，我国颁布了0～18岁儿童青少年正常发育标准，2006年世界卫生组织也发表了新的国际儿童生长标准。

这些标准是通过对大样本量健康儿童的调查计算出来的，对于评估儿童的生长和发育至关重要。家长们对这些标准要有正确的认识。大多数宝宝的体重在正常范围之内，但并不意味着超过高限就"更好"，或者低于正常值就"很差"。每一个宝宝都有它的独特性，也就是医学上所说的个体差异，因此应该从多方面观察、综合评估。如果宝宝精神很好，没有脱水或营养不良的表现，没有必要频繁地测量体重，更不要总是刻板地参照标准。一个皮肤红润、肌肉结实、反应敏捷、情感智力等方面发育良好的宝宝，就是正常的。

通过监测宝宝的体重，父母可以了解什么时候宝宝的营养和卫生保健需求未得到满足，并根据自己宝宝的独特性，科学地喂养，该添辅食时添辅食，该断奶时断奶，在医生的指导下及时处理营养不良、体重超重等与生长有关的状况，保持营养均衡，让宝宝健康快乐地成长。

（许良智　胡颖）

40　什么情况下不宜母乳喂养

宝宝出生后，母乳喂养成了妈妈与宝贝之间重要的沟通途径。母乳喂养不仅有助于婴儿健康发育成长，也可以使母亲的身体更快地恢复到怀孕前的状况。但有些时候，比如母亲患病或者宝宝出生后出现各种发育异常的情况下，则不适宜母乳喂养，包括：

母亲方面：

1.母亲患有严重的心血管系统疾病。

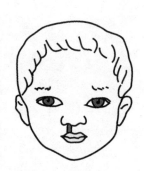

在这种情况下，哺乳喂养会加重心脏负担，患有这类疾病的母亲在产后应严格注意休息，避免体力活动。但如果产前心脏功能评级尚可，而且产后母亲恢复较快且心功能评级仍较好，没有近期发生心力衰竭等情况的风险，那么母乳喂养可以在相关医师的指导下进行。因此，患有心血管疾病的母亲应该及早请医生对心功能进行评估。

2. 母亲患严重的感染性疾病或乳腺炎时，应暂停哺乳至急性炎症治愈。

例如，在严重的乳腺感染或乳头皲裂时，宝宝的吸吮动作不但会使伤口愈合延迟，而且，乳汁中一些细菌及其他有害物可能进入宝宝体内，引起婴儿胃肠道甚至全身感染。

3. 母亲患有活动性结核病时，不宜哺乳及照看婴儿，婴儿出生后应及时接种疫苗。

而且，在结核病药物治疗期间不宜哺乳，因为多种抗结核药物均可以蓄积在乳汁中，婴儿在吸食了这样的母乳后，可能会导致消化系统甚至神经系统的功能损害。

4. 母亲为艾滋病患者，不应母乳喂养。

艾滋病母亲的乳汁中含有艾滋病病毒，健康的婴儿食用了这种母乳后会因消化系统发育不完全，不足以抵抗艾滋病病毒的侵袭而感染艾滋病或者成为病毒携带者。

5. 哺乳期间母亲必须使用某种药物，且此种药物可能通过乳汁被新生儿吸收并造成不良影响。

例如，母亲为甲状腺功能亢进患者必须定时服用抗甲状腺药物，婴儿在食用了这种乳汁后会导致甲减的发生，危害宝宝的健康发育。

6. 母亲有明确的有毒物质接触史或者职业病等，如汞、铅、砷等重金属中毒及农药中毒等情况。

由于很多洗涤剂、农药及环境污染物等均可以通过蓄积作用进入母体并通过母乳进入胎儿体内，如果母亲长期暴露于污染环境中，则哺乳可能给婴儿带来不良影响。

7. 母亲患有精神病或癫痫等情况，不宜进行母乳喂养及照管婴儿。

精神性疾病患者往往无法控制自己的行为和意识，有做出伤害他人行为的风险。癫痫患者在癫痫发作时可出现意识丧失甚至抽搐等情况发生。因此，在这样的情况下，宝宝单独或近距离接触患病的母亲是不安全的。

8. 其他可通过母乳途径导致新生儿患病的情况。

比如母亲正在接受放疗或化疗，或者正处于各型肝炎的急性传染期时。

婴儿方面：

1. 严重唇腭裂患儿或其他唇腭功能发育差的患儿。

患有这种疾病的宝宝往往由于发育异常导致无法正常完成吸吮动作，可能发生乳汁逆流或呛咳。针对有这种先天畸形的宝宝，可将母乳放在奶瓶中喂养，注意喂养时宝宝的体位及挤压量。同时应该在儿科医师的评估下尽早完成矫正畸形的手术。

2. 吸吮动作及吞咽动作尚未发育协调的早产儿。

这种情况下也可以通过奶瓶挤压喂养，并注意通过吹气球、吸吮奶嘴等方式训练宝宝的肌肉力量。

3. 婴儿患有先天性的代谢异常性疾病如苯丙酮尿症、半乳糖血症等情况。

苯丙酮尿症患儿由于缺乏消化苯丙氨酸的酶，母乳喂养可导致血中苯丙氨酸及其代谢产物蓄积造成毒性作用，因此也不适宜母乳喂养。

4. 其他因婴儿发育不良、发育缺陷或其他因素导致的情况。

总之，母乳喂养虽然好处多多，但在一些特殊情况下，母乳喂养非但不能让宝宝健康成长，还可能对母儿双方造成不良的影响。因此，在母乳喂养前应咨询医生，而医生也应该提醒、告知孕产妇哪些情况不宜母乳喂养。在这种情况下，婴儿母乳替代品就成了另外一个选择。建议有上述问题的家庭咨询相关医生，在医生的指导下喂养出健康的宝宝。

（许良智 单丹）

41 患乙型肝炎的妈妈能哺乳吗

中国是乙型肝炎（乙肝）大国，孕妇群体中，乙肝表面抗原阳性（HBsAg）即乙肝病毒携带率为5%左右。而几乎所有人都知道母乳中所包含的抗体、蛋白质、脂肪等成分，对宝宝来说是最便宜、最优质、最易吸收的食物，能喝上母乳的孩子更健康。此外，母乳喂养还能增进母婴感情，并有利于子宫复旧。然而，患乙型肝炎的妈妈面临哺乳时，仍然犹豫不决，那么究竟患乙型肝炎的妈妈可不可以哺乳呢？

我们要先从乙肝病毒的传播途径说起。乙肝病毒在患乙型肝炎的妈妈和胎儿之间的传播主要通过垂直传播。垂直传播即母婴传播，以乙肝为例，则宝宝可能由3种方式直接从妈妈那里感染乙肝病毒：①患乙型肝炎的妈妈在怀孕时，宝宝在子宫内通过胎盘感染乙肝病毒；②在分娩的过程中，产道中的母血、阴道分泌物、羊水等感染了分娩中皮肤受损的宝宝，或被宝宝吞咽而感染乙肝病毒；③出生后宝宝因吸食母乳或与母亲密切接触而感染乙肝病毒。也就是说，宝宝在妈妈哺乳前就可能感染乙肝。这种情况下，宝宝已经感染乙肝，乙肝病毒携带者妈妈进行母乳喂养不会造成进一步的危害，因此可以选择母乳喂养。而宝宝出生后立即注射乙肝免疫球蛋白及乙肝疫苗可在一定程度上避免宝宝感染乙肝病毒。

若妈妈是单纯的乙肝病毒携带者，对接种了乙肝疫苗的宝宝可选择母乳喂养。若妈妈是小三阳［乙肝表面抗原（HBsAg）、乙肝e抗体（HBeAb）、乙肝核心抗体（抗HBC）三项阴性］，且病毒复制为阴性的，对接种了乙肝疫苗的宝宝可选择母乳喂养。因此，妈妈在哺乳前，应进行乙肝两对半及病毒复制量的检查，确定类型及传染性，再选择如何喂养宝宝。

这里特别要注意的是，哺乳前妈妈应用肥皂洗净双手，有乳头破裂时应暂停喂奶，不可口对口给孩子喂食。为了避免宝宝吸食乳汁时咬破乳头，可以先将乳汁挤入奶瓶再喂养。由于密切接触也会导致乙肝的传播，所以，未获得乙肝病毒抗体的宝宝，不应该与患乙肝的妈妈密切接触。

（许良智　李婷婷）

新生儿疫苗接种计划

育

儿

42 新生儿接种疫苗的重要性

新生儿是指出生后 4 周内的婴儿。这个群体正在发育，自身免疫系统尚未成熟，对外界的抵抗力很弱。对能够致病的细菌、微生物的抵抗力极弱，全靠在母体里得到的一点抗体进行抵抗，出生后，对于外界致病微生物的感染，自身没有主动抵抗能力，很容易患病，以乙型肝炎病毒为例，如果新生儿期被感染，感染后几乎 100% 成为乙肝病毒无症状携带者，所以新生儿期接种乙肝疫苗绝不是仅仅为了预防 8% 的乙肝表面抗原携带者母亲在围生期的母婴传播，更是为了新一代孩子一生中不受乙型肝炎病毒的危害。

我国有 1.3 亿的乙肝病毒感染者和患者。引发乙肝的原因很多，目前医学界还尚未明确，从而导致了治疗十分困难。然而，乙肝具有多种传播途径，它也会通过体液传播。

人若感染上乙肝病毒后持续 6 个月内不能清除病毒，就称为慢性乙肝病毒感染。"感染病毒的年龄越小，就越有可能导致慢性化。"科学研究表明，在出生第 1 年感染病毒的婴儿，约有 90% 会成为慢性感染者或病毒携带者；2 ~ 3 岁和 4 ~ 6 岁被感染的儿童成为慢性感染者的比例分别 40% ~ 70% 和 10% ~ 40%，在青少年和成人期感染乙肝病毒的人中，仅 5% ~ 10% 发展成慢性。也就是说，同样是被感染，年龄越小，成为慢性化的可能性就越大。

慢性乙型肝炎病程迁延，如得不到及时的治疗，将会发展为肝硬化甚至肝癌，严重危害人类健康。据统计，全球每年因该病所致的直接经济损失至少 5000 亿人民币。

接种乙肝疫苗可有效避免感染乙肝病毒。自 1992 年起，乙肝疫苗已被我国纳入计划免疫。

我国乙肝传播的主要途径和欧美国家有所不同，垂直传播占乙肝传播的

70% 以上，但欧美却很少有垂直传播者；而在非洲、美洲性传播的概率却较高，可达 40% 以上。这表明乙肝的感染及发病与种族、国家、遗传、年龄等因素都有关系。

基于我国乙肝发病以垂直传播为特点这一事实，根治乙肝的基点必须放在切断垂直传播这一重要途径之上。因此，待产孕妇及婴幼儿普遍接种乙肝疫苗和高效价乙肝免疫球蛋白意义十分重大。

结核病是由于感染结核分枝杆菌而发生的一种慢性和缓发性传染病。人与人之间呼吸道传播是本病传染的主要方式。所以 80% 的结核病发生在肺部，其他部位（颈淋巴、脑膜、腹膜、肠、皮肤、骨骼）也可继发感染。在历史上，它曾在全世界广泛流行，曾经是危害人类的主要杀手，夺去了数亿人的生命。自 20 世纪 50 年代以来，不断发现有效的抗结核药物，使结核病的流行得到了一定的控制。但是，近年来，由于不少国家对结核病的忽视，减少了财政投入，再加上人口的增长、流动人口的增加、艾滋病病毒感染的传播，使结核病的流行率下降缓慢，有的国家和地区还有所回升。所以，世界卫生组织于 1993 年宣布"全球结核病紧急状态"，确定每年的 3 月 24 日为"世界防治结核病日"。

卡介苗是预防结核病的无毒性、无致病力的菌株。给新生儿接种卡介苗，也就是给新生儿提供一个接触小剂量、无毒性的活结核菌的机会，促使机体产生免疫力，但却不会使新生儿发生结核病，从而达到预防结核病的目的。预防接种卡介苗使得结核病成为可以治愈和控制的疾病。

（张岩）

43　新生儿及婴幼儿疫苗接种时间表

出生 24 小时内可注射乙型肝炎疫苗；

出生 24 小时后可注射卡介苗；

出生满 1 个月可以注射第二针乙型肝炎疫苗；

出生后满 2 个月可注射脊髓灰质炎糖丸活疫苗；

出生后满 3 个月可注射脊髓灰质炎糖丸活疫苗，白喉、破伤风、百日咳混合疫苗、卡介苗（试验后决定是否复种）；

出生 4 个月可注射脊髓灰质炎糖丸活疫苗，白喉、破伤风、百日咳混合疫苗；

出生后 5 个月可注射白喉、破伤风、百日咳混合疫苗；

出生后满 6 个月可第三次注射乙型肝炎疫苗；

出生后满 8 个月可注射麻疹疫苗；

生后 1.5～2 岁可注射白喉、破伤风、百日咳混合疫苗。

（张岩）

44 早产儿接种疫苗与足月儿有区别吗

胎龄在 37 足周以前出生的活产婴儿，称为早产儿或未成熟儿。其出生体重大部分在 2500 g 以下，头围在 33 cm 以下。其生长发育状况滞后于足月儿，器官功能和适应能力也明显较足月儿差，在免疫系统方面尤为突出，其 T 细胞和 B 细胞（均为免疫细胞）功能比足月儿更不成熟。出生前、后使用类固醇及体重较轻都可能导致早产儿对某些疫苗的免疫应答低下。尽管如此，我们还是应该尽早给早产儿进行免疫接种，因为早产儿相对于足月儿存在更大的被感染风险。

早产儿疫苗接种的注意事项：

乙肝疫苗

低体重早产儿（≤ 2000 g）接种乙肝疫苗的血清阳转率较低。但到 1 月龄时，所有早产儿，不管出生时体重和孕期如何，几乎都和正常婴儿一样对疫苗有足够的反应。但对乙肝表面抗原阳性母亲或感染状况不明的母亲所生婴儿，尽管其是早产，也必须在出生 12 小时内就接种乙肝疫苗。

如新生儿体重 < 2000 g，第 1 针疫苗不应计入免疫程序，在婴儿达到 1 月龄时重新接种 3 剂乙肝疫苗。由于早产儿对 HBV 的免疫应答低于足月儿，所以胎龄小于 32 周的早产儿需在 7 月龄进行血清学检测，如果抗体浓度较低则需加强接种，或早产儿按 2、4、6 和 12 月程序接种 4 针乙肝疫苗（仅适用于未感染过乙型肝炎病毒妈妈所生的儿童）。

卡介苗

卡介苗是一种减毒的活菌疫苗，用来预防结核病的发生。卡介苗一般在婴儿出生后即可接种，如果出生时没接种，可在 2 个月内接种。早产儿体重通常低于2500 g，且生存能力差，体质弱，过早接种疫苗，可能因此造成感染，或是引发不良反应。所以，出生体重 < 2500 g 的早产儿不宜接种卡介苗。

（张岩）

45 宝贝接种疫苗后应该如何护理

疫苗对人体来说是一种异物，因此接种后会刺激宝贝身体内产生一系列的反应，绝大多数宝贝接受预防接种后没有反应或者有很轻的反应。一般都不需要治疗，只需要细心照顾，给宝贝多喝些白开水，注意好好休息，所出现的反应常于接种后 1～2 天消退。下面我们来谈谈接种疫苗后可能出现的反应以及该如何护理。

1. 接种疫苗当天不要给宝宝洗澡，一定要保证接种部位的清洁，因为孩子皮肤比较娇嫩，打针后注射部位针孔未完全闭合，故建议在第 2 天再洗澡，以防止局部发生感染。

2. 最好给宝宝穿干净、松软、纯棉、已穿过几次的衣服，避免孩子对衣物成分过敏，被误判为疫苗过敏，而当成疫苗接种禁忌证。同时也防止宝宝对接种部位抓挠。

3. 宝宝接种疫苗以后，可能会比平时闹一些，妈妈要多抱一抱哄一哄宝宝，让宝宝忘记身体的不舒服。注射后 3 天，不要过于剧烈活动，一定要保证宝宝多休息。

4. 饮食方面，多吃新鲜水果和蔬菜，不应该吃辛辣刺激性食品和海鲜、鸭肉、鹅肉、牛肉、蛋糕、竹笋、鱼头等发物。一般接种疫苗 2 周内不宜服用抗病毒药物。

5. 接种疫苗部位可能会发生局部反应，如注射部位可出现红、肿、热、痛等现象，一般在接种后 24 小时左右出现。注射部位肿大的硬结范围可分为轻、中、重，轻度的直径小于 2.5 cm，中度的直径在 2.5～5 cm，直径超过 5 cm 为重度反应，这种反应可持续数小时或数天。如果注射局部红肿较重、出现化脓感染或引起附近的淋巴结发炎，应到医院就诊。

6. 接种疫苗后还可能出现全身反应，全身反应最早表现为发热，轻度为 37～37.5℃，中度为 37.6～38.5℃，38.6℃以上者为重度。除此之外，部分宝贝可能伴有头痛、头晕、全身无力、寒战、食欲减退、恶心、呕吐、腹痛、腹泻等症状。以上反应多在 24 小时之内消退，很少持续 3 天以上。轻、中度发热常不需要特殊处理，但如果体温超过 38.5℃则需退热药，若高热持续不退或精神差且食欲差，则应到医院诊治。

7. 严重的过敏反应对于任何疫苗都很罕见，如果发生，它会在疫苗接种后几分钟到几小时内出现，所以接种疫苗后至少要在医院内观察半小时。严重的过敏反应症状包括呼吸困难、声音嘶哑、哮喘、荨麻疹、疼痛、虚弱、心跳加速或眩晕。

8. 接种不同疫苗的注意事项

（1）在孩子接种疫苗前不要把他喂得太饱或在孩子服用脊髓灰质炎糖丸后马上喂奶，以防止喂奶后引起呕吐将糖丸疫苗吐出。吃糖丸疫苗后 40 分钟内不能吃较热的食物，以避免疫苗减效。

（2）注射百白破疫苗后当天严禁洗澡，24 小时后注射部位如出现红肿、硬痂，必须热敷，一天 3～5 次，坚持到消肿为止。

（3）卡介苗是一种减毒活菌苗，接种卡介苗后约 1～2 周，局部会呈现红色小结节，以后逐渐长大，微有痛痒，但不会发热；6～8 周会形成脓疱或溃烂；10～12 周开始结痂，痂皮脱落后留下 1 个微红色的小瘢痕，以后红色逐渐变成肤色。这是正常反应，父母们不必担心，不需要处理，不用涂任何药物，注意不要让宝宝用手去抓，以免破溃后继发感染。如果不小心弄破了，则可局部涂上少许 1% 紫药水，起到收敛的作用，使局部结痂。

（4）原则上不提倡同时接种多种疫苗，2 种或 2 种以上制剂不能同时应用在同一部位，否则发生副反应时无法判断是哪种疫苗引起的。有些地方规定，2种死菌苗或死疫苗的接种时间必须间隔2周，2种活菌苗或活疫苗的接种时间必须间隔4周，为了保证安全，最好提前咨询预防接种单位。

46 什么情况下要暂缓接种疫苗

宝宝感冒发热、腹泻或有其他身体不适时，需要暂缓或推迟疫苗接种的时间，要等宝宝身体好了再进行接种。

每种疫苗都有说明书，在说明书上写有接种禁忌证。接种前医生需在家长的配合下做禁忌证筛查，以避免发生或加重疫苗的不良反应，目前除接种狂犬疫苗外，接种其他任何疫苗都有禁忌证。有明确禁忌证时，暂不要给患儿接种疫苗，应待患儿病愈后再接种。出现以下情况不能接种疫苗：

（1）在患急性感染疾病时均要暂缓接种疫苗。

（2）接种某种疫苗后，如果发生严重的不良反应，如虚脱、休克、痉挛、脑炎或脑病，重度的过敏反应，则不应给予以后针次的接种或者加强免疫。

（3）有神经系统疾病的儿童，例如癫痫或脑病，不应该给予含有全细胞的百日咳疫苗、流脑疫苗、乙脑疫苗。否则接种后易使儿童发生晕厥、抽搐和休克。

（4）有哮喘、湿疹、荨麻疹的小孩，打预防针后易发生过敏反应，特别是接种麻疹活疫苗等致敏原较强的预防针，更易产生过敏反应；有严重佝偻病的孩子不宜服小儿麻痹糖丸疫苗。

（5）有免疫缺陷病或使用免疫抑制剂者，不应接种活疫苗。

（6）患严重器质性疾病，如活动性结核及严重的肝、肺、肾等疾病时暂缓接种。

（严荔煌）

47 接种疫苗后发热需要吃药吗

预防接种是用人工自动免疫的方法，将菌苗、疫苗、类毒素等制剂应用于人体，使机体产生相应的抗体，从而抵抗某些传染性疾病的侵袭。婴幼儿的身体还没有发育完全，抵抗力较弱，接种疫苗就可以有效地增强宝宝的抵抗力。然而，人工自动免疫制剂注射于人体后，对人体形成一种外来刺激，可使机体产生发热等全身反应。那么，预防接种后出现发热需要立即吃药吗？

首先，应该看一看发热程度如何，一般体温在38.5℃以下，小儿无明显其他不适时，可以不做特殊处理，因为宝宝接种疫苗后这种发热属于正常反应，短时间内即可消失，可在家进行护理，如多喝水、多吃清淡饮食，让宝宝多休息，服一些清热解毒类的小中药，必要时进行对症处理就可以了，不必进行特殊的处理，一般2天以后热自然会退。如果体温在38.5℃以上，伴有全身不适，可以

育
儿

酌情给予小剂量退热剂，如对乙酸氨基酚、阿司匹林之类，同时要让患儿多饮水。防止脱水，吃些容易消化的食物，尽量清淡些，但要保证宝宝有足够的营养，帮助机体恢复正常。给予充足的睡眠时间，不过度活动。这种预防接种后发热一般持续时间很短，属于反应性发热，不必应用抗生素治疗。

如果发热持续不退，或有逐渐增高的趋势，则应带宝宝到医院就诊，考虑是否在此期间合并了其他的感染，并根据感染情况，给予相应的抗感染治疗措施。如果由于局部感染化脓，进而出现感染性发热，家长应该给宝宝感染的局部做好处理。倘若局部感染的情况比较严重，就应该采用全身抗菌治疗了。

(胡丽娜)

现代育儿

48 母乳喂养成功的要点

用自己的乳汁哺喂自己的宝宝是母亲神圣的天职，作为母亲，你需要克服种种世俗和乳制品宣传的诱惑，保证母乳喂养成功。

(1) 观念和信心，乳母要相信自己能够分泌足够的乳汁哺育宝宝。这是上帝的恩赐，生物繁衍的必然所决定的。多了解母乳喂养的知识和好处，认识到只有母乳才是婴儿最理想的天然食品，母乳喂养是婴儿健康成长的保证。它不仅使婴儿体格健壮，而且亲密的亲子关系可促进婴儿的身心健康发展。

(2) 做到三早，即早接触，(宝宝一出生就要搂抱，亲吻宝宝，实施母婴同室)、早吸吮 (无特殊情况生后半小时内吸吮母乳头)、早开奶 (及早用母乳喂养婴儿) 是促进母乳分泌充足的前提。母乳喂养时，对3个月以内的婴儿来说，最好不喂或少喂糖水。喝糖水多了，易发生腹胀。

(3) 多吸吮促进乳汁分泌，生后1周内的婴儿要按需哺乳，吸吮乳头时能充分挤压乳窦，使乳汁从乳腺导管通畅流出，宝宝不断地吸吮刺激母亲乳头上的感觉神经末梢，形成泌乳信息，这种信息从妈妈的感觉神经末梢，即视觉、听觉、触觉不断传入泌乳中枢神经系统，产生泌乳素，引起泌乳反射及喷乳反射，促进乳汁分泌并流出。乳汁是越吸越多，越吸就越分泌。随着日龄的增加，大约1周母乳会越来越充足，渐渐就可以过渡到定时哺喂了，即3小时喂一次。

(4) 不要用橡皮奶头喂奶粉，最初几天乳汁较少，但出生头几天的宝宝需要量也少，所以不要用橡皮奶头喂配方奶。因为橡皮奶头易使婴儿产生"乳头错觉"，习惯于橡皮奶嘴后，宝宝就会拒绝吸吮妈妈的奶头，甚至导致母乳喂养失败。

(5) 催乳膳食，要保证母乳充足，乳母膳食营养也很重要，可相对多喝一些清蒸鱼汤、七星猪蹄汤等，多食营养丰富易消化吸收的食品，有助于催乳。

（6）情绪和睡眠，哺乳期要保持心情愉悦，保证充足的睡眠，是乳汁充足的精神营养。

（7）遇到困惑及时咨询，哺乳期间可能会遇到许多令你困惑的问题，可以向你的保健医生咨询，或与过来人交谈一下有助于问题的解决。

（8）家庭支持，坚持母乳喂养还与家庭的支持与帮助分不开。作为丈夫应多分担家务，帮助照料孩子，并且要体贴理解妻子，鼓励妻子坚持母乳喂养。

（9）坚持正确的哺喂方法

婴儿的整个身体面向妈妈并靠近妈妈；婴儿的脸贴近母亲的乳房；婴儿的下颌触及妈咪乳房；婴儿的嘴张得较大；婴儿的下唇向外伸出；婴儿上唇上面的乳晕较下唇下面的乳晕露得多；妈妈能看到婴儿慢而深的吸吮动作；婴儿在喂养结束时，表情放松、快乐和满足；妈妈没有感到乳房疼痛，妈妈能听到婴儿吞咽的声音。

母乳充足的判断：

（1）喂奶时伴随着宝宝的吸吮动作，你可听见婴儿"咕噜咕噜"的吞咽声。

（2）哺乳前母亲感觉到乳房胀满，哺乳时有下乳感，哺乳后乳房变柔软。

（3）两次哺乳之间，宝宝感到很满足，表情快乐，眼睛很亮，反应灵敏。入睡时安静、踏实。

（4）宝宝每天更换尿布 6 次以上，大便每天 2～4 次，呈金黄色糊状。

（5）宝宝体重平均每周增加 150 g 左右。满月时可增加 600 g 以上。

母乳不够吃的判断：

（1）喂奶时宝宝用力吸吮，却听不到婴儿的吞咽声，吃奶时间长，并且不好好吸吮乳头，常常会突然放开乳头大哭不止。

（2）母亲常感觉不到乳房胀满，也很少见乳汁如泉涌般往外喷。

（3）哺乳后，宝宝仍然左右转头找奶吃，或者仍哭闹，而不是开心地笑，入睡不踏实，不一会又出现觅食反射。

（4）宝宝大、小便次数减少，量少，每日正常小便应在 6 次以上至十几次。

（5）宝宝体重增长缓慢或停滞。

（戴淑凤）

49 妈妈上班，教养孩子不能交班

人生头三年是宝宝脑发育的关键期，是行为习惯养成的关键期和塑造良好个性的关键期，亲子依恋关系建立的关键期，也是多元智商构建的关键期，所以，妈咪应当尽可能亲自照料孩子，陪伴孩子一起成长。不应该把孩子完全交给隔代老人或保姆养育。

如果妈咪是职业女性，产假休 4～6 个月后就要上班，你最好提前就安排好孩子谁来照料。有的妈咪提前调换工作，调离岗位，或搬家至单位附近，目的是有利于继续照料、教育孩子。当然，也有的辞职当全职妈咪，全身心地照顾孩子。大多数妈咪心理是矛盾的，既想亲自带孩子，又迫于生计和孩子未来的巨额教育费不得不上班挣钱。不论是那种情况，既然选择了当母亲，就要以带领孩子健康成长为终身使命。上班了，一定要安排好教养孩子的计划。注意做好以下几件事。

坚持母乳喂养一段时间，安排好母乳喂养时间，保存好母乳，以便宝宝享用。若因工作原因不能白天哺乳，可以携带消毒的奶瓶到单位，定时将乳汁挤出，置冰箱储存，供第 2 天宝宝享用，晚上仍可亲自喂奶，每天坚持哺乳 3 次以上，这样既保证母乳充分分泌，又可满足婴儿每次的需要量，其余的几次可用配方奶粉代替，这样宝宝安康，父母也省心。

另外，对于 4 ~ 6 个月的宝宝，多数已开始给添加辅食了。妈咪和养育者都要提前学习如何科学地给孩子添加辅食。包括辅食添加的基本原则、程序，如何给宝宝制作辅食，如何搭配好营养配餐，如何保护好宝宝的好胃口等。许多老人认为宝宝加辅食了，就不必要吃奶了，完全可以用其他食品来替代了，这种想法是不科学的，母乳或配方奶是不能断的。随着宝宝长大，营养素的需求量也逐渐增加，增添适量辅食是必要的，但如果辅食添加不当，容易引起宝宝消化不良、体质下降。另外，如果由于各种原因不能坚持母乳喂养，也要坚持每天吃 500 ~ 600 ml 的配方奶，以保证孩子生长发育所需的营养素。

还要注意行为习惯培养。随着宝宝活动能力的加强，不是到处爬，就是到处走动，必须从小培养好的行为习惯，包括：饮食行为习惯，固定餐桌、餐具，餐前不吃零食，安静吃饭，不乱跑，多喝白开水，不挑食，不偏食；良好的睡眠习惯是保证长个、增强抗病能力的保证，必须保证充分睡眠；养成好的卫生习惯，餐前、便后洗手；玩具玩后要自动归位；礼貌习惯，从小养成尊老爱幼、懂礼貌、不任性、不霸道等行为习惯，而且必须从小抓，持续抓。

家庭成员必须全员学习"家庭安全与急救"，会爬、会走的孩子意外多，到了这个年龄段，家庭全体成员都要提前学习如何保证安全、防止意外发生，还要学习出了意外如何紧急救助，把对孩子的伤害最小化。

（戴淑凤）

50 为宝宝添加辅食须知

随着宝宝长大，营养素的需求量和质都要发生改变，除了乳品外，必须逐渐增添适量辅食。为什么要添加辅食？什么时候开始添加辅食，如何添加，又要注意些什么问题呢？这是年轻妈咪和养育者必须学习的课程。

1. 添加辅食的必要性

*补充维生素和微量元素：宝宝 6 个月以后，从乳类食品摄取的维生素和微

量元素（铜、铁、锌、钙）已经不能满足婴儿进一步生长发育的需要；

　　*满足"三大营养素"：当婴儿长到 6 个月时，乳类虽为理想食物，但婴儿身体所需要的蛋白质、脂肪和碳水化合物三大营养素的量和比例，已不能满足宝宝需要。对 6 个月的婴儿来说，要获得足够的热量，每次奶量至少应在 300 ~ 400 ml，所以单靠增加奶量来供给婴儿所需热量的做法是不现实的。

　　*满足矿物质：母乳中钙、磷、铁及各种维生素的含量都不够高，婴儿成长到一定阶段后就会不足。如不及时补充，宝宝的健康成长就会受到影响，特别是会导致缺铁性贫血和佝偻病。而钙、磷、铁与维生素的新来源只能通过辅食来补充，所以要适时给婴儿添加辅食。

　　*满足心理需要：从婴儿生活环境和交往能力的角度看，添加辅助食品能增进婴儿对环境、物品及食物的兴趣，提高宝宝对生活、周围世界的认知能力。

　　*满足消化能力：随着婴儿身体的进一步生长发育，其机体内各种消化酶的分泌会不断增加。6 个月时婴儿身体中淀粉酶的分泌及活力较前大大增加，如果此时给婴儿增加淀粉类辅食，有助于刺激其肠胃的活动功能，有助于促进其消化酶的分泌，也有助于锻炼婴儿的咀嚼和吞咽功能，这对促进其整个消化道的发育与功能的完善非常有利，也可为日后断母乳做好准备。

　　2. 添加辅食的时间

　　（1）人工喂养的婴儿可在 2 ~ 3 个月龄时开始先添加果水、菜水，而后逐渐添加果汁、米汤。母乳喂养儿可适当推迟添加时间，但什么味道都让宝宝品尝，以防止到了添加辅食时宝宝不能适应。

　　（2）无论何种乳类喂养方式的婴儿，均应在满 5 ~ 6 个月龄时开始添加泥糊状食品，最晚不能超过 8 个月。

　　（3）低出生体重儿，即出生体重小于 2500g 的婴儿，在给予足够乳量奶后体重仍不达标者，可考虑添加辅食。

　　（4）宝宝身体健康，消化功能正常时，及时添加。

　　（5）宝宝食量较大，每日奶量在 1000ml 以上或每次奶量在 200ml 以上，宝宝仍有饥饿表现时，可考虑及时添加。当然，不能营养过剩，以致宝宝体重猛增，甚至超重。

　　（6）宝宝对成人饭菜很感兴趣，常常看着饭桌上的饭菜咂嘴，流口水，移动身体，表现想吃的时候。但不能吃成人饭菜，因成人饭菜油盐较重，不适宜婴幼儿。

　　3. 添加辅食的原则与方法

　　正确的辅食添加原则：由少到多、由稀到稠、由细到粗、由一种到多种。给宝宝添加辅食时，开始只给少量，观察 1 ~ 2 周，如果宝宝不呕吐，大便也正常，就可以逐渐加量。例如，米糊先喂 1 ~ 2 匙，看宝宝是否有不良反应，如果没有就可以逐渐加量；鸡蛋先吃蛋黄，从 1/4 个开始，逐渐加至 1/3、半个……6 个月时宝宝已可吃 1 个鸡蛋黄，能吃整个蛋黄以后，适应一段时间再加上蛋清，做成鸡蛋羹一起吃。吃粥则从稀到稠逐渐过渡。

辅食从细到粗是指先制作成"泥"状，如菜泥、果泥、肉泥，慢慢过渡到碎菜、小块的水果、肉末等。鱼肉比猪肉或牛肉质优，又相对好吸收，所以 5 个月后宝宝可以先从添加蛋黄逐渐到添加鱼泥。

添加辅食不要过快，一种辅食添加后要适应 1 周左右，再添加另一种辅食，注意不要在同一时间内加添多种辅食。有些爸妈太着急，辅食加得太快，今天加一种，明天又加一种，看宝宝爱吃就一下子喂很多，结果造成消化不良，甚至形成疳积。相反，有些妈妈总怕宝宝吃了不吸收，迟迟不敢添加固体食物，有的宝宝到 1 岁了，仍然吃流食，结果造成宝宝营养缺乏，咀嚼困难，发音不清等。

不同月龄添加举例

辅食的添加一定要合理，既有一定的原则，一定的顺序，又要因人而异。下面提供一个辅食添加的参考顺序：

2～3 个月：菜水、果水（汁）、米汤。目的：以各种味道刺激味觉，促进心理健康发展，也为以后添加辅食做好味觉适应的准备。

4～5 个月：鸡蛋黄、米粉或代乳粉、菜泥、鱼泥、水果泥（用小勺刮苹果吃也行）。少量逐步添加。

5～6 个月：宝宝开始出牙，消化功能也逐渐增强，给他添加一些半固体、固体食物，有利于乳牙的萌出，也可以锻炼咀嚼功能，有利于表情肌的发育和语言的发展，也为以后吃普通饭食做准备。

6～8 个月：鸡蛋、稠粥或烂面条、鱼泥、肝泥、瘦肉末、豆腐、饼干或馒头片、切成小块的水果、碎菜等。

9～12 个月：鸡蛋、软饭、小饺子或小馄饨、碎肉、碎菜、豆制品、小块蔬菜。

（戴淑凤）

51 呵护宝宝好胃口九要点

婴儿阶段是宝宝生长发育最快的时期，需要丰富的营养物质，因而进食的次数较多。但是，宝宝的消化腺发育不全，胃肠功能尚不完善，消化道神经调节功能不足，再加上很多父母在喂养上掌握不好，所以，开始添加辅食后，常常出现脾胃功能紊乱，引起消化不良、疳积症、食欲差等。

以下呵护脾胃九要点供父母参考

（1）定时定量。让宝宝从小养成良好的饮食习惯，做到定时定量，使胃肠有张有弛，使五脏六腑阴阳平衡，保护好消化功能。

（2）不偏食挑食。从小注意营养要全面而均衡，做到食品多样化，荤素搭配，粗细搭配。

（3）控制零食。克服零食不断的坏习惯，让胃肠有排空和休息的时间。尽量少给宝宝食用油腻、膨化、刺激性的食品。

（4）改善进餐环境和气氛。宝宝天生都具有好食欲，要从小就营造一个安静而固定的进食环境，使宝宝一进入环境，就有好好吃一顿的欲望。偶尔 1 ~ 2 顿宝宝不想吃，或吃的不如以往多，没有关系，甚至一两顿不吃也没关系，要继续观察，同时保证有一些奶类流食就行了，不要强迫宝宝进食，也不要照书本或说明书机械教条地喂养。此外，不要让宝宝在饭前喝饮料、吃糖果等零食；要避免让宝宝进食前或进食时过于兴奋或过于精神紧张，做到不唠叨，不批评，不吓唬孩子。

（5）注意腹部保暖。不要使宝宝的肠胃道受寒，尽量避免宝宝的呼吸道及胃肠道感染。

（6）定时排便。注意保持消化道通畅，养成定时排便的习惯，尽量不让有毒代谢产物在消化道堆积过久。

（7）多运动。让小宝宝多翻身打滚；宝宝会走后要少抱，让他多走路；会跑后多带他到户外跑步、扔球、踢球、捉迷藏等。

（8）注意卫生。养成宝宝饭前洗手的习惯，养护人员在喂宝宝吃东西前一定要把手洗干净。

（戴淑凤）

52 小儿肥胖症，要从孕期开始预防

小儿肥胖症的成因主要是热量摄入过多和消耗太少的结果，是一种营养障碍性疾病。在美国，肥胖现象发展迅速，6 岁儿童中约 1/3 存在体重问题。中国的 4 ~ 16 岁孩子中，男孩肥胖发生率为 14.8%，女孩为 9.3%，超重加肥胖儿已达 25% ~ 27%。小儿肥胖症多属于单纯性肥胖症，即非内分泌、代谢性疾病所致。儿童肥胖是 21 世纪严重的健康和社会问题，是典型的生活方式疾病。世界卫生组织（WHO）权威专家和学者认为，肥胖症对孩子的危害不亚于晚期癌症。

小儿肥胖症的诊断标准，小儿体重超过同性别同身高正常儿均值 20% 以上即可诊断为肥胖症。肥胖的分度，按以下几级来分：①超重：超过参照人群体重的 10% ~ 19%；②轻度肥胖：超过参照人群体重 20% ~ 39%；③中度肥胖：超过参照人群体重 40% ~ 49%；④重度肥胖：超过参照人群体重 50%。

肥胖症对小儿身心发展的影响是十分严重的，对小儿心脏、血管、呼吸系统功能的影响是长期的慢性损害，常常是不可逆的损害，以致儿童发生成人疾病，如儿童高血压、儿童糖尿病、儿童冠心病等，现时已经是比比皆是。有的肥胖症小儿在儿童期就发生严重冠心病、高血压、糖尿病、高血脂、肺功能异常等，实在令人震惊。

肥胖儿童由于提前动用了心肺储备功能，不仅健康水平严重受损；而且肥胖

儿童多数有严重的心理行为问题，如多数儿童缺乏自尊心、自信心；良好的人格塑造、气质培养、行为习惯的养成，也会受到严重影响；肥胖症儿童到青春期，性发育会受到影响；成人之后，某些癌症的发病率也比较高。

由此可见，对儿童肥胖症的预防必须普及到全社会都重视，预防必须从怀孕期就开始，预防小儿肥胖最好的是日本，从妇女怀孕就开始实施合理营养，规范管理体重增长。我国对孕期营养的观念存在误区，好像这辈子就生一个，穷富都要好好营养。所以，巨大胎儿的发生率越来越高。孕妇合并症也大大增加，如妊娠期糖尿病、妊娠期高血压疾病。

最佳的体重管理方法，就是营养要均衡、适度，加大运动量。首先，在添加辅食前，尽量喂母乳，定时哺喂，有的妈妈 1～2 小时喂一次，还怕营养不够，还要额外添加配方奶粉，以致宝宝吃得很多，体重超重。其次，添加辅食或改吃主食后，对肥胖而且食量大的宝宝，应控制主食摄入量，或让宝宝先喝汤再吃主食。同时，减慢宝宝吃饭的速度，养成细嚼慢咽的习惯，少添加主食，适当多添加蔬菜。具体实施可参考以下方案：

（1）要掌握宝宝体格发育的特点和正常范围，每月末测量身长、体重，并且记录体重增长状况。家长和养育者切不可以胖为荣，邻里间互相攀比。

（2）要注意给宝宝补充水分，可以通过更换尿布的次数来评估水分摄取是否充足。

（3）实施体重控制并不是减肥，而是在保证均衡营养的前提下，不要让营养过剩，热量过多，增加运动量，增加热量消耗。要细心、耐心地为宝宝的不同年龄段制订合理的喂养计划。

（4）在宝宝哭闹的时候，不要以食物作为安慰剂，以免食量越来越大；让孩子从小养成细嚼慢咽的习惯。吃得多、吃得快是肥胖宝宝常见的饮食行为特点。

（5）在给宝宝控制饮食平衡的时候，要遵从"三低"原则，即低脂肪、低碳水化合物、低热量。先从主食减起，然后减副食。食量上也要遵循循序渐进的原则，先减 1/4 量，依次变成 1/3 量、1/2 量。具体实施方案应当向儿童营养专业医生咨询，最好固定一位专业医生，科学规范地实施体重管理。

（6）要尽量让宝宝多运动，在家里可尝试做床上运动，像翻身打滚、迂回爬行、跑步、蹦跳等，以此消耗热量，达到控制体重的目的。

（戴淑凤）

53 宝宝眼、耳、口、鼻、脐的护理与异常的处理

1. 眼睛护理及异常的处理

分娩过程中胎儿通过产道时，眼睛易被细菌污染，有些新生儿眼部分泌物多，出生后要注意眼部护理，可用干净小毛巾或棉签蘸温开水，从眼内角向外轻

轻擦拭分泌物。

对出生即有脓性分泌物的宝宝，应报告医生，需将分泌物做涂片，寻找淋球菌，同时还要将分泌物进行培养找淋球菌，如果呈阳性，应按淋病性结膜炎正规治疗，必须彻底治愈，以免影响视力。其他如衣原体性结膜炎、单纯疱疹性结膜炎、细菌性结膜炎等都要在医生指导下及时正规治疗。

2. 耳部护理及异常的分辨

洗澡时尽量勿将污水灌入新生儿耳道内，洗澡后以棉签拭干外耳道。不过，即使不小心将水灌入耳道内也不要大惊小怪，只要用棉签清洁干净即可。另外，注意宝宝耳背后的清洁，耳背后很容易发生湿疹及皲裂，可涂些食用植物油或紫药水，一旦发生耳后湿疹可涂婴儿湿疹膏。如果发生中耳炎，耳道会流出有臭味的脓性分泌物，宝宝会哭闹、烦躁，甚至发热，应在医生指导下治疗。

3. 口腔护理及异常的分辨

口腔黏膜薄嫩，不能擦拭。如果发现口腔黏膜有白色豆腐渣样物附着，用棉签轻轻擦拭不易脱落，豆腐渣样物擦掉后下面黏膜充血，则可能是患了鹅口疮。鹅口疮的治疗：可以用棉签往口腔黏膜涂甲胆紫或制霉菌素液，每日涂3～4次，看不到白色豆腐渣样物后，再继续涂4～5天，才能根治。有的家长动辄给孩子使用抗生素，致使肠道菌群紊乱，容易并发白色念珠菌感染，即鹅口疮。如果治疗不正规，会反复发作，有的家长想起来涂一次，见好就停止涂药，导致鹅口疮久治不愈。

另外，不少年老家长很乐意用粗布给婴儿擦拭牙龈，以致出血，其理由是：牙龈颜色呈现黄白色，还有黄白色小凸起（俗称马牙），会使孩子感到痒痒，误认为孩子有时哭闹是由于这些"黄白泡泡闹的"。其实，婴儿的牙龈本来都是浅黄色，马牙也是正常现象，家长如此处理，往往导致口腔黏膜浅表溃疡，以致细菌感染。也有少部分家长把正常牙龈当作鹅口疮跑到医院求治。

还有，宝宝舌面都会有一层薄薄的白苔，如果口服带颜色的药物，舌苔也会染成同样的颜色，家长应当仔细动脑筋分辨一下，不要动辄大惊小怪，惊慌失措，胡乱擦拭，或抱孩子出、入医院。

4. 鼻腔护理及异常的分辨

新生儿鼻腔短而狭窄，经常会有分泌物或者溢乳堵塞鼻孔而影响呼吸，可用棉签或小毛巾角沾水后湿润鼻腔内干痂，再轻轻按揉鼻根部，然后用棉签取出。或者用女性修眉用的钝头小镊子轻轻夹出。

5. 脐部护理与脐炎、脐茸的防治

婴儿出生后，脐带被切断，几小时后脐带的残端变成棕色，逐渐干枯、发黑，至3～7天从脐根部自然脱落。脐带脱落后，根部往往潮乎乎的，这是正常现象，可以用消毒棉签蘸75%的酒精将脐根擦净，很快就会干燥。

在脐带未脱落以前，我们每天要注意观察脐部有无渗血、渗液。每天可用消毒棉签蘸 75% 的酒精擦拭脐带根部，并轻轻擦去分泌物。每天 1～2 次即可，不必包裹纱布，更不能用塑料布盖上，再用胶布粘上，这样很容易滋生细菌，酿成脐炎乃至脐茸。一旦脐部有脓性分泌物，有臭味或脐部表面发红，说明可能已发生脐炎，应及时去医院处理。

脐带脱落以后，脐部总是不干燥，仔细观察呈粉红色，如绿豆大小的新生物，如葡萄串，表面常有渗液，甚至有脓液，这就是脐肉芽肿，又称为脐茸。这是由于脐断端长时间不干燥，成为细菌滋生诱因，脐部慢性炎症刺激的结果。如遇到这种情况，应当尽快请医生治疗，一般需要清除肉芽。

（戴淑凤）

54 五颜六色的皮肤色斑，如何辨别

给新生儿洗澡时，可能会在宝宝身上发现五颜六色的色素斑，常常令家长焦虑不安，其实，绝大多数色斑不会给婴儿发育带来危害，让我们来学习和分析一下吧。

玫瑰红疹：出生 2～3 天，有的新生儿皮肤上突然出现玫瑰红色的丘疹。有的丘疹周围有红晕，看起来像荨麻疹，但出疹的同时，宝宝一般情况良好，精神佳，吃奶好，不发热，多在 1～2 天内不治自消，这就是所谓的"新生儿红斑"，是正常的生理现象。由于新生儿皮肤娇嫩，皮肤下的血管丰富而角质层发育尚不完善，当胎儿从母体娩出后，便从羊水的浸泡中来到干燥的环境，一旦受到空气、衣物、洗澡用品等刺激，皮肤便会出现这种玫瑰红色样的丘疹。这可以说是新生儿适应环境的生理反应。所以，新生儿用品应当以柔软、清洁、刺激性小为好。清洗衣物时，一定要将化学洗涤剂冲洗干净。洗澡时，宜用中性浴液，或用清水洗澡即可，不一定每次都用浴液。

青斑：新生儿一出生就可看到皮肤青斑，呈蓝灰色，形状大小不一，不高出皮肤，多见于骶尾部、臀部、手足、小腿等部位，宝宝不会有不舒服的感觉，这是皮下色素细胞堆集的结果，又称胎斑或胎记，不需要治疗，多数于 5～6 岁时自行消失。

红斑痣：为云状红色痣，不凸出于皮肤表面，又称毛细血管瘤。常见于眼睑、前额眉间、头部，以及后颈部，这是接近皮肤表面的微血管扩张所致，不需要治疗，1 岁左右可自行消失。

草莓状痣：皮肤表面似红色草莓状，凹凸不平，医学上称草莓状血管瘤，至 6 个月时可以长得很大。家长不用太担心，随着宝宝长大，绝大部分草莓状痣的颜色会变浅甚至消失。有的 3 岁左右就会消失，即使不消失，也可以进行治疗，但不主张在新生儿期治疗。当然，在特殊部位影响发育的草莓状痣要看有经验的外科医生，根据情况决定治疗方案。

牛奶咖啡斑：顾名思义，牛奶咖啡斑指宝宝皮肤上呈牛奶加咖啡色、大小不等的斑块，可在宝宝四肢或躯干见到。如果是少数几块，对小儿健康不会有妨碍，也无需看医生；如果数量很多，则应看小儿神经科医生。

无色素痣：是一种先天性的大小与分布比较稳定的白斑，多数为限局性，也可为系统性。目前认为，与发生学上的畸形或黑素体聚集和输送障碍有关。

无色素痣通常在出生时或出生后不久发生。92.5% 患儿在 1 岁前发病，7.5% 在儿童期发病。无色素痣终身不变，多发生于背臀部，其次可见于胸部、腹部、面部、颈部和手背部。表现大小不一，边界模糊而规则，有时边缘呈锯齿状。无色素痣的分布分为：局限性、阶段性和系统性。前两者占 98% 以上。阶段性沿神经节段分布，四肢呈条带状，躯干可呈方形。

贫血痣：贫血痣为先天性减色斑。减色斑处毛细血管较正常稀少，摩擦患处时周围皮肤充血，而患处白斑依旧。可能是由于局部组织缺血引起。有的孩子出生时即可发现，也有的在儿童期发生。贫血痣多发生在面部、颈部或躯干部，大小形态不一，为淡色斑，边界清楚或不太清楚，无自觉症状，亦无特效治疗方法。

白色糠疹：是一种常见的白斑，属于色素减退性皮炎，多发生在 3 岁以后儿童，中具有自限性，至成人时好转。病因不明，可能与特异性体质、不良饮食习惯、肠寄生虫病、阳光暴晒、皮肤干燥等诸多因素有关。白色糠疹常发生于面部，个别患儿发生在颈、肩部及上肢，多在春季发病，夏季加重，秋季消退。开始表现为红斑，逐渐变为鳞屑性色素减退斑。鳞屑细小的白斑数目多少不一，形状多为圆形或卵圆形，呈灰白色，直径约 1～5 cm，与正常皮肤界限不太清楚，表面有细糠状鳞状脱屑。患儿无自觉症状，或有轻度瘙痒感，需与特异性皮炎——银屑病鉴别。一般无须治疗。

（戴淑凤）

55 分辨"气蛋"、"水蛋"与脐疝

俗称"气蛋"，即腹股沟斜疝。腹股沟疝的发生是由于新生儿的腹股沟管尚未发育完善，当宝宝大哭大闹时腹压增加，部分肠管就会通过腹股沟管的孔隙进入阴囊，我们可以摸到这些男婴的阴囊明显增大，鼓包柔软呈囊性感，用手指轻压鼓包可以还纳回到腹腔，仔细听，还可以听到气过水的声音。

"气蛋"与体位、腹压很有关系，当宝宝哭闹、腹压增加或直立时，肿物会增大；当安静或平卧时，肿物会缩小甚至消失（回到腹腔里）。由于右侧腹股沟管闭锁较左侧迟，右侧腹股沟斜疝较多见。有些宝宝的腹股沟管到出生 6 个月以后才闭锁，所以"气蛋"在 6 个月以内还是有可能自愈的。但是，如果"气蛋"在孩子不哭闹时也不还纳入腹腔，而且，张力很大、因疼痛哭闹，甚至宝宝出现

呕吐等全身症状，可能是肠管嵌顿，应马上看小儿外科医生，以防止肠坏死。这就要求我们护理宝宝时注意观察，还应该注意尽量减少孩子过度增加腹压，如长时间大哭大闹、长时间慢性咳嗽、长期便秘等。随着宝宝的腹股沟管肌肉渐渐地发育坚韧，多数"气蛋"可能自行痊愈。如果在 6 个月以后，"气蛋"仍不消失或有增大的趋势，应去看小儿外科医生，以便决定手术的最佳时机。

俗称的"水蛋"，医学上称为"睾丸鞘膜积液"。你可以看到男婴的睾丸一大一小，或者双侧都比正常男婴的睾丸大，摸上去较硬，张力较大，如果用手电筒照是透亮的，而"气蛋"是不透光的。这就是俗称的"水蛋"。父母要将这两种情况分清楚，区别对待。

绝大多数睾丸鞘膜积液会自行吸收，无需治疗。多在 1 岁左右自然吸收。如果 2 岁后仍不吸收，甚至增大，就应去请小儿外科医生，以便决定合适的处理办法。如果在睾丸上方，还有 1 个单独的囊肿，那可能是精索鞘膜积液，请看小儿外科医生。

脐疝是由于婴儿的腹壁肌肉还没有很好地发育完善，脐环没有完全闭锁，如增加腹压，肠管就会从脐环处突出来，从而形成脐疝。宝宝在哭闹、咳嗽或加大腹压时，脐部突出的包变大，用手指按时有响声，不用腹压时张力会变小，可以用手推回到腹腔里。

以往，有人用铜板或硬布贴在肚脐上，然后加压包扎或用宽胶布粘贴上，这样做是很不科学的，宝宝的皮肤很娇嫩，长期摩擦，易溃烂感染，胶布易致宝宝皮肤过敏，另外，包扎过紧还影响宝宝的正常呼吸。

随着宝宝的长大，腹壁肌肉发育坚固，脐环闭锁，脐疝就会自行痊愈。多于 1 岁以内不治自愈，无需手术治疗。如果脐疝愈来愈大，凸起的疝内容物推不回去了，就要及时看小儿外科医生。以免发生疝嵌顿，因疝嵌顿会导致肠管坏死。

（戴淑凤）

56 发现特殊气味，早就医

一般来说，宝宝身上除了奶香味，不应有怪味。有的孩子排出的尿略带有呛人的氨水味，这都是正常的。然而，有极个别婴儿身上会散发出一些奇怪的味道，像烂白菜、烂苹果味、脚汗味、耗子臊味、臭鱼烂虾味、猫尿味等。如果你的婴儿身上有这样的味道，千万不要忽视，因为这些味道可能是宝宝患有某种先天性代谢疾病的信号。

先天性代谢疾病，多是由于与遗传有关的基因发生突变，导致某种酶或结构蛋白出现缺陷，使体内氨基酸或有机酸代谢障碍，产生异常代谢产物，堆积在宝宝身上，并通过汗、尿排出，散发出各种怪味。例如，苯丙酮尿症患儿可散发鼠臭味。

先天性代谢病对群体来说不罕见，对个体来说发生率很低，但是，如果不能及早发现，及时治疗，一旦延误，会直接影响到孩子大脑的正常发育。苯丙尿酮症就是如此，如果及早发现，在脑组织尚未发育成熟，尚未遭受严重损害以前开始干预治疗，例如出生后 2 个月内就必须开始干预性治疗，孩子可以长得与正常孩子一样健康、聪明，但过了关键期再治疗，孩子的脑损伤将是不可逆的，治疗起来麻烦很多。当然，也有的宝宝身上的难闻气味，是由于没有经常洗澡造成的，皮肤清洁后就不会有怪味。父母不要盲目担惊害怕，谈虎色变。

（戴淑凤）

57. "难缠"宝宝的教育策略

很多新手妈妈总是抱怨自己的宝宝"难缠"，动辄哭闹，要不就是突然一顿不吃奶或吃得少等，父母就疑虑，是肚子痛吗？是肠痉挛或肠套叠吗？到底怎么了吗？令新手父母焦虑，不知所措。

是不是"难缠宝宝"，首先得冷静分析。现在的父母都是"新手"，又都是"独生父母"，隔辈的老一代，自己的孩子也多是老人带大（过去都是 56 天产假就上班），也没有带孩子的经验，或者已经忘记。所以，在新手父母和隔代人的眼里，宝宝应当吃饱就睡，就玩，不应该哭，其实，每个孩子的先天气质、遗传素质、胎儿期经历都是不一样的，所以，闹闹情绪，发点脾气，不高兴就大哭大闹，偶尔不想吃也是正常现象，不能都认为是"难缠"。

人类婴儿的早期，除了吃、睡、排泄，最多的就是哭了。我们描述一个孩子的出生就是用"呱呱坠地"这个很形象的词，可以说宝宝是伴着哭声长大的。因为这时的宝宝，他还不具有其他的表达方式，无论是饿了、渴了、冷了、热了、尿湿了、不舒服了、生病了，他都可能以哭来表示，如何辨别呢？

宝宝饥饿时，哭声很洪亮，哭时头部左右转动，嘴不停地做出觅食行为，并做着吸吮的动作。只要一喂奶，哭马上就停止。而且吃饱后会安静入睡，或满足地四处张望。

环境温度太低，宝宝受到寒冷刺激时，表现为哭声弱，并且面色苍白、手脚冰凉、身体蜷缩，这时把宝宝抱在怀中温暖或加盖衣被，宝宝觉得暖和了，就不再哭了。

如果宝宝哭时满脸通红、满头是汗，一摸身上也是湿漉漉的，被窝很热，则是由于太热引起的烦躁，或因室温太高，或因衣被太厚，那么减少被子或衣服，宝宝就会慢慢停止啼哭。

如果一向比较乖的宝宝，突然不停地哭闹。甚至哭声尖而直，伴有面色苍白、出汗、呕吐，持续数分钟至数十分钟，发作过后一切可以正常，则可能是肠痉挛或者肠套叠。如果发作频繁应及时看医生，进一步诊治。因为肠套叠反复发

育儿

作会导致肠管缺血、坏死，需要急诊手术。

另有一类宝宝也许可以称得上"难缠"，或者说令父母和家人困惑不解，这就是"触觉防御过度"的剖宫产儿或妈妈有孕期焦虑经历的宝宝，这些婴儿有不同程度的异常表现，令家人焦躁不安：

（1）动辄大声哭闹：表现情绪容易波动，时常莫名其妙、声嘶力竭地哭闹，足踢，手推，哭起来很难哄，好像很痛苦，呈暴风骤雨式哭闹，转眼又雨过天晴，什么事没有。家长有时惊恐万分，出、入医院，却查不出毛病。

（2）睡眠困难：婴儿表现为入睡困难，必须摇抱才能入睡，一放床上又惊醒；睡不实，好像总有"心思"，好容易摇睡了，但是眼球仍然在眼皮下滚动，醒来后也是迷迷糊糊，吭吭唧唧，而不是高高兴兴地与家人"交谈"；睡眠中，常常频繁扭动身体，伴随满面皮肤呈紫红色，易惊醒，尤其仰卧位时，年轻父母与家人常常轮流守候，不敢入睡。

（3）行为怪异：喜欢妈妈或熟悉的人搂抱，拒绝不熟悉人或者物的接触，表现愤怒，不愉快，或哭闹，喜欢竖抱，厌恶姿势变换。

（4）视听定向反射异常：大大的眼睛咕噜噜转，但目光涣散，对眼前缓慢移动的图片、红球视而不见，或仅有 1～2 秒的瞬视；对身边摇动的格声响有时听而不闻。对视线外的呼唤声，好像没听见，父母常误认为听力有问题。这些问题不同程度地影响着婴儿身心的健康发展，而且将会对婴儿期后儿童的身心发展及人格形成产生负面影响。

为什么宝宝会出现上述行为问题呢？多数与分娩方式有关。人类的胎儿经历产程中阵阵强有力宫缩的挤压，从狭窄而屈曲的产道娩出，这个过程是人类最早最重要的感觉学习经历。而这种感觉挤压刺激对宝宝皮肤触觉的防御性反射和识别性处理十分重要。然而很多"难缠宝宝"未经历这个过程，而是直接剖宫产离开母体，剖宫产使他们失去了这次重要的学习机会，特别是肌肤关节、前庭感觉器官未经历产道挤压的过程，因此而导致一系列特殊的行为问题。

虽然，随着婴儿的长大，这些行为问题会减轻或消失，或改变了形式，但是仍有部分婴儿期的行为问题可延伸到儿童期后，以致影响儿童学业和健康人格的形成。所以建议年轻男女及早学习胎婴儿的感知觉发展的知识，尽量减少剖宫产，采取人类惯用的阴道自然产。如果宝宝已经出现"剖宫产儿综合征"的上述表现，那么，从出生即开始帮助宝宝解除困扰。老祖宗的文化遗产——推拿按摩可帮助孩子进行行为调适。

这里介绍几个都能学会又显效的方法如下，孩儿的爸妈、爷奶可根据自己的条件选择：

＊按揉肌肤：两次喂奶之间，即不饿，也不过饱时，环境安静，舒适即可，不需要脱衣服，顺时针按揉宝宝胸部、腹部、背部 50 次，以双手掌揉宝宝四肢

50次，以拇指腹按揉宝宝手足心50次，或每次5分钟。

　　*亲子互动：妈妈对新生儿要即刻进行搂抱，肌肤紧紧相贴，坚持给婴儿抚触，3～4个月引导婴儿左右翻身，7个月亲子拥抱翻滚、亲子"帆船"、爬越障碍、浴巾操等触觉动作调适游戏，都是简便易行，实用有效的家庭调适方式。

　　*毛巾蛋卷：将宝宝裹在大毛巾里，就像1个蛋卷，然后，用你的双手掌滚揉宝宝全身，速度要缓慢，力度要够，使宝宝肌肉关节都接受到按摩，宝宝会感到很舒服，对行为调适很有效果。

　　*软垫三明治：将宝宝放在2个木棉枕头中间，轻轻挤压宝宝身体各处，对感觉反射异常具有调适作用。

　　*亲子三浴：和宝宝一起裸身，光脚，玩"沙滩浴"、"水浴"、"泥巴浴"是很好的情感情绪调适方法。

　　以上方法适于所有婴幼儿，具有强壮身体、提高免疫力、防病治病、愉悦情感、促进宝宝身心全面健康发展的功效。

　　爱心提示：

　　*促进自然产，减少剖宫产：中国的剖宫产率高达世界之最，再加上其他人工干预性助产，孕妈咪妊娠期的紧张焦虑等都会直接、间接地影响胎婴儿的感知觉学习与感知觉的健康发展，从而引发婴幼儿乃至儿童期后的一系列行为问题。所以，我们的年轻男女必须学习一些有关婴幼儿感知觉发生发展的知识，尽可能避免剖宫产，并在日常生活中创造感知觉学习机会，帮助宝宝健康快乐发展。

　　*冷静思考：遇到宝宝无法安慰的哭闹，首先要冷静思考，仔细观察，迅速排除异常情况。

　　*不要慌乱：遇到宝宝哭闹不止，多数家长缺乏冷静，恐惧又忙乱，家庭成员互相埋怨，七嘴八舌，你说"肠绞痛"，他说"肠套叠"，要不就是"屎憋的"、"尿憋的"。这样都是无济于事的。

　　*切勿使劲摇晃：家人被宝宝的哭闹折腾得精疲力竭，试图让他安静下来，便会用力摇晃宝宝，而且成了习惯动作，宝宝不哭时，也在使劲地摇晃。殊不知，如果过于用力，容易使孩子的大脑受到震荡损伤，甚至发生意外危险。

（戴淑凤）

58　宝宝睡不好觉，妈咪的困惑

　　我的很多妈咪朋友经常为宝宝睡不够时间而苦恼，担心睡觉少会影响孩子长个儿，尤是爸爸或者妈妈个子较矮的朋友。

　　睡眠固然对每个人都十分重要，尤其是宝宝。充足的睡眠对宝宝长身体、长智慧、增强抗病能力都是不容忽视的。但是，睡眠多少因人而异，每个宝宝都不同，与遗传特质有一定关系。不能说睡眠少的孩子就不如睡眠多的聪明，睡得少的就一定长不高。反过来，也不能说孩子个子矮就是因为睡得少。实际上，在保证宝宝睡眠时间的同时，还要看宝宝的睡眠质量，睡得实在，睡得香甜。

睡眠是宝宝生理的需要。当他的身体能量消耗到一定程度时，自然就想睡觉了。因此，每当宝宝到了睡觉的时间，只要把宝宝放在小床上，保持安静，他躺下去不一会儿就会睡着。但是，不是每个宝宝的睡眠都能如此香甜。有很多原因干扰着宝宝的生物钟，使宝宝睡眠没有规律；或者阴阳颠倒，像人们熟悉的"夜哭郎"，即晚上不睡白天睡；或者由于剖宫产导致的大脑动荡不安，必须抱在怀里才能入睡；或者由于妈妈孕期心绪焦虑，睡眠颠倒，令宝宝身心不宁；或者由于妈妈受学业、晋升的压力和困惑，宝宝受到感应等。

1. 宝宝睡眠的规律

刚刚出生的宝宝每天有 18～20 小时处于睡眠状态中，只是在饥饿、尿布浸湿、寒冷或者有其他干扰时才醒来。2～3 个月的宝宝白天睡觉 3～4 次，每次睡 1.5～2 小时，晚上睡 10 小时左右，一昼夜为 16～18 小时。但是，也有少部分"短睡型宝宝"，出生后即不喜欢睡长觉，或者说睡眠时间没有一般宝宝多。但精神好，吃奶香，就继续观察，因为每个宝宝都不一样。新生儿的睡眠周期较短，约为 45 分钟一个周期。随着宝宝的成长，睡眠周期会逐渐延长。只要宝宝睡得踏实，睡醒以后精神饱满，眼睛很亮，吃奶香，大、小便正常，体重按月增长，妈妈就不必担心。

睡眠周期包括浅睡期和深睡期。一般处于深睡期的宝宝很少活动，表现平静，呼吸均匀，眼球也不转动；在浅睡期，则有吮吸动作，面部表情也很多，时而微笑，时而撅嘴，时而又像在做鬼脸。眼睛虽然闭合，但眼球在眼睑下转动。胳膊、腿有时做舞蹈一样的动作，有时伸伸懒腰或突然活动一下。这些都是宝宝成长中的正常现象，父母不必担心。

若新生儿出现烦躁不安、不易入睡，或睡后频繁惊醒，或必须抱着睡，一放就醒，则说明有异常情况需查找原因。

2. 睡眠不实的原因

（1）有的新生儿白天睡觉，夜间哭闹不睡。对这样的孩子，要尽量让他白天少睡觉，晚上自然就能睡好。

（2）宝宝饿了、热了、冷了、尿了或者不舒服等。其中想吃奶的情况经常发生在 3 个月之内的宝宝，需要喂奶来解决。

（3）室内温度是否过高，或包裹得太多。如果宝宝头上有汗，摸摸身上也潮湿，这就需要减少或松开包被。如果摸孩子手脚发凉，则表示孩子是由于寒冷刺激而不眠，可加盖被或用热水袋保温。

（4）有些宝宝皮肤过分敏感，尿布湿了就哼哼叽叽，扭来扭去，睡不实，此时应及时更换尿布。

（5）稍大点的宝宝睡眠不安可能与白天睡得太多有关，或与日常生活的变化引起白天过度兴奋、紧张有关，如出门走亲戚、换新的保姆、有陌生人来。

（6）睡前吃得过饱或喝奶后没有打嗝排气而致腹胀等，也会影响睡眠。此时应顺时针按摩宝宝腹部，使之排气，并调整饮食，不要吃得太多。

（7）剖宫产（包括产钳助产）的宝宝会存在"触觉防御过度"。睡不踏实是其最常见的行为问题。这种宝宝则需要进行感觉调适治疗，如推拿按摩等。

3. 解除困惑的措施

（1）创造良好的睡觉环境，保持室内空气新鲜，温度适宜，可以让宝宝听一些轻柔的催眠音乐。

（2）宝宝睡觉黑白颠倒。白天每次睡觉 2 小时后，就用冷毛巾敷小儿额头或者用你的手揉宝宝双腿，以此把宝宝唤醒，逐渐建立合理的作息时间，让宝宝体内的生物钟形成正常的节律，从而让妈妈在夜间得到休息。

（3）每天要在同一个时间安排孩子上床睡觉，形成习惯，叫做"动力定型"。经常在一定的时间睡眠，形成了动力定型后，宝宝自然而然地就调整了睡眠的生物钟，到了这个时间就能入睡。

（4）睡前不让宝宝做剧烈活动，以免引起小孩过度兴奋，难以入睡。晚餐不要吃得太饱，睡前不要吃零食，也不要饮水过多，以免因为夜间膀胱胀，尿多而影响睡眠。

（5）要让宝宝在自己的小床上自然入睡。不应总采用摇晃的办法使婴儿入睡。如果孩子醒来吭吭，你只需用手拍拍屁股，什么都不说，宝宝就会接着睡觉。给他自己入睡的机会，或让宝宝在你的身边不远处让他放心入睡。

（6）推拿按摩。对触觉防御过度者如剖宫产婴儿、产钳助产婴儿、早产婴等，由于存在触觉防御过度，宝宝表现为睡眠困难、睡眠无规律、莫名其妙地烦躁易怒、哭闹、睡眠不实、易惊等采取推拿按摩，效果很快，还可以预防儿童期后分心、多动、社交障碍、行为问题。

（戴淑凤）

育儿

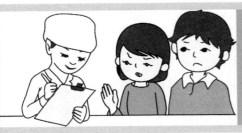

第四篇
不孕 怀不上，怎么办？

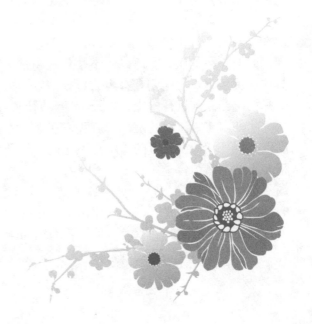

不孕不育常识

① 什么是不孕症

孕育一个健康的孩子是每一个家庭的希望，也是人类社会得以延续的客观需要。但近年来由于环境污染加重、生活节奏过快、激烈竞争造成的社会压力、人工流产、性传播疾病以及不良的生活习惯等负面因素的影响，不孕不育人群显著增加。20 世纪 80 年代中末期，世界卫生组织对 25 个国家的 33 个中心进行调查，结果显示发达国家中有 5%～8% 的夫妇受到不孕症的影响，发展中国家一些地区不孕症的患病率可高达 30%。同期，我国抽样调查显示不孕不育的发病率约为 6.89%，但近年有上升趋势。可见不孕症现已成为世界性的生殖健康问题，并日益引起人们的关注。

不孕症是指未采取任何避孕措施，有正常性生活，同居 1 年未受孕者。从未受孕者称为原发性不孕；曾有过生育或流产，然后符合不孕症定义者称为继发性不孕。

其实，不孕症在时间的标准上尚未统一，世界卫生组织和美国不孕学会定义的时间是 1 年，但国际妇产科联合会多数学者及我国部分学者则主张以 2 年为限。据有关资料统计，一对正常的育龄夫妇，在具有正常夫妻生活而不采取任何避孕措施的情况下，3 个月内有 60%～70% 的女性可受孕；6 个月内受孕率为 75%～80%；12 个月内受孕率可达 85% 以上。从统计结果来看，婚后 1 年内受孕率最高。另外，结合现实情况，很多患者通常 1 年不孕，就有可能因为种种原因，面对不孕的压力。所以，不孕年限超过 1 年的夫妇，可以结合自己的需要与具体情况，到正规医院在医生的指导下做相关检查。对晚婚者应更加重视，结合实际情况，提前进行检查，以及早发现问题，及时治疗。

此外，需要注意的是，一般我们在提到不育症时也往往把它归于不孕症的范围内，但确切地说二者的概念并不相同。不孕是指女方不能受孕，其原因主要是精卵不能正常结合；而不育则是男女双方在同居后有过妊娠，但由于某些原因妊娠不能维持，发生流产、早产或死产。换言之，不育症患者是可以形成受精卵的，但并不能正常着床，或着床后不能正常发育成熟。可见不孕症和不育症的病因分别在两个不同的环节上，但二者的结局均是不能获得活产婴儿。

（陈子江　耿玲）

② 不孕不育的常见原因

生命的诞生是一个复杂而微妙的生理过程，它主要包括排卵、受精和着床三个重要环节。精子经阴道、子宫颈、子宫腔进入输卵管，在壶腹部与卵巢排出的卵子结合成为受精卵，后者再通过输卵管的运输到达子宫腔内，种植于子宫内膜，并在甾体激素的作用下持续发育成胎儿。由此可见，受孕的必要条件为：①男女双方要有正常的配子，即精子和卵子；②配子及受精卵的运输通道要通畅；③受精卵顺利着床和发育。任何影响上述条件的病理状态均可导致不孕不育。

不孕的原因可以归于女方、男方或男女双方。女性不孕的常见原因主要有卵巢因素、输卵管因素、子宫因素、宫颈因素和免疫因素等，其中卵巢和输卵管因素较常见，各占40%。卵巢因素不孕主要是指卵巢功能异常及排卵障碍。下丘脑-垂体-卵巢轴是保证正常排卵的重要生殖内分泌轴，该轴上任一部位的发育或功能异常都会影响健康卵子的排出。影响排卵的常见疾病主要有多囊卵巢综合征、卵巢早衰、低促性腺激素性性腺功能减退、高泌乳素血症、黄素化未破裂卵巢综合征等。输卵管作为配子和受精卵的运送通道以及受精的场所，其结构和功能的正常也是受孕的重要决定因素。输卵管炎症、子宫内膜异位症、各种输卵管手术、输卵管周围病变、输卵管发育异常等均可对其造成不同程度的损伤，进而导致不孕。阴道因素及宫颈与子宫性不孕约占女性不孕的10%。主要是通过影响精子上游进入宫腔而引起不孕，常见病因包括感染、宫颈与子宫解剖结构异常、宫腔粘连等。此外，还有10%的患者经系统检查后仍无法明确其不孕原因，属于不明原因不孕。

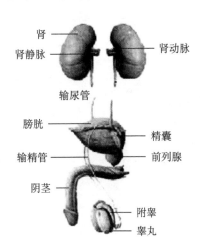

男性不育的原因主要包括以下两个：①精子生成障碍，可见于精索静脉曲张、感染、隐睾、睾丸发育不良、全身性疾病导致的下丘脑－垂体－睾丸轴功能紊乱、染色体异常、理化因素等；②精子运送障碍，多见于精子运送通道梗阻或缺如、功能性病变引起的精子排出障碍等。患者主要表现为精子数目减少、缺失或活力下降。

男女双方因素主要包括性生活障碍、精神过度紧张、免疫因素。

病因诊断是不孕症诊治的重点，而且，作为一种复杂疾病，其病因往往不是单一的，而是多方面因素综合导致的。因此对不孕不育患者应进行综合评估。

（陈子江　耿玲）

3 不孕不育患者应做哪些检查

对于不孕不育的相关检查，我们首先应注意的是何时应该开始进行相关检查，既往研究数据显示，生育力正常的夫妇每个月经周期的受孕率为20%～25%。正常性生活1年内累积受孕率为87.7%，2年可达95%左右。因此，合理的检查时间应为婚后1年后。

由于不孕原因可能涉及女方、男方，甚至双方，所以在进行不孕症的相关检查时要兼顾双方，检查的顺序也应遵循由简单到复杂、由初级到深入、由低成本到高成本的原则。

1. 病史采集

在进行检查前应首先详细了解男女双方的病史，以综合评估患者情况。内容应包括婚姻史、月经史（女性患者）、生育史、即往史、家族史以及患者的诊治经过。

2. 女方检查

（1）一般检查：主要包括体格检查和专科检查。其中体格检查主要注意患者的个体发育、营养、第二性征发育等。专科检查应注意内、外生殖器的发育，有无畸形、包块，有无触痛等。

（2）卵巢功能检查：明确卵泡发育及排卵情况，主要方法包括：①基础体温测定：正常女性呈双相型分布，黄体期体温较卵泡期稍高；②子宫颈黏液评分：排卵期宫颈黏液稀薄，便于精子穿透，涂片上出现典型羊齿状结晶，宫口呈瞳孔样改变；③血清内分泌激素的检测：可以评估患者的卵巢储备、评价卵泡发育、预测排卵；④B超监测卵泡发育、排卵的情况；⑤子宫内膜病理检查，了解有无排卵及黄体功能；⑥阴道细胞学检查：雌激素占主导作用时，上皮角化细胞可达60%；⑦腹腔镜直接观察排卵情况。

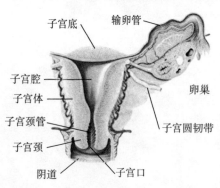

子宫底
输卵管
子宫腔
卵巢
子宫体
子宫颈管
子宫圆韧带
子宫颈
阴道
子宫口

（3）输卵管通畅试验：方法主要包括输卵管通液术、子宫输卵管造影术、腹腔镜直视下行输卵管通液术。其中，腹腔镜直视下行输卵管通液术是输卵管检查的金标准，但子宫输卵管造影术由于损伤小，可以客观显示子宫和输卵管情况而更受推荐。

（4）免疫学检查：包括精子抗原、抗精子抗体、抗子宫内膜抗体等，主要用于复发性流产患者。

（5）其他检查：除以上检查外还应根据患者的具体情况选择染色体、内镜、MRI（磁共振）等检查。

3. 男方检查

（1）一般检查：与女方检查一样，包括体格检查和专科检查两部分。在专科检查中尤其要注意生殖器官的发育、睾丸和附睾的体积和质地，有无精索静脉曲张、输精管能否触及、有无增粗及结节，并通过直肠指诊了解前列腺大小、质地、有无压痛等。

（2）影像学检查：生殖系统 B 超，必要时可进行下丘脑垂体 CT 或 MRI 检查。

（3）实验室检查：主要包括精液常规分析和生殖内分泌检测，必要的实验室和影像学检查是正确诊断的客观依据。

（4）其他检查：此外还可根据患者情况选择精浆生化分析、抗精子抗体、染色体核型分析、Y 染色体微缺失检查等。

不孕不育症的相关检查种类繁多，但对于特定患者来说，并不需要全部检查，而是应根据病史进行评估，选择对诊断和治疗有指导意义的检查，避免漏查及过度检查。

（陈子江，耿玲）

4 不孕不育症的治疗方法有哪些

目前，不孕不育症的治疗方法主要包括期待疗法、药物治疗、手术治疗、辅助生殖技术助孕。

1. 期待疗法

期待疗法主要针对有正常性生活、不孕年限小于 1 年、较年轻、基本检查均正常的夫妇。对于这部分就诊者，心理因素占主要地位。可嘱患者放松心态，保持正常的性生活频率，期待妊娠。也可在月经第 10 天开始进行卵泡监测，帮助患者预测排卵日。但也有研究表明，这种监测排卵、指导同房的方法并未提高妊娠率。

2. 药物治疗

药物治疗主要是指促排卵治疗，包括诱发排卵和控制性超排卵。前者的目的在于诱发单卵泡或少数卵泡发育，多用于排卵障碍性疾病，如多囊卵巢综合征。常用方案为克罗米酚，月经第 3～5 天起开始服用，每日 50～150mg，连用 5 天。近年来，来曲唑逐渐受到生殖科医生的关注，其诱发单卵泡发育的特点可以大大降低多囊卵巢综合征患者发生卵巢过度刺激综合征和多胎妊娠的风险，但该药的安全性还需进一步研究证实。控制性超排卵多用于辅助生殖技术，目的是得到多个发育成熟的卵子。常用药物有人绝经期促性腺激素、卵泡刺激素、黄体生成素、人绒毛膜促性腺激素、促性腺激素释放激素等，具体用量则根据所选择的方案而有所不同。

3. 手术治疗

手术治疗方法包括开腹手术、腹腔镜手术和宫腔镜手术。在选择手术方式时要综合考虑患者的年龄、不孕年限、病情、经济和就诊条件等多方面因素，尽量改善生殖系统的结构和功能，增加患者生育力。开腹手术主要用于不具备腹腔镜手术的技术和条件或出现各种并发症造成的严重急腹症和活动性内出血，

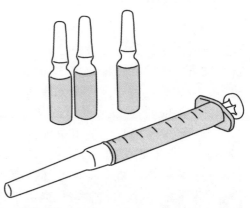

生命体征不平稳时。腹腔镜手术主要用于经输卵管伞端进行配子、受精卵或胚胎移植；各种盆腔疾病需检查或治疗时；各种并发症所致活动性内出血或急腹症，生命体征尚稳定时。宫腔镜手术主要适用于原发或继发不育、不明原因的 2 个以上 IVF（试管婴儿）周期移植失败、可疑宫腔因素所致反复流产、B 超或造影怀疑宫腔异常、宫腔粘连等需宫腔检查或治疗时。

4. 辅助生殖技术治疗

辅助生殖技术是指对配子、胚胎或基因物质进行体内外操作以获得新生命的技术，主要包括两种：人工授精和体外受精－胚胎移植及其衍生技术。其中前者还可根据精液来源分为夫精人工授精和供精人工授精。后者则包括体外受精－胚胎移植（也就是"试管婴儿"）、配子输卵管内移植、卵细胞浆内单精子注射、胚胎植入前遗传学诊断等。

不孕不育症的病因复杂，治疗手段多样，但不论哪种治疗方法，其目的均是消除病因、对症治疗，尽量恢复患者的生育能力。此外，心理辅导也同样不可忽视。由于精神情绪的变化可影响受孕，反过来不孕症也可导致精神情绪变化，因此，进行治疗的同时应注意帮助患者调整心态，减轻压力，打破恶性心理循环，以积极的心态配合治疗，才能得到更好的治疗效果。

（陈子江　耿玲）

⑤ **如何有效预防不孕不育**

不孕症因为病因复杂，治疗相对困难，那么是否可以采取一些措施来避免或减少不孕症发生的可能性呢？答案是肯定的。

对于女性来说，要保护生育力首先要注意保持健康的生活方式。对于一些女性，特别是处于青春期的孩子，会因为想"保持身材"而过度减肥，这样常常会造成营养不良。营养不良会引起生殖内分泌轴功能失调，影响正常的性激素分泌和排卵，导致月经紊乱，甚至闭经，严重影响生育力。当然，太胖也会造成月经

不
孕

周期异常，因此，健康饮食和适宜的体重是生殖健康的基础。

第二，在精神上要保持轻松乐观的心态。有关研究表明，女性长期处于紧张情绪，不仅会引起自主神经功能失调，也会影响性激素的分泌而造成生殖功能异常，并通过神经内分泌的改变影响卵巢功能，由此降低正常受孕率。

第三，注意关注自己的月经情况，对于初潮时间较迟、初潮后长时间不能建立规律月经周期或原本正常的月经周期发生增长或缩短的情况应及时查明原因，并尽早予以适当的干预。

第四，保持生殖系统清洁，避免感染。生殖系统感染会不同程度地影响配子的运送及活力、导致精卵结合障碍或受精卵不能正常着床发育。因此，在日常生活中应注意清洁，特别是经期卫生。

第五，如无生育计划，应注意避孕，避免多次人工流产。

对于男性来说，首先要控制烟酒的摄入。研究表明，尼古丁和乙醇对生精细胞有较强的刺激作用，可以影响精子的形成。其次，男性睾丸制造精子的最佳温度在 36℃ 左右，高温（如桑拿、热水浴等）会抑制精母细胞的生成，也会使已经孕育产生的精子活力降低。此外，睾丸组织对电离辐射也十分敏感（如 X 线照射），可以直接影响精子质量。

总之，乐观的生活态度和健康的生活方式不管对女性还是男性的生殖健康都是一把重要的保护伞，是预防不孕不育症的最佳途径。

（陈子江　耿玲）

6 好孕食谱

不育男性之饮食

1. 饮食原则

美国专家对男性饮食进行了专门研究，告诫男士们要注意降低脂肪及胆固醇的摄入，增加蛋白质的摄入，同时指出铬（一些含复合维生素和微量元素的药物中也含有铬）、膳食纤维、镁、锌、维生素 E、维生素 A、维生素 C、维生素 B_6、水等 9 种元素是男性饮食中必不可少的，要适当增加摄入量。

2. 男性不可不吃的食物

男性要保持健康和性功能正常，不可不吃的食物有坚果类，如核桃、榛子、花生等；海鲜类，如虾、海参、鱼、蚝、泥鳅等；绿色蔬菜类，如韭菜、豆荚、胡萝卜等；肉类，如羊肉、瘦猪肉、鸡肉、麻雀肉、鸽子肉等。大枣、芝麻、蜂蜜、腰果、葡萄、莲子、黄豆、山药、牡蛎、南瓜子、所有贝类、啤酒酵母、小麦糠、小麦胚芽、燕麦等食物对于预防、改善、维持和提高男性性功能有重要作用，也可经常食用。

3. 男性不宜的饮食

备孕期的男性，建议不要喝可乐类饮料、少吃芹菜。注意防止有害物质的摄入。

近年来，一些学者提出了"环境激素"理论，指出环境中存在一些能够像激素一样影响人体内分泌功能的化学物质，它们不直接作为有毒物质对人体产生影响，而以类似激素的方式影响人体内分泌，使内分泌出现紊乱，导致精液和精子异常。这种物质广泛存在于化妆品、儿童玩具、食品包装材料、医用血袋和胶管、乙烯地板和壁纸、清洁剂、润滑油、个人护理用品（如指甲油、头发喷雾剂、香皂和洗发液）等数百种产品中，如果其含量超标，在人体内就会发挥类似雌激素的作用，干扰内分泌，使男子精液量和精子数量减少、精子运动能力低下、精子形态异常，严重的会导致睾丸癌，是造成男性生殖问题的"罪魁祸首"。为了减少邻苯二甲酸酯对人体的危害，平时要注意最好不要用泡沫塑料容器泡方便面，不要用聚氯乙烯塑料容器在微波炉中加热食品。在平时生活中，要注意多吃一些黄绿色蔬菜和海带、蘑菇等抗污染食品，少吃经过激素催熟的肉制品，养成科学的生活习惯。

4. 食疗助精子生长

中医认为精子稀少属虚劳范畴，不论精子数量多少，只要是由肾虚引起者，均可通过壮阳食物来协助改善。可选择食谱如下：

（1）韭菜、鲜虾仁各150克，鸡蛋0.5千克，白酒50ml（糯米酒较佳）。韭菜炒虾仁、鸡蛋，佐餐，喝白酒，每天1次，10天为一疗程。适用于肾阳亏衰者。

（2）海参适量，糯米100克。先将海参浸透，剖洗干净，切片煮烂，后加入糯米，煮成稀粥，调味服食。适用于肾精亏损者。

不孕女性养血调经营养食谱

正常的月经是女性生殖器官成熟、内分泌稳定的外在表现，是成功怀孕的基础，月经决定了女性生理"以血为主，以血为用"。异常的月经情况大致可以分为两类：月经稀发或月经量多。女性通过养血，可以达到调经的目的。人体由于先天禀赋差异和后天条件的影响，可以形成不同类型的体质，从阴阳两个方面分有偏于阴虚型或偏于阳虚型。不同的月经异常和体质可选用的食谱不同。

1. 月经稀发的具体表现为：月经闭止6个月以上；或月经量明显减少或经期不足2天；或经期后错超过7天以上等。

（1）阴虚体质患者表现为颧红唇干，五心烦热，盗汗干咳，舌红，少苔，脉细数等。

可选食谱：奶黄香粥。主料：牛奶250ml、鸡蛋黄1个、香梨2个、粳米100克。配料：冰糖适量。制作方法：①梨去皮、核，切成丁，加适量的冰糖蒸

15 分钟。②鸡蛋煮熟，取黄，打碎。③将牛奶放入洗净的粳米熬成粥状。④将梨丁和蛋黄放入煮好的粥中即可。功效：清热润燥、养血调经。食谱分析：牛奶又名牛乳，味甘性平，入心、肺经，能养血补虚，益肺生津润肠。可治疗各种虚损之证，牛奶中富含蛋白质、多种氨基酸、脂肪、碳水化合物、钙、铁、磷、镁、钾、钠等元素及多种维生素。粳米健脾和胃，补中益气，除烦止渴。鸡蛋黄滋阴润燥，养血益肾，含大量卵磷脂。香梨味甘性凉，入肺、胃经，能生津润燥、清热止咳、除烦解毒。

(2) 阳虚体质患者表现为面色萎黄，神疲肢倦，头晕眼花，心悸气短，腰膝酸软，舌淡，脉细缓或细弱。

可选食谱：黑糯米粥。主料：大枣 30 克、桂圆 10 粒、黑糯米 100 克。配料：红糖适量。制作方法：①大枣洗净待用。②桂圆去皮洗净待用。③黑糯米洗净，加入大枣、桂圆和适量水煮成的粥状，依口味加入适量红糖即可。功效：温肾健脾、补血调经。食谱分析：大枣味甘性温，入脾、胃经，温以补脾经不足，甘以缓阴血，和阴阳，调营卫，生津液。大枣中含有蛋白质、碳水化合物、有机酸、多种维生素及钙、铁、磷等微量元素。桂圆肉味甘平质润，能养血安神，补心益脾。黑糯米味甘性温，入脾、胃、肺经，能补中益气。此粥味道香甜，可供早晚食用，是滋补强身的佳品。

2. 月经量多者表现为：经血非时而暴下不止或淋漓不尽；或月经量多；或经期提前；或经间期出血。

可选食谱：莲藕木耳老鸭煲。主料：鲜莲藕 500 克、黑木耳 60 克、老鸭 1只。配料：精盐、鸡精、生姜、黄酒适量。制作方法：①莲藕洗净，切块待用。②黑木耳温水泡发，择洗干净，待用。③老鸭洗净加生姜、黄酒熬汤至八成熟后，放入莲藕、黑木耳煮熟后，放入适量精盐、鸡精适量即可。功效：滋阴清热、凉血止血。食谱分析：莲藕为干涩性凉，入心、肝、胃经，能化淤止血。黑木耳凉血止血，利肠通便。老鸭味甘性寒，滋阴养胃，含蛋白质、脂肪、碳水化合物、钙、铁、磷、核黄素、烟克酸等营养物质。常喝此煲汤对于月经量多且阴虚内热体质者，效果尤佳。可以滋阴清热，调整月经周期，减少出血。

(任明保　范玲)

⑦ 精液脱落细胞学
——确定男性不育病因的新方法

精子数≥2000 万/毫升，精子活动数≥50%，达到这个数值就有生育能力！低于这个数值就是男性不育！——世界卫生组织曾对男性生育力标准作的一刀切规定。

但临床上发现：许多"不育"的男性照样生儿育女，而部分属于"正常"的男性却当不上父亲，可见，男性生育能力存在一个"灰色地带"，必须加以冲破

和探索。

精液脱落细胞学诞生

男性不育病因复杂，但归根结底都与精子有关，所以男性一旦发生不育，首先要做与精液有关的项目检查。传统的"精液常规检查"，只能查出精液中有没有精子，精子的数目、密度以及运行速度和酸碱度等简单结果，至于导致精子异常的原因，它就不能明确检出。如果在患者的精液中查不出精子，就要做睾丸活检，看看无精症到底是什么原因造成的，是由输精管阻塞、输精管先天缺失，还是睾丸疾病引起的。但至于是哪些原因导致睾丸疾病、需要如何治疗，就不能明确了。在这种情况下，容易出现凭医生经验进行"经验性治疗"。另外，"睾丸活检"对睾丸有损伤，造成免疫反应，同时会给病人带来恐惧、痛苦，易使病人体内产生抗精子抗体，导致医源性不育。

传统的精液常规检查已不能满足临床发展的需要，也不能全面、客观地反映患者睾丸生殖功能的真实情况，更不能根据检查结果评价睾丸生殖功能和性功能。而普遍使用的"睾丸活检"又存在诸多不足之处——为此，我们经过30多年的潜心研究创立了"精液脱落细胞学"。

什么是精液脱落细胞学，广义的精液脱落细胞学包括精子动力学、精子功能学、精子形态学、生精细胞学、精液生物化学等内容；狭义的精液脱落细胞学包括"精子形态学"和"生精细胞学"，主要以形态学为依据，包括精子、生精细胞、粒细胞、红细胞、巨噬细胞、线索细胞、细胞骨架、结晶、细菌有形成分。随着对精子形态学和生精细胞学临床研究的深入，创建了以分子机制为依据的精子凋亡形态分类的新方法，显著提高了诊断的准确性和科学性，减少了治疗的盲目性。

精子形态学提出不同精子畸形形态与不同疾病的关系：如头部凋亡精子超过15%时与精索静脉曲张有关；幼稚精子超过20%时与雄激素缺乏有关；颈部缺陷精子超过50%时与精索静脉曲张和感染有关；圆头精子超过20%时与遗传因素有关；尼古丁效应精子超过5%时与吸烟有关；感染精子超过5%时与微生物感染有关。

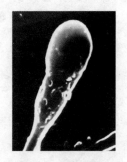 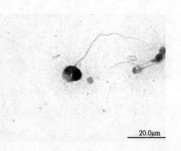

健康（正常）精子圆头圆脑、光秃秃　精索静脉曲张患者的精子头部凋亡增多

不孕

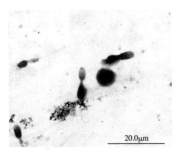

<table>
<tr><td>20.0μm</td><td>20.0μm</td></tr>
<tr><td>雄性激素缺乏所致的幼稚精子</td><td>受化学物质污染（如农药）的患者，精子呈短尾的异常形态</td></tr>
</table>

精子形态学不仅可以对有精子的不育患者进行精子形态学分析，寻找不育病因，还可对曾被诊断为"无精症"的患者进行分析，可有机会寻找到精子，继续进行观察与治疗，有可能为患者带来福音。

"生精细胞学"评估睾丸整体生精功能和性功能

如果患者的精液中查不出精子，则应区分是由于输精管梗阻导致"无精症"，还是由于输精管天生缺失导致"无精症"，或是由于睾丸生精功能障碍导致"无精症"？

检查无精症的传统方法是"睾丸活检"，只能确定睾丸病理改变的结果，不能分析其治疗的可行性。而"生精细胞学分析"的优势在于它能根据精液中的"生精细胞"进行动态分析，根据生精细胞的演变过程进行"数量-比例-形态"评估，找出导致睾丸生精功能障碍的原因（如①精索静脉曲张；②腮腺炎、睾丸炎；③生殖道感染导致睾丸感染；④物理化学的有害因素对睾丸生精功能的损害；⑤职业，电焊工镉中毒，油漆工苯、酚、醛中毒等），从而为临床治疗提供目前所能提供的最精准的依据。

在某种程度上，精液脱落细胞学可以替代睾丸活检，既能免除睾丸活检的创伤性又对患者减少了恐惧感，更能评估睾丸的整个生精功能，是患者比较容易接受的一项简单、易行、易接受的评估睾丸生精功能的新方法。

（曹兴午　王立红）

女性不孕常见病因

8 子宫内膜异位症与不孕

子宫内膜异位症是由于子宫内膜组织生长于子宫腔以外的组织器官造成的病变，随着月经周期的变化，这些异位的内膜组织也会发生周期性的出血。如果生长在卵巢上，会形成含有暗褐色黏糊性陈旧性血液的卵巢子宫内膜异位症，由于其内含物状似巧克力，又称卵巢巧克力囊肿；如生长在盆腔，则形成盆腔子宫内膜异位症。子宫内膜异位症是妇科常见病之一，育龄女性发病率为 3% ~ 10%，在不孕症患者中的发病率高达 25% ~ 30%。

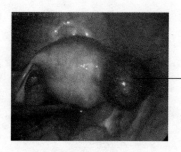

卵巢巧克力囊肿

子宫内膜异位症目前病因不清，但与下面的因素有关：经血逆流、免疫因素、遗传因素、阴道闭锁粘连等。临床表现主要是继发性痛经及不孕等。

子宫内膜异位症患者中 50% 出现不孕，是正常人群的 20 倍，但也不是患子宫内膜异位症者就一定终生不孕。临床实践证明，通过临床的系统治疗，大多数子宫内膜异位症患者是可以怀孕的。

治疗子宫内膜异位症性不孕症，应根据患者年龄、病情严重程度、症状及病灶范围，以及是否合并其他不孕原因等全面考虑，权衡利弊，采用个体化的方案。对于不孕的子宫内膜异位症患者，手术治疗为主要的方法，具有诊断和治疗的双重作用，可以解除盆腹腔粘连，恢复解剖学结构，而且疗程短，尤其适用于药物不易奏效者。药物治疗包括促性腺激素释放激素激动剂（达菲林、诺雷德）、口服避孕药、达那唑、孕三烯酮、米非司酮等，但都不能完全治愈。建议中重度子宫内膜异位症患者直接行辅助生殖技术。

对有生育要求的子宫内膜异位症患者特别提示：子宫内膜异位症是可以受孕的，应尽早于正规医院就诊，进行专业治疗。子宫内膜异位症可能导致不孕，但怀孕也是治疗子宫内膜异位症最好的方法之一，因此，有生育要求的内膜异位症患者可以考虑尽早怀孕。

怀孕后应注意什么？一旦发现停经、恶心、呕吐等早孕反应，应于医院就诊，排除宫外孕的可能。此外，由于子宫内膜异位症容易发生流产，建议妊娠期间定期到医院进行检查，确定是否需要保胎，同时保持良好的心态，合理饮食，戒烟戒酒，作息规律。

既然子宫内膜异位症有如此的后果，我们应该怎样避免它的发生呢？首先应该积极治疗月经紊乱疾病，特别是月经量多、痛经等。对生殖道畸形如处女膜闭锁、宫颈粘连等引起经血储留的病变均应及时手术。

其次，要避免经期妇科检查，尽量减少不必要的盆腹腔手术操作。落实避孕，减少人工流产和刮宫。月经期间，尽量避免过于激烈的体育运动及重体力劳动。

如果已查出患有子宫内膜异位症，应尽早就医。对于卵巢巧克力囊肿体积较大尚未手术者，要注意保持情绪稳定，避免过度劳累，以免囊腔内张力突然升高，导致囊肿破裂，发生急腹症。

（许良智　李婷婷　罗晓燕）

9　子宫腺肌病与不孕

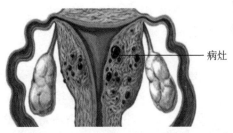

病灶

　　子宫腺肌病是指子宫内膜组织侵入子宫肌层引起的病变，以往又称为内在性子宫内膜异位症，多发生于生育期妇女，约一半患者同时合并子宫肌瘤。异位于子宫肌层的内膜组织因为激素周期性的波动而发生周期性的脱落、出血，从而引起痛经。大多数患者通常因为进行性加重的痛经而就诊，并且常伴月经量过多，导致贫血。子宫腺肌病也是育龄期妇女不孕的常见原因之一，对于有生育要求的这部分女性来说，该病的治疗就显得更加重要。所以，应遵循个体化治疗原则，据患者的年龄、症状和病变程度来选择治疗方法。

　　该病的治疗方法主要包括期待治疗、保守性手术治疗、药物治疗、血管介入治疗、辅助生育等。

　　期待疗法主要适用于轻度子宫腺肌病且无严重症状的患者。药物治疗主要是促性腺激素释放激素激动剂（GnRH-α，如达菲林、诺雷德）和达那唑、米非司酮等，配合中草药治疗会有更好的效果，可为怀孕创造更好的条件。对于明确由子宫腺肌病引起的不孕者，在条件允许时应及早开始辅助生育。

　　对于患有子宫腺肌病同时又想要当妈妈的您来说，首先应该放松心情，到医院进行检查并积极配合治疗，选择最适合自己的治疗方法，当然也要做好治疗无效的心理准备，同时要有信心，争取早日圆自己的妈妈梦。

　　子宫腺肌病的病人怀孕后应该注意什么？一旦确定怀孕，应到医院就诊，排除宫外孕的可能。

（许良智　许旭　罗晓燕）

10　宫颈糜烂与不孕

　　在已婚育妇女中，宫颈糜烂发病率高达 40% ~ 60%，但是"宫颈糜烂"并非真的"糜烂"。首先，我们来了解宫颈的结构，子宫由子宫颈与子宫体组成，宫颈上端与子宫相连，下端伸入阴道内，称为宫颈阴道部。子宫颈管腔由单层高柱状上皮覆盖，呈红色；而宫颈阴道部由复层鳞状上皮覆盖。当红色的柱状上皮覆盖于宫颈外口的鳞状上皮时就形成了肉眼所见的"宫颈糜烂"。

　　目前国外已将宫颈糜烂改名为"宫颈柱状上皮异位"，但国内目前多沿用旧称，分为假性糜烂和病理炎性糜烂，在一些生理情况下，如妊娠期、青春期或口服避孕药的女性，由于雌激素水平增高，宫颈口红色柱状上皮外移，形似糜烂，称为假性糜烂，其他均为炎性糜烂。临床上根据糜烂的面积与宫颈表面的比例，分为轻、中、重三度，同时还根据宫颈糜烂的深浅程度分为单纯型、颗粒型和乳头型。

"宫颈糜烂"常无症状，但当"宫颈糜烂"合并感染时会出现外阴阴道瘙痒、白带异常、腰酸等症状，其宫颈分泌物中含有白细胞和致病菌，会破坏阴道正常的酸碱平衡，影响精子的活力及运动；而且宫颈黏膜由于炎症刺激，可能导致宫颈息肉，同时也会影响宫颈黏液的性状，进而影响精子穿过，精子不能进入宫腔而导致不孕。许多宫颈糜烂的女性都担心会发生宫颈癌，目前的研究证实，除了"宫颈糜烂"合并人乳头瘤病毒（HPV）持续感染会增加宫颈癌的风险，一般是不会发生癌变的。但是，需要在进行妇科检查时行宫颈脱落细胞学检查，初步除外宫颈癌的可能。

对于轻、中度"无症状"的未生育过的妇女，无需特殊治疗，但要定期复查；对中、重度"有症状"的宫颈糜烂，不再生育者目前多采用物理方法，如冷冻、激光、红外线凝结及微波等治疗法。但操作过深可能导致宫颈组织瘢痕形成，造成分娩时宫口扩张障碍，分娩困难，因此，对于年轻的、有生育要求的妇女，一定要在专业妇产科医生的指导下进行治疗。对于已经怀孕的妇女，也应在妇产科医师的密切观察下进行产科随诊。一旦有无痛性阴道不规则出血，应与妊娠相关的出血如前置胎盘等鉴别，以免延误病情。对于宫颈糜烂行物理治疗后的患者，分娩时可能影响宫颈扩张，进而影响产程进展，因此，应将曾行宫颈物理治疗的病史告知产科医生。

（许良智　周坤燕　罗晓燕）

11 卵巢早衰与不孕

卵巢是女性主要的生殖内分泌器官，位于子宫两侧，左右各一，正常约栗子大小，在女婴出生时卵巢内含有约 200 万个始基卵泡，青春期后开始发育，生成成熟卵泡及排卵，并分泌激素，以雌激素为主，也分泌少量的雄激素来维持女性特有的体征。

如果妇女在 40 岁以前由于某种原因导致卵巢内卵泡耗竭，无卵泡生长及排卵，雌激素水平低下，出现闭经、不孕，并伴有潮热、心烦、记忆力减退、阴道干涩等类似更年期的症状，称为卵巢早衰。卵巢早衰在闭经患者中发病率为 4%～18%。

近年来，临床上发现卵巢早衰的女性越来越多，趋势明显低龄化。卵巢早衰的病因十分复杂，到目前为止不完全清楚，但一般认为与遗传、免疫因素、病毒感染、吸烟、环境污染、医疗过程中的放疗或化疗，以及外科手术影响卵巢血

不孕

运、产生炎症等有关。

目前还没有一致的治疗方案，主要包括激素替代及其他对症处理。对于没有生育要求的患者，可采用雌、孕激素替代治疗，以改善绝经症状，提高生活质量，预防骨质疏松及心血管疾病等。需要注意的是，激素治疗要在医生的指导下，根据病人的具体情况进行选择，并定期复查，不能自己随意服药。对于有生育要求的患者，最有效的处理就是卵母细胞捐赠，卵巢移植还处于研究之中。其他试图对卵巢进行刺激的方法通常都不会成功。可能偶尔会有个别患者成功妊娠，但是其妊娠率与干预方法没有太大关系。

当下愈演愈烈的美容院"卵巢保养"是否能为患者带来真正的保养？我们知道，由于卵巢的特殊位置和构造，并非像在脸上抹化妆品一样或按摩就能"保养"到的。卵巢功能衰退是一个不可逆的过程，它与卵细胞总的数量有关，正常女性出生时虽然有约几百万个卵泡，但一生中一般只有 400～500 个卵泡发育成熟并排卵，其他的卵泡均在发育过程中萎缩、退化。目前医学尚无办法让卵巢长出更多的卵子，分泌更长时间的性激素，因此所谓"给卵巢补充养分、修复卵巢等"也就成了一句空话，而且卵巢功能还与遗传、是否有接触放射线或化疗药物、是否受到病毒感染以及卵巢周围的血液供应等因素有关。

既然如此，如何预防卵巢早衰的发生呢？健康的生活，减少上述可能病因的干扰最关键：均衡的营养、适量的运动再加上好心情，正确避孕以减少人工流产，健康规律的作息方式，戒烟，戒酒，远离环境污染物，提高自身身体素质；预防巨细胞病毒、腮腺炎病毒等的感染；密切关注自己的月经及其他身体状况，如有异常及时就医，争取早发现、早治疗对于女性就显得格外重要了。

（许良智　詹晶　罗晓燕）

12 输卵管性不孕

输卵管具有运送精子、拾取卵子及把受精卵运送到子宫腔的重要作用，输卵管不通或功能障碍成为女性不孕症的主要原因，约占 40%。

1. 输卵管的解剖

输卵管为一对肌性管道，长 6～15cm。输卵管分为四部分：间质部、峡部、壶腹部及伞部。女性的生殖道通过阴道、宫颈管、子宫、输卵管与盆腔相通，这种解剖特点也是易患盆腔、输卵管炎症的重要原因。

2. 输卵管的生理作用

输卵管的功能主要包括卵子的摄取、卵子及胚胎的输送、精子的运输与激活等。

3. 输卵管性不孕的病因

分为感染性原因及非感染性原因。感染性病因为病原微生物通过各种方式感染生殖器官；非感染性病因主要包括子宫内膜异位症、子宫肌瘤、异物反应、多种输卵管发育异常及输卵管手术后造成输卵管不通或功能障碍。

4.输卵管性不孕的临床表现

（1）腹痛：下腹会有疼痛感，但是程度不一，有重有轻，大多为隐性的不适感。

（2）月经不调：常见的表现为月经量过多或者周期缩短。

（3）不孕症：输卵管受到一定的损害，进一步造成了输卵管粘连或梗阻，而导致不孕。

（4）痛经：下腹隐痛，经期可能加重。

（5）其他：如性交疼痛、白带增多、胃肠道不适；慢性、钝性、间断发作的下腹部隐痛、腰骶部酸痛，月经可正常或不正常，全身无力等。

5.输卵管性不孕的诊断

除了典型的病史和体征外，一些辅助检查有助于明确输卵管性不孕，包括：

（1）盆腔超声：可发现输卵管积水、积脓等；

（2）输卵管通液和输卵管照影。

确诊输卵管是否通畅可以做输卵管通液或子宫输卵管造影检查，通液术能够发现输卵管阻塞，但无法判断部位及严重程度。子宫输卵管造影检查不但能直观地了解输卵管是否通畅以及阻塞的部位，还能观察子宫腔的大小、形态、有无畸形及有无宫腔粘连或占位性病变。特别是对输卵管梗阻部位的判断及指导治疗方案的选择具有肯定意义。另外，图像清晰并可永久保存，便于治疗前后对照。

6.输卵管性不孕的治疗

（1）保守治疗

对于急性输卵管炎、盆腔炎，必须及时、有效、彻底抗感染治疗，预防输卵管炎症慢性化粘连、堵塞导致不孕症。

（2）手术治疗

对于慢性炎症等造成的输卵管阻塞，可行手术治疗。手术方法包括：

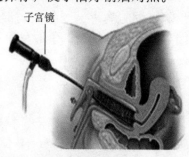

子宫镜

输卵管通液

宫腔镜下输卵管插管通液术、宫腔镜B超联合输卵管插管通液术、宫腹腔镜联合输卵管疏通术、输卵管镜检查及疏通，以及宫腹腔镜下输卵管疏通术。

（3）体外辅助生殖技术：对于经过宫腹腔镜探查及治疗仍不能恢复输卵管功能的患者，如盆腔生殖器结核导致输卵管破坏严重的患者、输卵管重度积水术后难以恢复功能的患者，虽然管道通畅但难以完成拾卵、受精运送配子与胚胎的过程，需要采取体外受精后胚胎移植入宫腔（IVF-ET）的技术。

7.输卵管不孕的预防

（1）预防阴道感染

生活规律、注意性卫生、防止性传播疾病是极其重要的一环。输卵管堵塞的主要原因是炎症，包括输卵管炎引起的输卵管管腔堵塞和盆腔炎引起的伞端堵塞，因此注意生殖系统的清洁卫生、预防各种病原体（特别是性传播疾病）的感染是最关键的。

（2）慎重对待人工流产

人工流产也是造成输卵管不通的主要原因：人工流产时由于机械或药物刺激，子宫平滑肌强直性收缩，宫腔内容物不但向宫口方向移动，同时也会进入输卵管腔，进入输卵管腔的组织很容易滞留机化，如果输卵管腔被完全阻塞则形成不孕，如果形成半阻塞状态，输卵管通而不畅则易造成宫外孕，所以如果无生育要求应严格避孕。

（3）及时确诊 尽快治疗

如夫妇同居一年以上仍未怀孕，应尽早检查并治疗，可控制病情进一步发展。

（王红）

13 习惯性流产与不孕

如果自然流产连续发生 3 次或 3 次以上，则称为习惯性流产，每次流产往往发生在同一妊娠月份，中医称为"滑胎"。国际上常采用复发性自然流产的概念，指连续 2 次怀孕在同一妊娠周发生自然流产的现象，属于不育症的范畴。发生在 12 孕周之前的流产为早期流产，而在孕 12 周以后者为晚期流产。患者往往经历多次妊娠和多次流产，部分患者发生的流产次数甚至高达 7～8 次，不但给患者本人身心带来极大痛苦，而且由此可能导致家庭不和与婚姻破裂。

习惯性流产的常见原因及其特点：

1. 内分泌失调：包括妇科内分泌异常和内科内分泌异常。前者最常见的为黄体功能不全，黄体功能不全可造成子宫内膜发育迟缓和黄体期短，从而影响受精卵的种植，或胚胎进一步发育支持力度不够，导致早期妊娠流产。怀孕后及早保胎往往有效。内科内分泌异常主要是糖尿病和甲状腺功能异常（包括甲亢和甲低），可造成流产，患有这些疾病的妇女，应该治疗到病情稳定以后才考虑妊娠。另一方面，反复流产的妇女应做这方面的相关检查，以免漏诊。

2. 遗传基因缺陷：胚胎本身的因素，如染色体异常，或者在胚胎发育早期某些重要的组织、器官没有正常发育形成，这种情况属于自然淘汰，即"适者生存，劣者淘汰"。夫妇任何一方有染色体异常可传至子代，染色体异常的胚胎有一半以上会发生早期自然流产。染色体异常包括数量和结构异常，最常见的异常染色体核型为三倍体，如 21 三体、16 三体、13 三体和 18 三体等，大部分胚胎难以存活，发生胚胎停止发育或自然流产。因此，注意对流产产物和夫妇双方的遗传学检查，根据检查结果，进行遗传咨询，指导生育。

3. **母体感染或患病** 孕妇患有严重的全身性疾病，如严重的糖尿病、高血压、心脏病、病毒性肝炎、重度贫血、慢性肾炎或者孕妇有营养不良，特别是维生素缺乏，以及汞、铅、酒精中毒等；孕妇感染了病毒，如风疹病毒、巨细胞病毒、单纯疱疹病毒、弓形虫或者患有流感、伤寒、肺炎等急性传染病；生殖器官疾病，如子宫畸形、子宫肌瘤或宫腔粘连以及宫颈内口功能不全等，则容易发生习惯性流产。病毒性感染很常见，不一定为复发性流产的原因，子宫解剖异常如子宫畸形和宫颈内口功能不全常导致复发性晚期流产，根据具体原因可行手术矫正、宫腔镜下手术或妊娠后宫颈环扎术。

4. **免疫系统异常** 胚胎及胎儿与母体间存在复杂而特殊的免疫学关系，这种关系使胚胎及胎儿不被排斥。若母体胎儿间双方免疫不适应，则可引起母体对胎儿的排斥而阻止胚胎发育，即"免疫排斥"。如孕期母体封闭抗体不足，孕妇抗磷脂抗体产生过多、存在抗精子抗体等。治疗上可用丈夫的淋巴细胞进行主动免疫，应用糖皮质激素和免疫球蛋白及抗凝治疗等。

5. **环境因素** 许多药物和环境因素是引起早期胚胎死亡或胎儿畸形的重要因素。造成流产的环境因素多种多样，其中包括 X 射线、微波、噪音、超声、高温等物理因素，以及重金属铝、铅、汞、锌影响受精卵着床或直接损害胚胎而导致流产。各类化学药物如二溴氯丙烷、二硫化碳、麻醉气体、口服抗糖尿病药等可干扰、损害生殖功能，致胚胎流产、死胎、畸形、发育迟缓及功能障碍，以及不良生活习惯如吸烟、酗酒、咖啡、毒品、某些药物等均可影响早期胚胎发育。

6. **血栓前状态** 由于存在先天或后天凝血机制障碍，使血液凝固过快，称为血栓前状态。虽然平时没有发生血栓，但妊娠以后，胎盘血管可能有血栓形成，堵塞胎盘的血循环，使胚胎缺血而死亡或发生不明原因的胎盘早剥。不明原因的复发性流产中，不少是因血栓前状态所致，抗凝治疗往往能起到较好的效果。

因此，习惯性流产患者应根据上述情况到医院详细排除各种原因，但是，遗憾的是，目前医学发展水平尚不能检测出每例患者的具体原因。尽管如此，积极查找原因，是不容忽视的，如查出原因，可针对病因进行治疗。

（郭瑞霞 乔玉环）

14 免疫性不孕

在各种不孕因素中，免疫性不孕约占不孕症患者的 10%，虽然免疫性不孕并非不孕症的最常见原因，但其病因复杂，为生殖医学疑难病症之一，在临床上亦需引起重视。免疫性不孕是指女方排卵及生殖道功能正常，男方精液常规检查也正常，但有免疫因素存在而造成的不孕。

该病的种类很多：1. 自身免疫：是指男性精子、精浆或女性卵子、生殖道分泌物、激素等进入自身的周围组织，造成自身免疫反应，在体内产生相应的抗体物质，影响精子的活力或卵泡成熟和排卵。2. 同种免疫：指男方的精子、精浆作为抗原，在女方体内产生抗体，使精子凝集或使精子失去活动力。3. 局部免疫：是指有些不孕妇女的子宫颈黏液内含有抗精子的免疫球蛋白，如子宫颈及女性生殖道对精子具有局部免疫作用。

免疫因素存在时可能使生育力降低，不育状态能否持续取决于免疫反应与免疫耐受之间的相互作用，若免疫反应强，则可能发生不孕或不育。根据免疫性不孕症的种类，有相应的治疗方法。如精子自身免疫异常，需首先寻找原发病，并进行积极治疗，其次可应用皮质类固醇类免疫抑制剂或睾酮反跳法降低抗精子抗体滴度。如发生精子的同种免疫异常，可使用局部隔离法，即在夫妻性生活时使用避孕套，停止与精液接触而使体内抗体下降，停用避孕套后部分患者可以受孕。当精子发生同种免疫异常时，亦可并应用皮质类固醇类药物，包括局部疗法，低剂量持续疗法，大剂量冲击疗法。如为女方体液免疫异常引起的免疫性不孕，如抗心磷脂抗体阳性综合征者，可应用小剂量阿司匹林或肝素治疗。以上保守治疗均无效者也可行辅助生殖技术助孕。

虽然免疫性不孕的病因复杂，但如能及时就诊，在医生的指导下进行治疗，相信在不久的将来，您也会有一个健康可爱的宝宝。

（苏迎春　乔玉环）

15 多囊卵巢综合征

多囊卵巢综合征（PCOS）是一组复杂的综合征，是妇科内分泌中的常见疾病，也是不孕门诊的常见疾病，约占门诊量的 25% 左右，它是一种生殖功能障碍与糖代谢异常并存的内分泌紊乱综合征，伴有高雄性激素和胰岛素抵抗为其重要特征。

PCOS 患者的临床表现轻重不一，多发生于 20 ~ 40 岁的生育期妇女，典型的患者表现为：月经稀发甚至闭经；不孕；肥胖；体毛重、毛发增多、粗而黑；黑棘皮症：颈背部、腋下、乳房下合腹肌沟等处皮肤出现对称性灰褐色色素沉着；B 超下见卵巢体多囊性改变。

PCOS 是一种病因不明的疾病，有很多的危害，除了肥胖、多毛、痤疮、黑棘皮症等影响美观外，还会因不排卵而引起不孕。远期还有易患 2 型糖尿病、心血管疾病及子宫内膜癌的风险。

不过，患了多囊卵巢综合征也不要紧张，通过及时正确的诊治，大多数患者还是能够怀上健康宝宝的。主要的治疗手段包括：

1. 减肥：对于肥胖型的 PCOS 患者，只要坚持把体重减到正常范围，不需药物治疗，部分患者会自然痊愈，卵巢功能恢复正常，自然能怀上宝宝；

2. 药物治疗：对于有生育要求的妇女，可在医生的指导下应用药物促排卵：

临床上常用的促排卵药物有：口服的有氯米芬、来曲唑，注射用的有尿促性腺素、尿促卵泡素及果纳芬等。

值得注意的是，经促排卵治疗后多囊卵巢综合征病人怀多胎的概率较高，这是因为 PCOS 病人卵巢内小卵泡很多，药物促排卵时这些卵泡同时接受促性腺激素的刺激，所以经常会有很多的卵泡同时发育而排出，造成多胎的机会增多。

3. 手术治疗：腹腔镜下手术卵巢打孔术对部分患者有效，据统计，术后排卵率达 54%～92%，妊娠率达 35%～69%。

4. 生活方式调节：除减体重外，PCOS 患者还应养成良好的生活习惯：

（1）适当节制饮食，宜清淡、避免辛辣刺激饮食；

（2）坚持长期有效的体育运动；

（3）保持良好的心理状态；

（4）戒烟、戒酒；

（5）避免过度节食和短期内过度减轻体重。

多囊卵巢综合征治疗上的几个误区

1. 多囊卵巢综合征的病人多是月经紊乱、月经稀发，所以很多不孕症病人认为把月经调正常就可以怀孕，所以一直在用人工周期的药物或每月使用黄体酮让月经来潮。这种治疗方法仅适用于无生育要求的病人，有生育要求的病人应选择药物促排卵治疗。

2. 排斥激素药物：很多患者一提到激素类药物就望风而退，理由是使用激素类药物会使体重增加导致肥胖，其实不然，引起体重增加的药物是糖皮质激素，而我们临床上使用的促排卵药物是促性腺激素，不会增加体重导致肥胖。

3. 完全依靠中医治疗：中医是祖国的传统医学，是医药的国粹，中医在治疗月经不调、排卵障碍方面非常有效，但是疗程长，见效慢，建议病人采用中西医结合的治疗方法，缩短治疗过程，尽快怀孕。

4. 滥用促排卵药物：促排卵药物一定要在医生指导下服用，切不可盲目自用，否则可能越治越乱。

（王丽君）

16 黄体功能不全与不孕

黄体功能不全可能导致复发性流产，有 35%～40% 的复发性流产是由黄体功能不全所致，且近年来有上升趋势。因此，要生育一个健康的宝宝，我们需要对黄体功能不全有个全面的了解。

要了解黄体功能不全，首先我们要了解什么是黄体及其功能。黄体即为排卵后由卵泡转变成的富有血管的腺体样结构。其功能主要为分泌黄体酮，后者为一种天然孕激素，为维持妊娠所必需的。黄体酮的作用主要为在月经周期后期使子宫黏膜内腺体生长，子宫充血，内膜增厚，为受精卵植入做好准备，并减少妊娠子宫的兴奋性，抑制其活动，使妊娠继续。

黄体功能不全又称黄体期缺陷，是指排卵后由卵泡形成的黄体功能不全，分泌黄体酮不足，或黄体过早退化，以致子宫内膜分泌反应性降低。可因排卵前雌激素分泌不足等多种因素引发。临床上以分泌期子宫内膜发育延迟、内膜发育与孕卵发育不同步为主要特征，临床表现可有规律的月经周期，但周期缩短，或经前数日即有少量出血，经血量可无变化；经前期子宫内膜活检可见腺体分泌不良或不均，间质水肿不明显；基础体温呈双相型，但上升缓慢；黄体期较正常短，一般在 10 天左右。

目前对黄体功能不全诊断比较公认的判定方法有基础体温测定法、子宫内膜活检法以及黄体中期黄体酮水平测定。临床上通常需要根据具体病情，综合应用这三种方法来诊断黄体功能不全。

尽管黄体功能不全的发生原因有多种，但治疗的主要目的都是纠正不适当的子宫内膜，同时根据患者对生育要求选择不同的治疗方法。对于生育年龄黄体功能不良所致的有排卵性功能性子宫出血，于黄体期补充孕激素为首选治疗方法。对于有生育需求的黄体功能不全患者，可采用促排卵治疗，在此过程中，若卵泡发育良好，自发破裂排卵，则黄体形成良好，若仍有黄体发育不良，则需补充黄体酮进行黄体支持治疗。对于一部分泌乳素略有升高而仍有周期性月经者可用溴隐亭治疗，降低泌乳素水平，调整体内激素水平，使卵泡发育正常，从而促进黄体功能健全。也可通过给予维生素 E、（HCG）降低黄体血流阻力，改善黄体血液供应，使黄体中期黄体酮水平提高，从而治疗黄体功能不全。

在药物治疗的同时，日常生活中多吃对调补女性黄体功能有好处的食物，如姜汤、羊肉、红枣、黑豆、红薯等，这样药疗辅助食疗可更好地治疗黄体功能不全，会使您离健康宝宝的目标更近一步。

（郭艺红　乔玉环）

17 精神因素与不孕

精神因素可能通过影响中枢神经系统（如下丘脑和垂体）而影响男性和女性的生育功能。恐惧、紧张、忧虑等都可以通过神经系统影响下丘脑和垂体，导致女性机体神经内分泌发生紊乱，造成垂体及下丘脑性闭经、排卵障碍、多囊卵巢综合征、卵巢早衰和不孕等。男性精神因素影响睾酮的分泌功能，造成生精障碍、男性少弱精症、精液液化异常、精索静脉曲张，严重者还会影响性功能，发生不射精和勃起功能障碍。

"二战"期间，在德国法西斯集中营里的各国妇女大多数都闭经了，十七八岁的姑娘们丝毫看不出青春发育迹象，对战争的恐惧、失去亲人的巨大悲痛使她们长期处于紧张忧虑和恐惧不安的心理状态中，引起自主神经功能失调，也影响性激素的分泌而造成生殖功能失调。

精神性不孕妇女在个性特征上，多半是依赖性大、情绪容易波动、焦虑抑郁；现代人生活节奏快、工作压力高、迁居后的水土不服、改变生活环境等情绪波动均可影响月经的规律，表现为无排卵性月经、月经稀发、不排卵、闭经、功能性子宫出血而导致不孕。

约60%的神经官能症妇女有不同程度的月经紊乱，降低了正常受孕率。女性精神病患者中有1/3并发闭经。有些妇女可能因老人或丈夫盼子心切，而自己对怀孕和分娩有恐惧心理，这些心理矛盾都可产生紧张情绪和思想负担，并可通过神经内分泌的改变而影响卵巢的功能，以致不孕。有些生过"畸形儿"的妇女会因对妊娠产生恐惧而导致闭经；盼子心切的妇女会出现恶心呕吐等类早孕反应和闭经。

神经精神性闭经的妇女，垂体和卵巢生殖激素水平及反应性大致正常或稍有增强，病人经适当心理疏导和治疗，症状可消失，恢复自然排卵。我们身边也可看到这样的例子，有些不孕妇女领养了孩子后自己也成功地怀孕了；有些习惯性流产妇女，由于心理压力大怎么也保不住胎，最后干脆不保了，反而成功地分娩了。这都证实了精神因素性不孕和闭经是可逆性的。

神经精神因素除了能造成排卵障碍外，还可引起输卵管痉挛，导致输卵管伞部摄取卵子的功能降低或引起盆腔内副交感神经系统功能失调，使宫颈黏液黏稠，不利于精子穿透等，并使血管扩张、淤血，刺激结缔组织增生，临床上表现为腰骶部压痛和阴道分泌物增加。

性功能与精神心理因素是密切相关的，而性功能与生殖功能又是密不可分的。神经精神因素造成的输卵管、阴道痉挛，性感异常，也会影响妇女的生育能力，造成不孕。

长期不良的心理状态，尤其是长时期性生活得不到满足，无论男女均可造成盆腔血管持续扩张和淤血，在女性中还可导致盆腔淤血症，这些都不利于受孕。治疗应以心理疏导为主，同时对症处理。

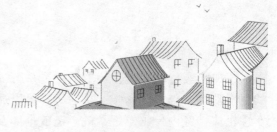

（张群芳　宋岩峰）

18　年龄与不孕症的关系

随着社会的快速发展，生活节奏日益加快，工作压力也越来越大。在过去的40年里，越来越多的妇女已经推迟到30岁或40岁才生育后代。不孕症的发病率也逐年增高，目前我国的发病率为7%～10%，那么年龄与不孕症有什么联系呢？

首先，让我们来了解一下妇女最重要的器官——卵巢有什么功能？卵巢是女性的性腺，主要有两大功能，第一个是有产生卵子并且排卵的生殖功能，第二个是产生性激素的内分泌功能。只有这两大功能都正常，女性才具备孕育一

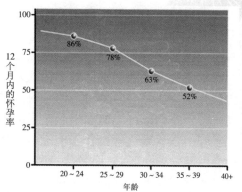

个孩子的能力。卵巢的基本生殖单位是始基卵泡，卵泡自胚胎形成后就进入了自主发育和闭锁的轨道，胚胎在20周时，始基卵泡数最多约700万个，以后逐渐减少，新生儿出生时下降至200万个，青春期只剩下30～50万个。进入性成熟期后，在促性腺激素的调控下，一般一个月只有一个优势卵泡可以完全成熟并排出卵子，而其他的卵泡就自行退化了。妇女一生中实际上只有400～500个卵泡会发育成熟并排卵。而在这一生中有很多的因素会影响到卵巢的功能，使卵泡不生长，不能排卵，或是长大了又不排卵等情况发生，最终导致不孕症。年龄就是最大的影响因素之一，通常认为女性最佳的生育年龄是25～30岁，随着生殖年龄的增大，卵巢储备减少，虽然不一定是卵巢衰竭，但对促排卵的成功有很大影响。专家研究发现不孕症的治疗效果与就诊年龄有很大关系，随着就诊年龄的增加，治疗后妊娠率会逐渐降低，年龄在25～35岁时治愈受孕率可达40%，而35岁以上者受孕机会逐渐下降至10%甚至更低，另外，除卵巢外，随着年龄的增大，子宫、输卵管患疾病的机会也大大增加，如子宫肌瘤，在35岁以上妇女中的发病率就高达20%～25%，这些都是不孕症的主要发病原因。

专家提醒：在适宜的年龄完成生育大事，遇到不孕症时，女方应在35岁以前尽早就诊。

（林丽莎　宋岩峰）

19 既往盆腔手术与不孕

随着医学诊治水平的提高，以及各种新手术技术的诞生及临床推广，尤其是微创腹腔镜手术的应用，使越来越多的女性盆腔疾病患者接受手术治疗。但在治疗原发疾病的同时也增加了不孕症的风险。主要包括以下几个方面：

1. 女性内生殖器官损伤：如宫外孕手术切除患侧输卵管；卵巢肿瘤切除患侧或部分卵巢组织；子宫肌瘤、腺肌瘤行病灶剜除或部分子宫切除等。这些都将直接或间接影响卵巢排卵、输卵管运送、子宫胚胎着床等功能。

2. 盆腔粘连：任何进入盆腔的手术，手术本身的刺激、组织非炎性反应的渗

出、术后感染等因素，都可能造成盆腔或轻或重的粘连现象，如果粘连引起输卵管变形、梗阻、伞端闭锁、蠕动受碍或卵巢被粘连组织包裹都可引起排卵障碍导致不孕或增加宫外孕的风险，增加了不孕的因素。

3. 其他风险因素：值得一提的是，随着剖宫产率增加，子宫瘢痕形成致子宫内膜受损以及手术引起医源性子宫内膜异位症，都可使继发性不孕症的风险提高。另外，卵巢是个血液供应丰富的器官，与输卵管伴行的有丰富的血管网，如果盆腔手术导致这些血管损伤过多、血供受阻，可直接影响卵巢的内分泌和排卵功能以及输卵管的蠕动功能。卵巢疾病的腹腔镜手术越来越普及，但腹腔镜电切电凝术对卵巢的热损伤可能对卵巢造成损伤，导致不孕。

（许波 宋岩峰）

不孕

20 异位妊娠史与不孕

正常妊娠时，受精卵着床于子宫体腔内膜，而当受精卵于子宫体腔以外着床时，就称为异位妊娠，习称宫外孕。异位妊娠的发生率近年来上升趋势非常明显。异位妊娠依受精卵在子宫体腔外种植部位不同而分为输卵管妊娠、卵巢妊娠、腹腔妊娠、阔韧带妊娠、宫颈妊娠和子宫残角妊娠，随着我国剖宫产率的不断上升，子宫瘢痕妊娠也相继被报道。其中以输卵管妊娠为最常见，占异位妊娠的 95% 左右。异位妊娠是妇产科常见的急腹症，发病率约 1%，是孕产妇的主要死亡原因之一。因此，我们要了解异位妊娠的病因和临床表现，以防止悲剧的发生。

为什么有的人会发生输卵管妊娠呢？其中输卵管炎症是异位妊娠的主要病因，因炎症使输卵管管腔狭窄导致受精卵在输卵管内运行受阻而在该处着床。其次，输卵管手术史者发生率为 10% ~ 20%，有些患者曾因不孕行输卵管粘连分离术、输卵管吻合术和造口术，还有些因输卵管妊娠行保守手术者，再妊娠时输卵管妊娠的可能性均会增加。那么以往既无流产史亦无炎症史者可以完全避免输卵管妊娠吗？答案是否定的，因为输卵管发育不良或功能异常，以及某些精神因素也会影响受精卵的正常运行。此外，辅助生殖技术的应用、放置宫内节育器避孕失败、子宫肌瘤或卵巢肿瘤压迫输卵管，输卵管子宫内膜异位症等均可增加异位妊娠的发生。

怎样判断自己是正常怀孕还是异位妊娠呢？一个平时月经规则、有性生活史的女性一旦月经过期就要考虑到怀孕的可能了，到医院或药店检测尿妊娠试验阳性即为妊娠，以最后一次月经为第一天开始计算天数，最早停经 5 周行 B 超检查在宫内即可见到妊娠囊、胚芽及原始心血管搏动。如果宫内未见妊娠囊，那就要高度怀疑宫外孕了。所以早期妊娠必须行 B 超检查，一是确定怀孕，二是排除宫外孕。宫外孕的典型症状为停经后腹痛和阴道出血。临床上有 20% ~ 30% 患者无明显停经史，这是因为病人将异位妊娠时出现的不规则出血误认为月经，或者由于月经过期仅数日而不认为是停经，医生和病人都要特别注意这点，对育龄妇女的不规则阴道出血，一定要提高警惕，防止误诊。腹痛是输卵管妊娠的主要症状，在输卵管妊娠发生流产或破裂之前，由于胚胎在输卵管内逐渐增大，常表现为一侧下腹部隐痛或酸胀感；一旦发生流产或破裂，患者会突感一侧下腹部撕裂样疼痛，同时伴有恶心、呕吐。当破裂后血液聚集于子宫直肠陷凹时可出现肛门坠胀感。由于腹腔内出血及剧烈腹痛，轻者会出现晕厥，重者出现失血性休克，失血状况与阴道出血量不成正比。

异位妊娠都需要手术吗？随着医学的发展，有相当一部分患者可以避免手术。如输卵管妊娠尚未发生破裂或流产，B超检查输卵管妊娠包块直径小于4cm，血 β-HCG 小于 2000U/L，无明显内出血的患者可以选择化疗，如甲氨蝶呤、米非司酮等，但在保守治疗过程中要密切观察，因保守治疗不能保证每例都成功。一旦出现输卵管破裂或流产必须及时手术。

那么，异位妊娠可以预防吗？首先要积极治疗盆腔炎；做好避孕措施，尽量减少宫腔操作；对于有盆腔炎、不孕、带环（IUD）或曾患异位妊娠者，一旦停经应密切注意；异位妊娠术后积极抗感染治疗。

（何春妮　宋岩峰）

男性不育常见病因

21 内分泌失调

男性的睾丸属于内分泌器官，是分泌雄激素的主要场所，睾丸内雄激素的分泌和精子的生成都受到下丘脑和垂体的控制，下丘脑分泌促性腺激素释放激素（GnRH），向垂体发出指令，垂体再分泌黄体生成素（LH）和卵泡刺激素（FSH），睾丸接收到这两个激素就会分泌雄激素和生成精子，如果雄激素水平和精子的数量已经足够了，就会反馈给下丘脑和垂体，减少 GnRH、LH 和 FSH 的分泌。睾丸的功能同时还受到甲状腺和体外雌雄激素的影响。因此，人体内分泌器官出现问题或有先天性异常，就会引起睾丸功能不足，导致不育。

首先，我们讲一讲下丘脑疾病，常见的下丘脑疾病有卡尔曼综合征（Kallmann's syndrome）和特发性低促性腺激素性性功能减退症（IHH）。这两种病变部位都在下丘脑，由于下丘脑缺乏分泌促性腺激素释放激素（GnRH）的神经细胞，GnRH 分泌障碍，导致垂体不能分泌黄体生成素（LH）和卵泡刺激素（FSH），睾丸接收不到足够的 LH 和 FSH，不能发育和生成精子。而 IHH 在临床上更为常见，是目前性腺发育异常最常见的病因之一，主要表现为阴茎、睾丸和第二性征不发育，没有胡须和阴毛、皮肤细嫩、阴茎短小、睾丸幼稚、无精或严重少精。卡尔曼综合征的患者除性器官不能发育外还有嗅觉丧失。

其次，垂体本身疾病也可引起睾丸功能不足。由于肿瘤、感染、梗死、手术、放射线和肉芽肿性病变等影响垂体功能，垂体不能分泌 LH 和 FSH，进一步导致睾丸功能衰退，引起不育。

最后，内源性或外源性激素异常也可扰乱睾丸功能。外源性雄激素增多常见于口服类固醇激素、先天性肾上腺增生、有激素活性的肾上腺肿瘤或睾丸间质细胞肿瘤。而过度肥胖、肝功能不全是雌激素增多的常见原因，还与一些能分泌雌激素的肿瘤如肾上腺皮质肿瘤、睾丸支持细胞瘤或间质细胞瘤有关。过多的激素能抑制 LH 和 FSH 的分泌，导致精子发生、成熟障碍。

（张峰彬　黄荷凤）

22 染色体异常

正常男性染色体为 46，XY，正常女性染色体为 46，XX，精子的染色体为 23，X 或 23，Y，卵子的染色体在精子进入前是 46，XX，精子进入后立即减为 23，X，并与精子的染色体发生融合，形成受精卵。

不育男子中约 6% 存在染色体异常，随着精子计数的降低，该比例逐渐增高，精子计数正常者中染色体异常为 1%，少精子症为 4%～5%，无精子男子中该比例最高达到 10%～15%。常见染色体异常有以下四种情况：

1. 克氏综合征（Klinefelter syndrome）

克氏综合征患者比正常男性多了一条 X 染色体，90% 为 47，XXY，10% 为 47，XXY/46，XY 嵌合型，导致睾丸不发育，不能形成生精细胞和精子，雄激素缺乏，第二性征缺失：没有胡须、皮肤细嫩、生殖器幼稚，另外，因为此类患者没有明显的青春期，骨骺闭合较迟，多数身材较高。

2. XX 男性综合征（XX male syndrome 又称性倒错综合征）

该病患者染色体为 46，XX，与女性相同，但是有睾丸和阴茎，没有子宫和卵巢，原因是由于 Y 染色体上睾丸决定区基因（SRY）在减数分裂时易位到了 X 染色体上，但控制生精的基因（AZF）仍在 Y 染色体上，其父亲只把携带有男性决定基因（SRY）的 X 染色体传给了后代，但是没有生精基因，因此导致了 XX 男性的出现和成年后无精子症。

3. XYY 综合征（XYY syndrome）

该病是由于父亲精子形成的第二次减数分裂过程中 Y 染色体没有分离，结果携带有 24，YY 的精子与卵子受孕，形成 47，XYY 的男性。XYY 男性外观正常，智力正常或偏低，睾丸比正常男性小，无精或少精，少数人可有正常的生育功能。

4. Y 染色体微缺失

男性 Y 染色体长臂有决定精子生成的基因，我们称为无精子因子（azoospermia factor，AZF），约 15% 无精子症或重度少精子症患者存在 Y 染色体微缺失。AZF 分为四个区域：AZFa、AZFb、AZFc 和 AZFd。AZFa 缺失导致睾丸内无生精细胞，并伴有睾丸体积缩小；AZFb 缺失时睾丸有生精细胞，但不能生成成熟的精子；AZFc 缺失时，少数人可有正常的精子和生育能力，但是多数表现为无精子或少精子；AZFd 区的功能还不明确。

（张峰彬　黄荷凤）

23 少、弱精子症

少精、弱精子症在男性不育中最常见，但是其病因复杂，并不是由某个单一疾病引起，而是多种疾病最终在精子上的表现。根据世界卫生组织（WHO）第五版精液分析标准，禁欲 3 ~ 7 天，精液常规分析 2 次以上，精子密度 <1500 万/毫升，可诊断为少精子症。前向运动精子比例 <32%，可诊断为弱精子症，如两者同时存在，可诊断为少精、弱精子症。

导致少精、弱精子症的常见因素除了上述的内分泌失调和染色体异常以外，还有很多：

1. 感染因素：生殖系统的各种感染均可以影响精子的发生、排放和运动，如急慢性附睾炎、附睾结核、慢性前列腺炎及精囊炎可引起输精管道堵塞、精液成分发生改变、精子损伤，导致精子数目减少、活力降低及畸形精子增多等；腮腺炎病毒引起睾丸炎可导致睾丸生精细胞消失，睾丸萎缩和无精。

2. 精索静脉曲张：男性不育患者中 20% ~ 30% 伴有精索静脉曲张。精索静脉曲张可造成睾丸血液循环不畅、组织缺氧及睾丸温度升高，使精子量减少，活力降低，畸形精子增多，最终导致不育。

3. 隐睾：正常的睾丸温度比体温低 1 ~ 2℃，阴囊可以调节睾丸温度，适于睾丸发育和生精，如睾丸位于腹股沟或腹腔内，过高的温度将抑制睾丸发育，双侧隐睾如果在 3 岁以后才进行治疗可导致成年后少精或无精，单侧隐睾可有正常的生育功能，但是引起少弱精的概率要大于正常人。因此越早治疗，将来对

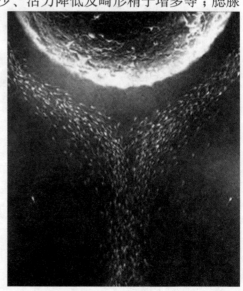

卵子受精模式图，足够数量的前向运动精子竞争与卵子结合的唯一机会。

生育的影响越小。

4. 营养因素：严重偏食、节食、营养不良、肿瘤或全身疾病消耗可导致精子发生及运动所需营养物质缺乏，如氨基酸、微量元素锌、维生素 E、左旋肉碱等，可引起少精、弱精，甚至无精。

5. 药物因素：某些药物可直接或间接影响精子生成，如磺胺类、呋喃妥因、螺内酯、秋水仙碱等。特别是一些化疗药物，如环磷酰胺、甲氨蝶呤，可引起睾丸生精功能不可逆的减退。

6. 环境因素：长期处于放射线照射环境或接触有毒化学物品的男性，对幼稚细胞，包括生精细胞损害较大，可使生精细胞停止分裂，甚至造成不可逆性破坏。长期从事高温工作和有某些特殊的喜好，如常穿紧身裤和常洗桑拿浴等都有可能造成少精、弱精子症。

7. 其他因素：酒精中毒、吸烟过度、毒品均可抑制精子产生。

除上述原因以外，还有许多少精、弱精子症查不到明确的原因，我们称为特发性少精、弱精子症。

（张峰彬　黄荷凤）

24 精索静脉曲张

精索静脉曲张是指精索里的静脉因回流受阻、血液淤积，而造成精索蔓状静脉丛血管扩张、迂曲和变长，是青壮年常见的疾病，发病率在男性人群中为 10%～15%，在不育男性中占 20%～30%。此病约 80% 发生于左侧，双侧发病者占 20% 左右，单纯右侧发病极少见。精索静脉曲张可伴有睾丸萎缩和精子生成障碍，造成男性不育。精索静脉曲张也可以由肾肿瘤或其他腹膜后肿瘤引起，称为症状性或继发性精索静脉曲张。

精索静脉曲张的发病原因：1. 年龄因素：青壮年男性机能较旺盛，阴囊内容物血液供应充足，静脉血液回流量大，因此，精索静脉曲张多发生于青壮年。2. 解剖因素：精索内蔓状静脉丛的血液自睾丸汇集后，分别流入左右两侧的精索静脉。右侧精索静脉直接注入下腔静脉内，左侧的精索静脉则先呈直角注入肾静脉，行程比右侧长，静脉压力高，回流阻力大，血液容易淤积。3. 静脉壁薄弱或静脉瓣膜功能不全，可造成血液逆流，使蔓状静脉丛内的血管扩张。4. 左侧精索内静脉可能受乙状结肠压迫，增大了静脉回流的阻力。5. 人体长久站立姿势使静脉压力增大，影响精索静脉回流，因此，身材高大、偏瘦的男性更容易发生精索静脉曲张。6. 其他因素：腹膜后肿瘤、肾肿瘤、肾积水等压迫精索内静脉可引起继发性精索静脉曲张。原发者平卧时很快消失，继发者常不消失或消失很慢。

精索静脉曲张引起不育与下列因素有关：1. 曲张静脉内血液滞留，造成睾丸温度增高而影响精子产生。2. 血液滞留影响睾丸的血液循环，使睾丸缺乏必要的营养和氧气供应而影响精子产生。3. 左侧精索内静脉血液逆流，将肾上腺和肾脏分泌的代谢产物如类固醇、儿茶酚胺、5-羟色胺等带到睾丸，可引起血管收缩，降低睾丸间质的内分泌功能，抑制精子发生，导致不育。4. 左侧精索静脉曲张也会影响右侧睾丸功能，两侧睾丸静脉血管有丰富的吻合支，左侧阴囊血液中的毒素可以影响右侧睾丸的精子发生。

在接受外科手术治疗后，40%～70%的患者精液质量可获得改善，受孕率则提高至40%～50%。建议男性不育患者应接受详细检查，确定是否患有精索静脉曲张，以便采取手术治疗。而有精索静脉曲张的患者，如果精液检查正常，也不必过度担心不育问题，但须定期做追踪检查。

（张峰彬　黄荷凤）

25 睾丸炎

睾丸炎分为急性非特异性、慢性非特异性和腮腺炎性三种。

非特异性睾丸炎致病菌为普通细菌，如大肠埃希菌、链球菌、葡萄球菌及绿脓杆菌。最常见的感染途径是细菌经尿道进入输精管再蔓延至附睾睾丸而引发的感染，因此，实际上应该称为附睾睾丸炎。患者常常出现睾丸肿胀、疼痛，并向腹股沟放射，有明显的下坠感，并伴有发热、恶心、腹痛、白细胞升高等。体检发现阴囊皮肤红肿，睾丸附睾明显肿大、触痛、质地变硬。

腮腺炎性睾丸炎是由腮腺炎病毒感染引起的。该病常发生于青少年期，睾丸炎常于腮腺炎出现4～6天后发生，睾丸肿大、触痛、质地变硬，附睾一般不受影响。约70%为单侧，多数受累的睾丸发生萎缩。

1. 急性非特异性睾丸炎：多发生在尿道炎、膀胱炎、前列腺炎、前列腺增生切除术后及长期留置导尿管的患者中。感染经淋巴或输精管扩散至附睾引起附睾睾丸炎，常见的致病菌为大肠埃希菌、变形杆菌、葡萄球菌、淋球菌及绿脓杆菌等。细菌也可经血行播散到睾丸，引起单纯睾丸炎。但睾丸血运丰富，对感染有较强的抵抗力，故这种情况较少见。

2. 慢性非特异性睾丸炎：多由急性非特异性睾丸炎治疗不彻底所致。睾丸局部或全身照射放射性同位素磷，也可发生睾丸炎症，破坏睾丸组织。病理上睾丸肿大或硬化萎缩，生精小管退变，生精上皮细胞消失。

3. 急性腮腺炎性睾丸炎：流行性腮腺炎是最常见的睾丸炎发病原因，约20%腮腺炎患者并发睾丸炎。肉眼可见睾丸高度肿大并呈紫蓝色。组织学观察见睾丸水肿和血管扩张，大量炎细胞浸润，生精小管有不同程度的变性。在睾丸炎愈合后，睾丸变小、质软，生精小管严重萎缩，生精细胞消失，但睾丸间质细胞受影响小，故睾酮的分泌多数正常。

睾丸炎的主要危害有以下几个方面：

①导致少精、弱精或无精，丧失生育能力；②诱发其他疾病：精索炎、前列腺炎、尿路感染、睾丸肿瘤等；③导致男性勃起功能和射精功能下降。

（张峰彬 黄荷凤）

26 勃起功能障碍

勃起功能障碍（erectile dysfunction，ED）又称阳痿，是指在有性欲要求时，阴茎不能勃起或勃起不坚，或者虽然有一定程度的勃起，但不能保持性交的足够时间，因而妨碍性交或不能完成性交。ED 分心理性和器质性两种。ED 比过去用的"阳痿"（impotence）一词更确切，因为阳痿一词带有一定程度的贬义。

ED 的病因直到 20 世纪 70 年代前仍被认为与雄激素减少、自然年龄老化和心理因素有关，20 世纪 70 年代后由于勃起生理和病理研究的进展，人们认识到固然心理因素确实可以引起 ED，但对大多数男性来说，ED 同时与许多疾病（高血压、糖尿病、心血管疾病）、药物、外伤及手术等有关，勃起是包括一系列阴茎海绵体平滑肌松弛、阴茎动脉扩张、血流增加和静脉回流受阻等完整血流动力学变化的过程，在这一过程中，任何一个环节异常均可导致勃起功能障碍。

勃起功能障碍按病因可以分为以下几种：

1. 器质性病因

①血管性原因：包括任何可能导致阴茎海绵体动脉血流减少的疾病，如动脉粥样硬化、动脉损伤、动脉狭窄、阴部动脉分流及心功能异常等，或有碍静脉回流闭合机制的阴茎白膜、阴茎海绵窦内平滑肌减少所致的阴茎静脉漏。

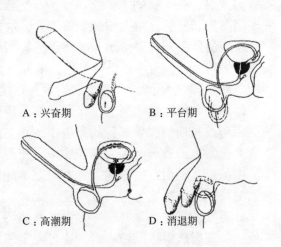

A：兴奋期　　　　B：平台期

C：高潮期　　　　D：消退期

男性性反应周期

②神经性原因：中枢、外周神经疾病或损伤均有可能导致 ED。

③手术与外伤：大血管手术、前列腺癌根治术、腹会阴直肠癌根治术等手术及骨盆骨折、腰椎压缩性骨折或骑跨伤，可以引起与阴茎勃起有关的血管和神经损伤，导致 ED。

④阴茎本身疾病：如先天性阴茎弯曲、双阴茎、小阴茎、阴茎阴囊移位、阴茎弯曲畸形、隐匿性阴茎、阴茎硬结症、阴茎海绵体纤维瘢痕形成等可导致阴茎畸形、弯曲、海绵体功能障碍等而不能勃起。

⑤泌尿生殖器疾病：膀胱外翻、尿道下裂、泌尿生殖系统手术及某些损伤

不孕

等，如前列腺增生、前列腺切除术及尿道断裂、阴茎、睾丸损伤等均可引起ED。

⑥内分泌疾病：因内分泌疾病引起ED者很常见，主要见于糖尿病、下丘脑-垂体异常及甲状腺功能亢进症等，据国外报道，有23%～60%的男性糖尿病患者继发不同程度的ED。其发生机制主要与阴茎海绵体上的自主神经纤维病变、阴茎血管狭窄、内分泌异常及精神因素等有关。

⑦其他原因：放射线照射、重金属中毒、慢性病和长期服用某些药物等也可导致ED。

2. 心理性病因

指单纯由紧张、压力、抑郁、焦虑和夫妻感情不和等精神心理因素所造成的ED，而夜间勃起正常，在解除精神因素时勃起也正常。

3. 混合性病因

指ED既有器质性病因也有精神心理因素的存在。此外，由于器质性ED未得到及时的治疗，患者心理压力加重，害怕性交失败，使ED治疗更加复杂。国内一组关于628例ED患者病因分类的研究表明：心理性病因占39%，器质性病因占15.8%，混合性病因占45.2%。

（张峰彬 黄荷凤）

27 免疫因素引起的男性不育

免疫性不育的原因

第一是精液中的抗原和抗体。人类精液在室温中液化分离后，可分为澄清的精浆与沉淀的精子两部分，这两部分均含有多种蛋白质，这种蛋白质的结构可发生改变成为抗原，这种抗原在人体内多达30多种，其中有些是精子的特异性抗原，可刺激机体产生特异性抗体，从而影响精子的发育与成熟，导致不育。

第二是精子的自身免疫。自身免疫是指机体对自身组织或抗原性改变了的自身组织产生免疫应答，即机体对自身抗原能形成自身抗体或致敏淋巴细胞。自身组织如血清、精子等虽携带多种抗原，但因其效价很低，一般不会产生免疫应答，但自身耐受性遭到破坏或自身抗原性改变，或免疫活性细胞发生突变，使免疫系统对自身抗原产生免疫应答，从而发生自身免疫反应，导致自身组织细胞损伤。

正常情况下，血液与睾丸之间存在血睾屏障，生精细胞和精子与血液中的免疫细胞不能接触。血睾屏障一旦遭到破坏，精子抗原就会漏出，单核吞噬细胞进入睾丸或附睾，吞噬精子后，对精子的抗原进行消化处理，再将抗原信息传递给淋巴细胞，淋巴细胞产生抗体来杀伤精子和生精细胞，导致不育。

造成免疫性不育的原因有很多种，如感染、生殖道阻塞、睾丸外伤（扭转）、睾丸活检术后、输精管道吻合术后、隐睾及精索静脉曲张等。均可引起睾丸血睾屏障破坏，诱发免疫应答，导致精子抗体形成，造成免疫性不育。

免疫性因素引起不育的机制

精子是自身抗原，可引起自体抗体。男子血清中精子抗体的效价越高，则射出精子的动力越低，凝集越多，穿过宫颈黏液的能力越弱，生育力越差。

对精子抗原的自体免疫或同种免疫，至少有两种机制引起不育：1. 干扰正常的精子发生过程，引起无精症或少精症；2. 抗体对精子产生破坏和凝集作用。

抗体又作用于如下几个环节：1. 抗精子抗体具有细胞毒性，导致精子死亡或失去活力，抗体还导致精子凝集成堆，使精子失去向前运动的能力。2. 抗体与精子结合，封闭了精子顶体膜上的抗原位点（透明带识别点），不能产生顶体反应，影响精子顶体酶的释放，阻碍精子对透明带的附着与穿透，使精卵不能结合。

（张峰彬　黄荷凤）

不
孕

28　输精管道梗阻

精子由精曲小管通过附睾、输精管、精囊、射精管、尿道随射精而排出，输精管不仅是精子的通路，而且具有使精子成熟和获得活力的功能。各种原因如先天性畸形、炎症、肿瘤和外伤等，都有可能导致从附睾管至射精管之间的任何部位发生梗阻。

输精管道梗阻对男性来说是比较严重的疾病，常常引起少精或无精，导致不育。常见原因有以下几种：

1. 先天性输精管道梗阻：指发生在由睾丸至射精管之间的任何部位，常见的有先天性输精管精囊缺如或闭锁，先天性附睾发育不良或附睾与睾丸不连接，先天性射精管囊肿或发育不良。先天性异常多为双侧，引起无精。

2. 输精管道感染：常见的感染致病菌为大肠埃希菌、葡萄球菌、淋球菌、结核分枝杆菌、解脲支原体及沙眼衣原体等，多数是经尿道逆行感染进入输精管道，也可经血液进入，或由于创伤或手术直接带入。结核分枝杆菌可侵入输精管壁，使输精管壁增厚，输精管变硬变粗，呈串珠状，病变可沿输精管蔓延到附睾尾，然后波及整个附睾和睾丸。普通细菌、解脲支原体及沙眼衣原体感染主要破坏附睾尾部，很少侵及附睾头，输精管也常常受累，引起管壁结缔组织增生，从而使输精管道狭窄或闭索，造成梗阻性不育。

3. 输精管道肿瘤：前列腺、附睾、精囊囊肿及肿瘤，均有可能造成输精管道阻塞，引起少精或无精。

4. 输精管道创伤：损伤也是常见的引起男性输精管道梗阻的因素之一，常为医源性。如精索静脉高位结扎术、疝修补术、前列腺手术、隐睾松解固定术及睾丸鞘膜积液鞘膜翻转术等都可能损伤输精管、射精管、精索内的神经、血管及附睾。另外，精路造影和输精管通液术也可造成梗阻。少数情况下，会阴部外伤也可引起输精管道断裂、炎症、感染以致堵塞。

输精管道梗阻可以造成少精或无精子症，但是多数患者睾丸的生精功能是正常的，只是不能通过输精管道排出体外，部分患者可以通过手术疏通输精管道，如果无法手术或手术失败可以从附睾或睾丸内取精，通过辅助生殖技术获得生育的机会。

（张峰彬　黄荷凤）

29　不射精症

不射精症是指在性交过程中，阴茎能够勃起变硬，但不能射精或不能在女性阴道内射精，因而达不到性高潮，勃起的阴茎在一段时间后，就慢慢变软下来而恢复常态，是男性性功能障碍之一。

不射精症可分为以下几种类型：1. 原发性不射精症：指从未在女方阴道内射精；2. 继发性不射精症：曾经有过在阴道内射精的历史，而后来发生的不射精；3. 功能性不射精症：性交时能维持很久而不疲软，在性交过程中不能达到性高潮也没有精液排出，而手淫可以射精；4. 器质性不射精症：阴茎可以勃起，但在任何情况下都不能射精。

不射精症主要由以下几种原因引起：1. 功能性不射精：多数是由性知识缺乏、心理因素及过度手淫等引起。2. 器质性不射精：病因较复杂，常分为以下几类：①先天性泌尿生殖系统发育异常、射精管梗阻或发育不良、精阜肥大、阴茎外伤、精囊炎或肿瘤；②神经系统病变与损伤，如脊髓损伤、某些颅脑病变；③内分泌功能异常，如垂体功能低下、甲状腺功能亢进等；④有些药物也可引起不射精。

不射精症影响生殖健康，可引起男性不育，并可加重某些已有的男科疾病。另外，不射精由于在性交中无法达到性高潮，使性生活的兴趣大减，长期不射精还可引起性欲减退，夫妻之间可能出现一定程度的感情危机，影响婚姻的稳定，因此应主动就医。

（张峰彬　黄荷凤）

30　前列腺炎

前列腺炎是成年男性的常见病之一，其发病机制不清。前列腺炎可以影响各个年龄段的成年男性。50 岁以下的成年男性患病率较高。此外，前列腺炎发病也可能与季节、饮食、性活动、泌尿生殖道炎症、良性前列腺增生或下尿路综合征、职业、社会经济状况以及精神心理因素等有关。前列腺炎发病的重要诱因包括：吸烟、饮酒、嗜辛辣食品、不适当性活动、久坐引起前列腺长期充血和盆底肌肉长期慢性挤压、受凉、疲劳等导致机体抵抗力下降或特异体质等。

对于慢性前列腺炎是否会影响生育，目前尚无明确的认识，有些患者前列腺炎症状很重，但仍然可以生育，而从理论上讲，当前列腺有炎症发生时，对精液的量、质及精液的成分都会造成影响，从而可能引起不育。因此应该辩证地看待。

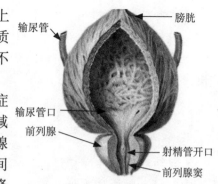

膀胱前列腺解剖图，前列腺位于后尿道部，中间有尿道穿过，并有射精管的开口

首先我们应认识到，当前列腺发生炎症时，前列腺液分泌量减少，从而使精液量减少，干扰了精子的生存和活动，同时使前列腺液中酶活性下降，精液黏度增加，液化时间延长。另外，炎症存在也可使精液的 pH 值降低，影响精子的存活。

从以上的论述中不难看出患慢性前列腺炎确实可能对生育产生影响，但从临床病例来看，大多数慢性前列腺炎患者的生育能力是正常的，少数患者虽然同时合并不育，但应认识到，引起不育的原因很多，如过分强调慢性前列腺炎，往往会忽略其他原因，从而延误治疗时机，也可能不必要地加重患者对本病的恐惧感。

并非所有前列腺炎患者均需治疗，无症状的前列腺炎可不治疗。经常遇到的前列腺炎过度治疗有：

一是对慢性的前列腺炎采用静脉输液，就是输抗生素。但 95% 的慢性前列腺炎都是无菌的，并且慢性前列腺炎患者的前列腺一般已形成包膜，药物不容易穿过。对于慢性前列腺炎患者，建议还是选用可穿透包膜的口服药物，且要长期使用，一疗程最起码 4～6 周。

二是未婚未育者采用侵入式的治疗，例如，将抗生素直接注入前列腺，或者经后尿道将药物灌注入前列腺组织。这种侵入式的治疗会给前列腺造成创伤，若处理不善，创伤易引起感染。感染愈合后形成瘢痕，由于男性射精管和输精管的开口都在前列腺组织内，因此这些瘢痕可能会堵塞本来就很细的管道，给生育带来麻烦。

（李乐军　黄荷凤）

31 逆行射精

逆行射精是指有正常的阴茎勃起，性交过程正常，能达到性高潮，并有射精动作和感觉，但无精液从尿道排出，而逆行射入膀胱的一种疾病。因精液没有射入阴道内，因此可以造成不育。正常男子因为射精时膀胱颈是关闭的，所以精液向后进入膀胱的可能就会避免。但是，如果膀胱颈的正常解剖完整性受到破坏，或其神经功能发生紊乱，则可能出现逆行射精。进一步确诊是只要在有射精动作后检查一下尿液，如发现大量的精子、果糖，就可以证实罹患了本病。

糖尿病患者是导致逆行射精的病因之一。糖尿病患者的血管病变可以造成组织营养障碍，同样可以影响到发动射精的支配神经，也是导致射精困难和不射精的重要原因。因糖尿病造成的自主神经病变可使尿道内外括约肌功能发生共济失调引起体内支配膀胱颈关闭的自主神经发生病变，使膀胱颈部的平滑肌收缩无力。性生活过程中由于尿道壁压力相应增加，排出的精液由于发现了膀胱出口这扇宽敞的"后门"而出现精液逆行。

其他病因包括膀胱颈神经调节功能紊乱（如脊柱裂）、尿道憩室或狭窄、先天性尿道瓣膜、手术损伤膀胱颈神经支配或手术致膀胱颈关闭不全，此外，还有一些药物也能造成逆行射精（如利血平、胍乙啶、苯甲胍等）。

为了解决生育问题，可以采取治标、治本双管齐下的措施。由糖尿病引起的应首先治疗糖尿病。如果是因尿道过于狭窄造成的，应行尿道扩张术。药物治疗可应用α肾上腺素能交感神经兴奋药，增加膀胱张力，使部分或全部特发性逆行性射精转变为顺行性射精，防止精液逆流进膀胱。药物治疗对糖尿病、腹膜后淋巴结切除、交感神经切除等所致的逆行射精也有较好疗效。其他药物包括丙咪嗪、左旋多巴对治疗逆行射精也有一定疗效。

当上述治疗无效或无法进行这类治疗时，为了解决生育问题可收集尿内精液行人工授精，具体做法是：收集精液前禁欲3～7天，同时服用碳酸氢钠以碱化尿液，避免酸性尿液破坏精子的活动能力。这时可让病人手淫排精，随后排出膀胱内全部液体，离心沉淀后即可获得精子，为了保证授精的成功率，还可在体外进行洗涤等处理，然后再行授精。

（李乐军　黄荷凤）

㉜ 精液量过少

男性一次排出的精液量小于1毫升称为精液量过少。精液量过少可使总精子量减少，并且常合并有精子活力下降而导致不育。精液量过少需排除因不习惯手淫方式排精而导致射精不充分、精液收集不完全和排精次数过于频繁。其病因多样，大致可以分为两类。一类为不完全性逆行射精患者，其射精时部分精液逆行至膀胱，部分精液经尿道口流出；另一类为射精管道及附属性腺的异常所导致，如先天性双侧输精管缺如、生殖系统感染患者等。

对于精液量过少的治疗措施是找出原因，对症治疗。如为第一类不完全性逆行射精患者，需先找出逆行射精病因，药物方面可服用α肾上腺素能交感神经兴奋药或丙咪嗪、左旋多巴等治疗。

第二类患者，如先天性双输精管缺如患者，目前治疗需在附睾或睾丸穿刺取精后行"第二代试管婴儿"（卵泡浆内单精子显微治疗）。一部分患者可能由于睾酮水平低下引起附属性腺功能异常，可服用十一酸睾酮胶丸或者注射绒毛膜促性腺激素（HCG）或尿促性腺激素（HMG）补充睾酮水平。如因附属性腺炎症原因导致，可使用口服抗生素治疗。

（李乐军 黄荷凤）

33 隐 睾

正常发育男孩出生后要常规检查阴囊内是否有睾丸，如果一侧或双侧阴囊内空虚，可能是"隐睾"，要及时去医院检查。隐睾是指男婴出生后单侧或双侧睾丸未降至阴囊而停留在其正常下降过程中的任何一处。也就是说阴囊内没有睾丸或仅一侧有睾丸。一般情况下，随着胎儿的生长发育，睾丸自腹膜后腰部开始下降，于胎儿后期降入阴囊，如果在下降过程中受到阻碍，就会形成隐睾。一般认为隐睾在早产儿中达 9.2% ~ 30%，正常出生儿中为 3.4% ~ 5.8%，多于生后 6 个月内下降。1 岁时未下降者，以后下降的概率不多。

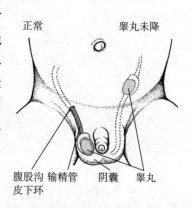

隐睾模式图，左侧睾丸位于腹股沟管内，右侧睾丸位于阴囊

睾丸长期停留在不正常的位置可引起不良后果：1. 睾丸萎缩：睾丸未下降至阴囊内，出生后 2 年内还只有轻度的组织改变，在 2 ~ 5 岁以后就会引起睾丸发育不全或萎缩。两侧隐睾可使 90% 的病人不育。2. 恶性变：隐睾患者恶性变的风险较正常阴囊内睾丸大 20 ~ 48 倍；而腹腔内睾丸恶性变的风险较腹股沟睾丸大 5 倍。

隐睾为什么会影响生育呢，睾丸是人体精子生成的场所，而睾丸对温度比较敏感，阴囊位于躯体最下端，其皮肤皱褶较多，散热能力较强，比正常人体温低 1 ~ 2℃，正是最适宜睾丸精子生长发育的场所，若睾丸因种种原因不能到达阴囊内而停留在其他部位，这些部位的温度及生化环境都不利于睾丸的生长发育，就会使睾丸发育不全或不发育，也就不能发挥生精功能而引起不育。

隐睾病人的睾丸在 1 岁以内有可能自行下降进入阴囊，因此，在这个时期可采用内分泌治疗，对于 10 个月的小儿可采用促黄体生成素释放激素（LHRH）制剂和绒毛膜促性腺激素（HCG），若两岁仍未下降，则要采取手术治疗，施行睾丸下降固定术。对于青春期隐睾患者，则一经发现即应及时行睾丸下降固定术，如果术中发现睾丸已萎缩或不能下降引入阴囊，必要时可施行睾丸切除术。

因此，男孩子的父母应认真检查孩子的阴囊，一般在阴囊两侧都能触及花生粒大小的睾丸，摸时有实物感。如果阴囊空虚，不能触及睾丸，或只有一个，应立即去医院诊治。

（李乐军 黄荷凤）

辅助生殖技术

34 什么叫助孕？助孕的方法有哪些

助孕，即是采用一定的方法帮助不能顺利怀孕或不能怀孕的夫妻成功妊娠。近年来，随着社会经济的不断发展，环境因素、心理压力、药物的过度及不当使用等种种原因，均使得各国患不孕症的人群逐年上升。根据世界卫生组织 1995 年的新规定，凡婚后有正常性生活未避孕，同居 1 年未受孕者即可诊断为不孕症，而根据是否曾有过妊娠史又可将不孕症分为原发性不孕和继发性不孕。因此，凡是有固定伴侣及正常性生活，且未避孕 1 年以上未孕的人群，不管是否曾有过妊娠史，均为适合接受助孕的对象。

由于引起不孕的原因常较复杂，并且可能同时包含男女双方的因素在内，因此助孕的方法也以对症纠因为主，主要包括药物助孕、人工助孕、医学助孕等。

1. 药物助孕

（1）中医认为，治疗不孕重在调经，而调经重在肝肾。引起不孕的原因是多方面的，但多和月经不调关系密切，指出"妇人无子，皆由经水不调"。因此中医的药物治疗也重在调理肝肾，进而使月经规律。

（2）对于排卵障碍或黄体功能不全的女性不孕症患者，应用一些药物促进排卵的发生，改善黄体功能，达到助孕效果。如氯米芬、绒毛膜促性激素及黄体酮等。方法有口服或注射，根据不同激素水平选择不同种类的药物及用法。

（3）对于免疫性不孕的患者，如抗精子抗体阳性等，可进行局部或全身免疫抑制剂治疗。

2. 人工助孕

针对生殖器官的器质性疾病如输卵管阻塞、卵巢肿瘤及子宫病变等采用手术或对症治疗，如输卵管成形术，以达到助孕的目的。

3. 医学助孕

在这里主要指辅助生殖技术（ART），包括人工授精、体外授精 - 胚胎移植、卵母细胞内单精子显微注射、配子移植技术等。下面将逐一进行介绍：

（1）人工授精：将精液在体外进行优选后，在女方排卵时直接注入宫腔。这种方法适用于女方输卵管畅通、卵泡发育正常，但子宫位置欠佳、宫颈管畸形的女性，而男方则适用于精子数量较少、成活率较低、活动力不够及液化不良等因素的男性。

（2）体外授精 - 胚胎移植（IVF-ET）：即人们常说的试管婴儿，是针对那些双侧输卵管不通的女性，指从妇女体内取出卵子，在体外培养一阶段后与精子受精，再将发育到一定时期的胚泡移植入妇女子宫腔内，使其着床发育成胎儿。

（3）卵母细胞质内单精子注射：主要用于治疗男性不育症，或多次试管婴儿周期失败的不明原因的不育症。将单个精子直接注入卵泡中，与卵子结合后，移植到宫腔内着床受孕。

（4）配子移植：即将人类配子——卵子和精子分别取出，经过处理后，同时注入宫腔、输卵管、腹腔内等部位受孕。这种方法适用于女方输卵管形状、位置欠佳，伞端不通或输卵管蠕动功能不好，而不能自然受孕者。

（晁贺 任明保 范玲）

35 人工授精

人工授精是指用人工方法将男性的精子注入女性生殖道内，以协助女性受孕的技术。主要用于（1）男性不育症，如严重的尿道下裂，逆行射精，勃起功能障碍，无精症，轻度少、弱、畸形精子症，精液不液化症等；（2）某些原因引起的女性不孕，如阴道痉挛而造成性交困难、宫颈细小、宫颈黏液异常等；（3）一些不明原因的不孕症。

根据精子注入女性生殖道的部位不同，人工授精可分为：宫腔内人工授精（IUI）、宫颈内人工授精（ICI）和阴道内人工授精（IVI）。根据精液的来源不同又可分为丈夫精液的人工授精，简称夫精人工授精（AIH），和供精人工授精（AID）。

人工授精的流程如下：

首先，对接受人工授精的不孕夫妇做详细全面的全身健康检查，妇科检查方面包括：内外生殖器是否正常、双侧输卵管是否通畅。若这些都正常，才具备接受人工授精的条件。

拟实施人工授精的当月，女性月经的第二天至第五天开始，用 B 超监测卵泡的发育情况，对于卵泡发育不好或无卵泡发育的患者可以给予药物促

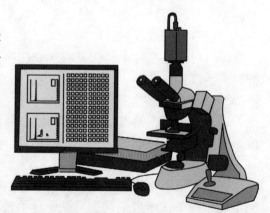

排卵。在女性的排卵期，如果实施的是 AIH，则丈夫首先通过手淫的方法留取精液，精液经液化、洗涤、离心处理后，可以获得活力好的精子，再使用一根细导管将这些活力好的精子注入妻子的宫腔内，就完成了人工授精的整个过程。顾名思义，供精人工授精是使用非丈夫的其他人的精液进行人工授精，主要适用于丈夫为无精子症或丈夫的染色体异常不能生育健康后代的夫妇，根据我国卫生部的

相关条例，供精人工授精的精液必须来自国家批准的正规精子库。供精人工授精精子注入女性体内的部位可以是阴道、宫颈和宫腔。一般注入宫颈的比较多。

在人工授精后第 14 天可用早孕试纸或者抽血进行妊娠试验检测，如果阳性，就提示人工授精成功，两周后就可以通过超声检查观察胚胎的发育情况。

目前，国内的人工授精成功率为 10% ~ 20%。人工授精的成功率一方面取决于女性的年龄，如果女性超过 35 岁，其怀孕机会显著降低。另一方面，如果女性患有子宫内膜异位症或盆腔感染或输卵管疾病等就会大大降低妊娠率。

（田莉）

36 什么是试管婴儿

试管婴儿技术（简称 IVF）是体外受精—胚胎移植技术的俗称，它是将精子和卵子取到人体外，利用人工辅助技术使卵子受精，受精卵在实验室进一步培养发育成早期胚胎，再将胚胎植入母体子宫内，若胚胎在子宫内着床，就算试管婴儿初步成功。由于这些步骤都是在体外胚胎实验室进行，所以俗称试管婴儿。

试管婴儿技术一诞生就引起了世界科学界的轰动，甚至被称为人类生殖技术的一大创举，也为治疗不孕不育症开辟了新的途径。试管婴儿技术起初是用来帮助因输卵管堵塞不能生育的妇女，现已发现对由于子宫内膜异位症、排卵异常、男性精子异常（男性精子数量、活力以及形态异常）甚至无精子症等多种原因引起的不孕症，甚至不明原因性不孕症患者都有很好的治疗效果。

试管婴儿的步骤：

1. 控制性超促排卵

生育年龄女性虽然自然月经周期每月可以排出一个卵子，但是由于这一个卵子出现异常的概率很高，单纯用这一个卵子做试管婴儿的成功率非常低，所以为了提高 IVF 的成功率，一般要使用药物促排卵，希望可以获得多个成熟卵子，继而提高妊娠的机会。当然，也不是获得的卵子越多越好，因为为了获得更多的卵子，势必要增加促排卵药物的剂量，就有可能出现卵巢过度刺激等副作用。一般使用药物后获得 7 ~ 15 个卵子最好。当然，收获卵子的多少，还和患者的年龄以及卵巢的功能相关，年龄偏大、卵巢功能差的妇女获卵数会减少。

2. 卵泡监测

促排卵过程中需要通过超声来监视卵泡发育的情况，适时调整用药量，直到卵泡发育成熟。

取卵术

卵泡成熟后医生就会安排患者取卵，手术通常是在无痛的情况下、阴道超声监测下进行的。先把阴道超声探头放入患者阴道深部，随后将一根细针通过阴道穹隆黏膜穿刺到卵巢，通过负压吸引抽出卵泡液，其中包括卵子。与此同时，患者的丈夫通过手淫留取精液待用。如果丈夫是无精子症，那么，男科医生会通过睾丸或附睾穿刺来获得精子，用于受精。

体外受精，胚胎培养

将取到的卵子放在特别准备好的营养液中。通过离心和清洗技术从丈夫的精液中获得活力好的精子。约在取卵后 4 ~ 6 小时将卵子、精子按一定比例混合培养（大约每个卵子加入 50000 ~ 100000 条活力好的精子）。体外培养 18 ~ 20 小时后，就可以观察到卵子受精的情况。一旦受精，显微镜下就能观察到 2 个原核：一个来自父源（精子），一个来自母源（卵子）。在这个阶段，受精卵也称为合子。此后，受精卵在实验室中再继续培养 2 ~ 5 天，经过多次分裂，形成多细胞的胚胎就可以做胚胎移植了。还有一种情况，如果丈夫的精液质量很差，或者是无精子症患者，精子是从睾丸和附睾中获得的，由于其活力好的精子数量极少，不足以使卵子受精，只能实施单精子卵胞浆内注射技术，即实验室工作人员通过特殊的显微注射仪和注射针，将单个精子注入卵子内，使之受精。

胚胎移植

一般多在体外培养 2 ~ 5 天后就可以进行胚胎移植。胚胎移植（ET）是用一个特殊的细导管经过宫颈管将胚胎送入宫腔。这个过程相对简单且无痛。

为了避免多胎妊娠的风险，移植胚胎数最多不能超过 3 个。年轻妇女（< 35 岁）只能移植 2 个胚胎。胚胎移植后要给予黄体酮（注射、口服、阴道外用）进行黄体支持。移植胚胎后 14 天进行血或尿的妊娠试验，阳性表示妊娠，过 2 周后就可以通过超声检查确定妊娠胎数，如果多胎妊娠，建议及早实施减胎术。

目前试管婴儿已成为治疗不孕症的最重要手段之一。试管婴儿的成功率受到很多因素的影响，最重要的是病人的年龄、子宫和卵巢条件以及有没有其他疾病等。女性年龄始终是一个最大的影响因素。25 ~ 35 岁的女性试管婴儿的成功率可以达到 40% ~ 50%，但是女性到了 35 岁以后成功率逐渐下降，到 40 岁只达到 20% 左右。原因是随着女性年龄的增加，卵子的质量和数量就会下降，而且这一过程不可逆转。很多妇女由于工作压力大，总觉得生孩子的事可以先放一放，使本来具备生育能力的自己罹患不孕，所以，建议广大的女性朋友在条件允许的情况下，尽早开始自己的"宝贝计划"。

（鹿群）

37 为什么要冷冻胚胎

试管婴儿治疗过程中，通常希望获得多个卵子来提高成功率，那么就有可能在移植 2 ~ 3 个胚胎后仍会有好的剩余胚胎，把这些质量好的剩余胚胎冷冻保存起来，这一过程称为胚胎冷冻。如果本周期患者未获妊娠，就可以在以后自然月经周期或人工激素替代周期将胚胎复苏后再植入子宫腔内，使之妊娠，称为冷冻胚胎解冻移植。胚胎冷冻保存和解冻移植既可以减少患者的治疗费用，又可以减少胚胎的浪费。

胚胎冷冻也是一个复杂的过程，一般要经过脱水和缓慢降温的过程，最终将冷冻好的胚胎保存在 −196℃ 的液氮中，此时细胞的代谢活动被完全抑制，细胞的生命处在静止状态，从而可以达到长期保存的目的。

胚胎冷冻如果成功，可以保存长达 5 年以上，对随后的着床率或持续妊娠率没有任何不良影响。

移植冷冻保存的胚胎与新鲜胚胎相比，临床妊娠率似乎相同。使用冷冻保存的胚胎移植妊娠出生的新生儿的出生缺陷也没有明显增加。

总体来说，胚胎冷冻技术应用的临床意义很大，可以合理限制胚胎移植数，降低多胎妊娠率；为胚胎移植失败或流产患者提供再次移植机会，降低费用，提高总妊娠率。

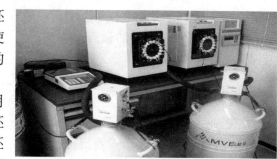

用于胚胎冷冻的程序冷冻仪

（田莉）

38 胚胎移植后需要注意什么

经历了紧张的超促排卵治疗和痛苦的取卵手术，施行试管婴儿技术治疗的准妈妈们迎来了胚胎移植。看到胚胎宝宝被移植到子宫腔内，准妈妈们不免会担忧，胚胎会不会从宫腔流出来？还能方便地排尿吗？能爬楼梯、上班吗？有人在胚胎移植后卧床休息 2 周，这样做有必要吗？如此之类的问题，着实让准妈妈们困扰。下面就简要了解一下胚胎移植后的注意事项吧。

1. 轻松愉快的心情是成功的前提

毋庸讳言，不孕症本身给夫妇双方带来了巨大的心理压力。对试管婴儿技术的不了解以及未来结局的不确定性，无形中加重了不孕夫妇的心理负担。科学家们研究发现，有 20% ~ 30% 施行试管婴儿治疗的女性患有焦虑症、抑郁症。可见，进行试管婴儿治疗的夫妇出现焦虑、抑郁是一种较为普遍的现象。焦虑、抑郁会通过影响激素或免疫系统的应激机制，对试管婴儿的妊娠结局产生一定的影响。甚至有的学者发现，精神紧张的患者着床期子宫内膜所分泌的调节着床因子显著低于精神放松的患者。可见，精神紧张、焦虑、抑郁对患者是有害而无益的。

因此，进行胚胎移植的第一个注意事项就是要放松好心情，调整好心态。其实大家大可不必过于紧张，经过多年的创新和改进，试管婴儿技术在逐步走向成熟，目前一个周期的试管婴儿成功率已经提高到40%～50%，冻融胚胎移植的成功率也达到30%～40%，累计成功率在60%～80%。绝大部分女性经过几个周期的治疗后，都能如愿以偿。因此，对试管婴儿技术要抱有足够的信心，相信自己能成功，有失败经历的姐妹们，也不必灰心丧气，要抱着大不了从头再来的心态迎接再一次的治疗。其次，要学会放松自己，主动调节心情。治疗过程虽然繁琐，但不要当成沉重的负担，治疗之余，可以多读一些轻松的书籍，多看一些好玩的电影，或者去大自然中放松一下。家人也要努力为她们创造一个和谐、轻松的氛围。总之，心情放松，心态平和，最有利于新生命的孕育和诞生。

2. 按时用药是成功的保障

移植后需要使用黄体酮进行黄体支持。这是因为在胚胎移植前的促排卵过程中，为了控制排卵的时间，往往采用一些药物阻止身体产生自发性促黄体生成素高峰（即自发性排卵）出现，而这些药物会影响黄体的发育。除此之外，取卵过程中，在抽吸卵子的同时，也抽吸出大量的颗粒细胞，使颗粒细胞数量减少，导致黄体发育不全。因此，需要进行黄体支持。通常采用黄体酮针剂、阴道或肛门使用的栓剂等进行黄体支持。黄体酮针剂是传统药物，效果稳定，但是作为一种油剂，注射后难以吸收，容易在注射部位形成肿块，造成疼痛及其他不适。阴道、肛门使用的栓剂吸收好，效果可靠，但是价格偏高，限制了其广泛应用。不论使用哪种药物，都要配合医生，按时用药，保证体内内分泌环境适于孕育新生命。

3. 适当运动有利于提高妊娠率

胚胎移植是采用一个细小的管子将胚胎输送到子宫腔内，是不会在排尿、排便或运动时掉出来的。所以移植后不要因为怕胚胎从宫腔流出来而憋尿。否则，充盈的膀胱将会压迫子宫，引起子宫收缩，并且女性的尿道很短，和阴道口很近，手术操作后容易出现泌尿系感染。建议患者移植后适当地多喝水、多排尿，冲刷尿道，减少泌尿系感染机会。

移植后一般卧床休息半小时至1小时即可。不必担心哪一种姿势好，能放松、舒服就可以了。科学家们研究发现，移植后从事中等量的劳动有利于胚胎种植，提高妊娠率和活产率。但是由于促排卵过程中，卵巢体积增大，重量增加，不建议运动量过大或进行旋转运动，以防止卵巢扭转。实际上，移植后几乎没有人进行大运动量的活动，所以鼓励患者散步或进行中运动量的活动。

此外，建议移植后继续上班工作。这样会转移注意力，不必一味地沉浸在是否能怀孕的担忧中，使身心得到充分的放松，从而有助于提高试管婴儿的成功率。

4. 一定要及时检查是否怀孕

移植后的第3～4天（或者囊胚移植后的第1～2天）即受精卵着床时，胚胎已经分化形成滋养层，合体滋养细胞开始分泌人绒毛膜促性腺激素（HCG），约

1 天后能测到血清中的 HCG。HCG 在妊娠早期分泌增长很快，约 2 日增长一倍。由于 HCG 是水溶性的，易被吸收入血，在移植后 8～9 天就可以用放射免疫检测出 HCG，能诊断早孕。在移植后 14 天左右，可以在尿液中检测 HCG。所以一般在移植后 14 天，检查血 HCG，明确是否妊娠。个别女性在移植后出现少量阴道流血，但这不能说明未妊娠，一定要查血 HCG 明确诊断，以免自行停止黄体酮的应用，引起黄体酮水平下降，导致流产发生，造成终生遗憾。如果证实获得妊娠，要继续使用黄体酮进行黄体支持。待妊娠 7 周后，胎盘组织形成，能分泌孕激素后逐渐减少黄体酮用量。

除以上几点之外，胚胎移植后还要避免到人多，空气流通不好的地方；遇到天气变化时，及时添加衣物，以免患感冒等传染性疾病。

（鹿群）

39 试管婴儿技术安全吗

试管婴儿技术已经广泛应用于临床医学实践。随着试管婴儿之父——英国科学家罗伯特•爱德华兹获得 2011 年诺贝尔生理学与医学奖，该技术更是走进了千家万户，广为人知。从 1978 年世界上第一个试管婴儿路易斯•布朗在英国诞生起，全球已有约 500 万试管婴儿。在对试管婴儿倍感兴趣的同时，人们更加关心的是试管婴儿技术的安全性如何，是否对孩子的智力、情商产生影响？现在路易斯•布朗已经生儿育女，试管婴儿 30 多年的发展历程以及诸多科学研究表明，试管婴儿技术是安全的，这也是试管婴儿之父能够获得诺贝尔奖的一个重要原因。下面就了解一下试管婴儿技术使用过程中的一些问题。

1. 试管婴儿技术对女性有伤害吗？

试管婴儿技术使用过程中，需要使用促排卵技术，会刺激多个卵泡的发育。如果发育的卵泡数目过多，超过 30 个，就会造成卵巢过度刺激综合征，即出现腹胀、腹水、尿少等症状和体征。这是由于部分女性对促排卵药物过于敏感等原因所致。卵巢过度刺激综合征是能自愈的疾病。多数女性不需要特殊治疗，只有极个别患者需要住院治疗，愈后良好。近年来，随着临床方案逐渐优化、促排卵药物使用剂量的减少，这一现象也在逐年减少。试管婴儿技术的另一个并发症就是多胎妊娠。多胎妊娠除了在孕期加重孕妇的身体负担外，还容易出现早产、流产以及各种产科并发症，给女性的身心带来创伤。但随着单胚胎移植的日益成熟，这一情况将会日渐减少。

2. 与自然妊娠出生的宝宝相比，试管婴儿的出生缺陷增加吗？

出生缺陷是准爸爸、准妈妈十分关心的问题。2005 年美国科学家做了一项研究，比较了 1500 名采用试管婴儿技术出生的婴儿、340 名采用人工授精技术出生的婴儿和 8400 名自然受孕婴儿的出生缺陷发生率，发现三者的缺陷率分别为 6.2%、5.0% 和 4.4%。试管婴儿出生缺陷率略高的原因，应是采用试管婴儿助孕的女性普遍存在着年龄偏大、原发疾病多等不利因素，会影响胚胎、胎儿发育，相应地增加了婴儿遗传缺陷所致。除了上述研究以外，目前关于试管婴儿的出生缺陷率报道不一，是否会增加出生缺陷也存在很大争议。第二代试管婴儿技术（即卵胞浆内单精子注射技术）是将精子注射入卵子，许多人担心容易损伤卵子，引起孩子发育异常，但大多数研究未发现该技术导致出生缺陷增加。仅有个别文献报道称，应用第二代试管婴儿技术出生的男婴睾丸不降比例等略有增加，但是该病通过小手术就能解决。近年来人们逐渐认识到体外培养对胚胎的基因后修饰的影响，一些罕见的印记基因疾病如伯-韦综合征、安琪儿综合征与试管婴儿技术相关，但是这些印记基因疾病总的发生率小于 1 ： 12 000，概率非常低。

在某些方面，试管婴儿甚至会减少遗传病的发生，例如，通过采用第三代试管婴儿技术——胚胎种植前遗传病诊断，可以避免很多人类遗传性疾病遗传给后代，如地中海贫血、先天愚型等，这是自然受孕无法做到的。

3. 与自然怀孕的宝宝相比，试管婴儿聪明吗？情商有问题吗？

试管婴儿聪明吗？情商有问题吗？这也是准爸爸、准妈妈们非常关心的问题。近年来，英国牛津大学的科学家则发现 3 岁试管婴儿的认知能力高于自然受孕的宝宝。近期越来越多的研究发现 5 岁、8 岁、10 岁不同年龄段的试管婴儿技术出生的孩子在情商、智商以及运动能力等方面和自然受孕出生的孩子不但没有差距，甚至略胜一筹。美国科学家观察了 423 名采用试管婴儿技术出生的 8 ~ 17 岁的学生，与 372 名自然妊娠的学生相比，8 岁试管宝宝的心智机能高于自然受孕的孩子，10 岁试管宝宝比自然受孕的孩子平衡能力更好。进一步研究发现表现优异的试管婴儿宝宝的父母至少有大专以上学历，母亲的年龄较大。因此认为，家长的教育水平和母亲的年龄比受精方式对后代的认知能力影响更大。

4. 父母亲的不孕情况会遗传给下一代吗？

对于患少弱精症、多囊卵巢综合征等有遗传倾向疾病的夫妇，可能担心会把疾病遗传给下一代。其实大可不必过分担忧下一代的生育问题。目前的试管婴儿技术已经可以让大多数夫妇圆一个做父母的梦，相信将来随着科学研究的不断发展，会帮助越来越多的人实现这一愿望。

虽然现代医学无法保证每一个试管宝宝百分之百没有问题（其实，自然生育同样无法保证新生儿百分之百健康），但我们可以肯定地说，绝大多数试管宝宝都是正常、健康的，试管婴儿技术的风险并不比自然生育增加很多。对于那些无法通过自然怀孕得到宝宝的夫妇们来说，试管婴儿技术无疑是他们最大的福音。

（鹿群）

40 子宫内膜息肉与试管婴儿

子宫内膜是胚胎种植和发育的场所。正如之前所提到的，IVF 是把在体外培养后的胚胎种植到宫腔，也就是子宫内膜上，因而评价子宫内膜是否正常，是否有利于胚胎着床与种植就成为 IVF 前很关键的一步。那么，子宫内膜息肉是否影响 IVF 的结局呢？

子宫内膜息肉是由于局部的子宫内膜腺体、间质及伴随血管的过度生长所导致的，常见于生育年龄的妇女，发病率为 20%～25%。经常表现为妇女月经期延长或淋漓不尽，或月经间期出血，或不孕，部分可没有任何症状，只是在行 B 超或宫腔镜检查时才被发现。

子宫内膜息肉的形成与炎症、内分泌紊乱，特别是雌激素水平过高有关。子宫内膜局部雌、孕激素受体比例失调，可导致局部内膜过度增生而形成息肉，其周围内膜往往表现为息肉样增生。

子宫内膜息肉影响生育的机制不明，可能与之相关的包括影响精子的运输、胚胎的种植或通过增加抑制因子的产生而影响生育。子宫内膜息肉是否会导致不孕尚不明确。已有的研究提示直径小于 2cm 的息肉不会使受精卵植入及妊娠率降低，但可能增加流产率。但人们也观察到，长期不排卵者和伴有内膜增生症者息肉的发生率及复发率增加，而且诱发排卵治疗可能促使息肉增大。又有研究者观察到，对子宫内膜息肉进行切除后能增加人工授精妊娠的机会，而无论息肉的大小如何。但针对 IVF 患者的两项研究中却没有发现此益处，认为直径小于 2cm 的息肉不会影响 IVF 的妊娠率。但是尽管如此，考虑到 IVF 的成本较高，大多数医生还是会建议在 IVF 之前切除子宫内膜息肉。

随着目前宫腔镜技术的普及和提高，子宫内膜息肉的治疗变得简单易行。医生可以在宫腔镜下清晰地观察到子宫内膜息肉，柔软、活动、色泽似其周围内膜、呈指状或舌状突起，并应用适当的器械予以摘除或切除。当然，子宫内膜息肉切除术后仍然有一定的复发率，尤其是那些伴有子宫内膜增生的患者。

（韩红敏）

41 子宫肌瘤与试管婴儿

子宫肌瘤是常见的良性子宫病变，也是人体最常见的肿瘤。子宫肌瘤大多是无症状的包块，在临床检查或影像学检查时发现。发生率随年龄、种族和诊断形式而异。35 岁以上的妇女约 20% 患有子宫肌瘤。

尽管子宫肌瘤患者经常无症状，但也可能表现为月经过多、盆腔疼痛、膀胱或直肠的压迫症状、不孕和复发性流产。5%～10% 的不孕妇女有子宫肌瘤。子宫肌瘤影响生育的机制可能有以下几项：慢性子宫内膜炎、异常血管化、子宫收缩增加等，以上几种均可能影响精子的运输和胚胎的种植从而影响受孕。

子宫肌瘤可能单发或多发，可能发生在子宫的任何部位。子宫肌瘤可分为3种：黏膜下肌瘤、壁间肌瘤和浆膜下肌瘤。黏膜下肌瘤是指肌瘤向子宫黏膜方向生长，突出于宫腔，使得宫腔变形；壁间肌瘤是指肌瘤位于子宫肌壁内；浆膜下肌瘤是指肌瘤向浆膜面生长，突出于子宫表面。子宫肌瘤的数量和位置决定患者的症状及是否导致不孕。

目前，没有随机的研究观察子宫肌瘤和不孕的关系。仅有的回顾性研究和对照性研究发现，对那些自然妊娠和 IVF 患者来说，黏膜下肌瘤和壁间肌瘤突向宫腔者的妊娠率和种植率下降；而且还观察到，在切除子宫肌瘤后，妊娠率提高。目前普遍认为黏膜下肌瘤使生育力下降，而且切除黏膜下肌瘤后可以提高妊娠率。没有改变宫腔的子宫肌瘤对自然妊娠和辅助生殖技术结局的影响仍然存在争议：部分研究认为没有改变宫腔形态的子宫肌瘤，尤其是直径 >4cm 的肌瘤使得 IVF 妊娠率下降。同时还有研究表明，>5cm 的壁间肌瘤以及任何大小的黏膜下肌瘤可能引起复发性流产，而且肌瘤切除后可以明显提高活产率。

因此，如果子宫肌瘤位于黏膜下或任何位置的肌瘤 >5cm，在 IVF 前应该考虑切除肌瘤。子宫肌瘤可以经开腹、腹腔镜或宫腔镜切除。具体手术方式要根据肌瘤的大小、位置以及手术者的经验决定。

（韩红敬）

42　子宫内膜异位症与试管婴儿

子宫内膜异位症（内异症）的定义为子宫内膜组织生长于子宫腔以外，是育龄女性的常见疾病，表现为盆腔痛和不孕。其在普通人群中的患病率为 5%，在育龄女性中为 10%，而在不孕患者中则高达 25% ~ 50%。50% 的子宫内膜异位症患者会出现不孕，大约 5% 的患者因子宫内膜异位症而接受 IVF 治疗。

子宫内膜异位症患者比正常对照组妊娠率低，但具体机制却还知之甚少。目前推测子宫内膜异位症可能通过多种机制影响生殖能力，其中包括：排卵障碍、卵子质量下降、黄体功能缺陷、受精障碍、自身免疫缺陷，以及胚胎种植失败等。

对子宫内膜异位症患者来说，首先应尽早就诊并进行专业治疗。子宫内膜异位症的不孕治疗方案受年龄、卵巢贮备功能、内异症症状、分期等多种因素的影响，应采用个体化治疗方案。一般来说，当卵巢子宫内膜异位囊肿直径大于 5cm 时，应首选腹腔镜手术治疗。腹腔镜能够去除不孕的解剖学因素，明显提高轻中度子宫内膜异位症的妊娠率。腹腔镜卵巢囊肿切除术有助于提高卵巢反应，但手术对提高 IVF 的妊娠率无明显作用；相反，手术可能造成卵巢储备功能受损，而影响将来 IVF 周期的获卵数。直径 ≤ 3cm 的子宫内膜异位囊肿可暂不行手术。如果子宫内膜异位症复发，则不提倡在 IVF 前对复发的内异症进行再次手术治疗。

子宫内膜异位症患者应尽早人工助孕。适当的促排卵以及人工授精可以提高成熟卵母细胞数量、改善排卵和黄体功能、增加输卵管内精子的数量，从而有助于提高妊娠率。对于中重度子宫内膜异位症患者，应尽早行 IVF 助孕。子宫内膜异位症患者 IVF 妊娠率相对较低。使用性腺激素释放激素激动剂（GnRHa）在子宫内膜异位症患者 IVF 前治疗 3 ~ 6 个周期有助于提高卵子和胚胎的数量和质量，改善子宫内环境，提高着床率，从而使妊娠率提高 4 倍。

（韩红敬）

43　输卵管积水与试管婴儿

输卵管积水是指输卵管远端阻塞、输卵管壶腹部扩张伴有液体积聚。输卵管积水是输卵管慢性炎症的表现。输卵管积水所致不孕的治疗包括腹腔镜输卵管造口成形术或 IVF 治疗。

IVF 是绕过输卵管疾病的治疗方法。但是大量的回顾分析提示：广泛的输卵管病变，尤其是输卵管积水，有可能影响 IVF 结局。研究表明，输卵管积水使得 IVF 妊娠率下降一半的同时自然流产率增加两倍以上。动物实验和体外实验证实，输卵管积水的炎性液体能够抑制精子活力，并且有胚胎毒性；输卵管积水患者的子宫内膜容受性下降，并且在积水切除后恢复正常。前瞻性随机试验研究表明：在进行 IVF 前经腹腔镜切除积水的输卵管可以提高 IVF 妊娠率和活产率分别达 2 倍和 3.5 倍以上。

但是令人关注的是输卵管切除因可能影响卵巢的血液供应进而可能影响卵巢功能。尽管早期的回顾性研究没有发现这个副作用，但另外的研究发现当切除输卵管时，未紧贴输卵管切除则可能破坏卵巢的正常血供，导致 IVF 周期内手术切除输卵管侧的卵巢取卵数少于对侧。目前的指南仍然建议输卵管积水者在 IVF 前应用腹腔镜切除输卵管，因为该手术可以提高活产率。术中应该小心操作，不要损伤卵巢血供。

对于输卵管积水的处理还有其他选择：经阴道积水抽吸的方法，因为潜在的病变没有改变，积水很快复发；同时还增加感染风险。另一个选择是：经腹腔镜行输卵管近端结扎术，当盆腔存在严重粘连，输卵管很难切除时，可以行输卵管近端结扎术。但是，这一方法可能导致术后疼痛不适。

但并不是所有的输卵管积水都需要切除输卵管。因为一些输卵管可经手术修复。如果输卵管黏膜良好则提示手术预后良好，所以应该正确地评估输卵管黏膜，以决定输卵管的去留。原则上，对于轻到中度输卵管损伤者，重建性输卵管手术应该优先于切除术；输卵管切除是最后的选择，应该在输卵管不能正常修复或 IVF 失败后进行。

（韩红敬）

卵子、精子是人类的生殖细胞。与不断产生的精子不同，女性出生后的卵子数量是固定的，卵巢每月产生一个成熟卵子的同时，有一大批卵子发生退化、萎缩。妇女一生约排出 400 个卵子，最多也不过 500 个。尤其年龄超过 35 岁的女性，卵子数量和质量都有显著的下降，如不少职业女性错过了生育的最佳年龄，怀孕较困难。还有部分需要进行放疗、化疗的恶性肿瘤病人，由于放疗和化疗在治疗疾病的同时会大量地杀伤生殖细胞，治疗后病人会丧失生育能力或生育功能低下。因此，人们梦想通过冷冻技术保存卵子，达到保留生育功能的目的。

现代科学技术的发展，已经可以使这一梦想变成现实。与成熟的精子冷冻和胚胎冷冻技术相比，"卵子冷冻"还是辅助生殖技术领域中的一项前沿技术。世界首例慢速卵子冷冻试管婴儿诞生在 1986 年。近年来卵子冷冻技术也取得了长足发展，并逐渐开始在临床上应用。卵子冷冻的成功为面临化疗或放疗治疗的年轻未孕的恶性肿瘤患者，以及一些因各种原因想推迟生育的女性带来了希望。

由于卵子是人体最大的细胞，成熟的卵子直径可达 100 微米，在冷冻的过程中容易形成冰晶，这些冰晶好似一把把锋利无比的匕首，把卵母细胞刺得"伤痕累累"。为了保护卵子，需要使用冷冻保护剂。常见的冷冻方法有两种：一是程序化冷冻，二是玻璃化冷冻。

正常女性每个月排出一枚卵子。为了获得较多的卵子，在卵子冷冻前，需要像做"试管婴儿"一样，对患者注射促排卵药物，使得卵巢内长出 10 余个成熟卵泡，在 B 超的引导下，通过穿刺的方法将这些卵子取出来。程序化冷冻是将取出的卵子首先放在冷冻保护剂里进行预处理，使其脱水。然后再放入一台精确控制降温的昂贵仪器中，缓慢降温。玻璃化冷冻是将卵子放入高浓度的冷冻保护剂中，使卵子迅速脱水，将水分降到最低。再将卵子放在特殊的载体上，直接投入 −197℃ 的液氮中。这时的卵子迅速降温，飞快地"跨越"冰点，在卵母细胞里的水分还来不及"结冰"之前，就形成了像玻璃球那样的光滑物质，极大减少了卵母细胞的损伤。如果使用冷冻的卵子，需要对冷冻卵子进行复苏，然后再进行体外受精和胚胎移植。目前这两种冷冻方法的成功率均在 80% 以上。由于玻璃化冷冻简便易行，对卵子的伤害较小，临床上常用该方法。

卵子对温度十分敏感，对冷冻耐受性差。因此，冷冻和复苏的过程都可能对卵子的细微结构、纺锤体等造成损伤。除此之外，大剂量的冷冻保护剂对卵子的毒性等，都可能会影响胚胎发育。目前出生的"冻卵婴儿"年龄都很小，冷冻卵对这些孩子未来的健康会不会有影响还无法确定。可见，目前卵子冷冻复苏技术仍然处于临床试验阶段。

由于促排卵过程会出现卵巢过度刺激综合征等，穿刺取卵手术也会给女性身体带来一定伤害，因此，一般不提倡年轻女性尝试冷冻卵子。如果进行试管婴儿

不孕

的不孕症夫妇在取卵日无法取出丈夫精子，可以尝试冷冻卵子，减少促排卵、取卵给患者带来的身心损伤和经济损失。但是专家们会让每一对夫妇对卵子冷冻复苏技术充分知情，并签署知情同意书后，才将卵子冷冻。

（鹿群）

明明白白看不孕

45 不孕不育患者的认识误区

很多患者在不孕不育的治疗中存在很多误区，导致病人浪费了大量的时间、精力、财力，甚至错过了最好的治疗时机，造成了终身遗憾。常见的治疗误区有：

1. 乱投医

很多不孕症患者不到正规医院进行检查和治疗，而是相信小广告、偏方、"祖传秘方"等，于是花费大量资金去买各种助孕的药物或服用治疗不孕的"祖传秘方"，而不是根据病因针对性治疗。其实不孕症的病因很复杂，150多种疾病均能引起不孕，它是多种疾病的共同临床表现和结果，也可能是男方或女方患有全身性或生殖系统疾病而引起不孕。

2. 不承认自己是不孕症

既往有妊娠史者（如流产、引产、分娩者）称为继发性不孕，从未受孕者称原发性不孕，很多患者认为自己曾怀孕过，不是不孕，所以就漫长地等待，错过诊断、治疗的最好时机。

3. 不孕的原因在女方身上

由于旧观念的影响，很多人认为生孩子是女人的事，不怀孕当然是女人的问题，于是女方反复的检查、治疗。不孕症的发病原因中，男性因素占30%，女性因素占60%，夫妻双方因素占10%左右，由此可见不孕不仅是女性因素，就诊应男女双方同查，做到同诊同治。

临床上常有这样的病人，一方查出问题，对方就不再检查了，这种做法是完全错误的。

4. 重治疗轻检查

经常遇到这样的病人，初次就诊时在各项检查结果尚未回报时就要求开药，认为药物是解决受孕问题的最好方法，但引起不孕的原因多种多样，有些需要手术治疗，药物治疗者也要根据不同的病因采取不同的药物治疗。

5. 不孕症基本知识缺乏，孕育知识误区

很多病人就诊时没有基本的医学知识，病人与医生间不能有效交流，很多病

如何生个健康宝宝　305

人不知道什么是安全期，什么是排卵期，对子宫、输卵管、卵巢在怀孕过程中的作用均不知道，因此常常会有一些认识上的误区，如输卵管阻塞也就意味着不排卵、试管婴儿不是自己的孩子、促排卵会造成卵巢早衰等。所以建议患者看些相关的文章，多了解些自身的"构造"，也会更理解医生的建议。

6. 错误地推算排卵期

很多人认为 2 次月经中间就是排卵期或月经第 14 天一定是排卵期，月经周期长短不一，月经周期正常的为 28～30 天，正确的排卵期推算为下次月经前的 14 天（13～15 天）为排卵期，如果月经周期是 40 天，那么排卵期应该是第 26 天，而不是第 20 天，所以很多人错误地推算了排卵期，错过了排卵期同房的机会，也可能会造成不孕。

7. 完全用排卵试纸推算排卵期

尿 HL 试纸仅能测出 LH 峰，但不能肯定卵泡是否排出并评估黄体功能，B 超监测可以确定卵泡是否排出，但不能评估黄体功能，所以正常的监测是 B 超、尿 LH 试纸及基础体温测定相结合。

8. 性生活频繁增加受孕机会

频繁的性生活可使精液量减少，降低受孕率，但超过十天不排精，精子活性也会降低，正常的方法：3～5 天排精一次，精子的活力最佳，也不影响精液量。

9. 前列腺炎就等于不孕

很多男性患者一直把前列腺炎和不育挂钩，这是错误的。精子是在生殖内分泌调控下，在睾丸的生精子管产生，然后被输送到附睾，等待成熟。由此可见，精子的产生和成熟环节与前列腺炎无关，也就是说，无精、少精或者精子畸形跟前列腺炎无关，精子异常的病变在睾丸和附睾。前列腺炎会导致精浆异常，也易引起女性生殖道炎症，会间接影响怀孕过程。

10. 染色体异常就是畸形

在查流产原因时，医生首先筛查染色体，但常有病人拒绝检查，理由是他们夫妻很健康，很健全，不需要检查。染色体异常在流产中的发病率为 3%～8%，正常群体中染色体异常仅为 1/500，染色体异常包括数目畸变和结构畸变，很多染色体异常的病人表型并无异常，只是怀孕后胚胎异常而导致流产。

11. 子宫大小正常，没有肌瘤，与流产无关

解剖因素是导致流产的主要因素之一，在流产病人中 12%～15% 有子宫问题，如子宫纵隔、单角子宫、鞍状子宫、双角子宫等，其中，子宫纵隔在临床上最常见，子宫畸形使宫腔变小，适应性扩张能力下降，一旦胚胎发育超过子宫适应能力就会导致流产。

另外，宫颈功能不全、空腔粘连、子宫动脉异常都可能是导致流产的原因，所以子宫因素也是非常重要的，绝不是子宫大小正常、没有肌瘤就和流产无关。

12. 原发性不孕患者不用查输卵管

不仅是患者这样认为，很多医生也有同样的想法，认为没有流产史，没有生育史就不会引起输卵管阻塞，其实女性盆腔炎不仅仅是人流、引产、生育造成的，有些阴道炎症，如念珠菌性阴道炎，衣原体、支原体、淋球菌感染都会引起盆腔炎、盆腔粘连，导致输卵管阻塞，另外，原发性不孕症患者还有不可忽视的一个病因——结核，很多病人在病史中否认结核病史，子宫输卵管造影提示输卵管阻塞，腹腔镜下探查是结核性腹膜炎。

13. 子宫后位，不容易怀孕

子宫后位不容易怀孕，似乎是个笑话，但许多病人坚信不疑。无论子宫位置是前位、中位还是后位，宫颈都是在阴道里，性生活后，阴道依旧是闭合的，精液存于阴道里，半小时至一小时液化后，精子开始游动，依靠精子尾巴的顺时针摆动直线向前，外界碰撞性力量迫使它改变方向，精子能否顺利进入输卵管与子宫位置无关。

（王丽君）

46 不孕不育常见的治疗误区

怀不上宝宝是很令全家着急的事，所以容易"病急乱投医"，产生一些治疗误区。

1. 不孕症用药物就可以治疗

不孕症病因复杂，排卵障碍可以通过药物治疗，而对于输卵管阻塞、积水等疾病，药物治疗是没有效果的，需要手术治疗。

2. 试管婴儿是不孕症的最好治疗方法

随着试管婴儿技术的提高，试管婴儿已给广大不孕妇女带来了很大的福音，许多不孕症女性尤其是输卵管病变患者通过试管婴儿圆了生儿育女的梦。但是，临床上常见病人缺乏基本的知识，把试管婴儿当成救命草，花费了大量的财力，最终也未能成功。例如：盆腔结核、输卵管积水、重度盆腔子宫内膜异位症，这部分病人如果没有得到很好的治疗，试管婴儿受孕率也很低。

3. 患子宫肌瘤，怀孕前一定要手术治疗

有些病人就诊时，常常要求手术切除 1～2cm 大小的肌瘤。其实有些肌瘤并非要在怀孕前手术切除。对于子宫的处理原则是：一般认为：子宫肌瘤超过 4 厘米，或黏膜下肌瘤，建议在计划妊娠前剔除；若肌瘤小于 4 厘米，但妊娠后肌瘤迅速增大，导致胚胎停育或流产，此次妊娠终止后，仍建议在下次妊娠前剔除；如果子宫肌瘤压迫内膜，可影响胚胎种植或导致流产，在做辅助生殖之前也建议剔除，因为辅助生殖费用高，应尽可能在术前去除不利因素，以提高妊娠率。对于浆膜下肌瘤或肌壁间小肌瘤、无流产病史的病人，不主张一律手

术切除发现的肌瘤。

4. 忽视子宫内膜在受孕中的作用

正常情况下子宫内膜在排卵后的厚度应为 8～14mm，如果内膜厚度小于 8mm，则认为内膜损伤、变薄可能影响胚胎种植或导致流产，如果内膜超过 14mm，应该注意内膜的病变，及时取内膜做病理检查。

5. 人工授精能增加怀孕概率

很多病人认为人工授精会增加受孕机会，其实不然，人工授精的怀孕率，临床统计也只有 20%～25%。人工授精属于辅助生殖技术，是将男方精子取出，经过处理后直接注入女方体内的一种方法。分为夫精人工授精（AIH）和供精人工授精（AID）。

人工授精的适应证是：1. 男性少精、弱精、精液不液化、性功能障碍（阳痿、早泄）、生殖器官畸形等导致的不育。2. 女性宫颈因素。3. 女性免疫性因素。4. 生殖道畸形或心理因素导致性交不能完成者。而对于女性输卵管疾病、盆腔子宫内膜异位症等患者，即使人工授精也不会增加受孕机会，所以病人应该在生殖医生的正确指导下选择适合的治疗方法。

6. 过分相信手术，认为手术后就能怀孕

很多病人听了各种各样的广告，来就诊时主动提出手术治疗，认为手术后就一定能怀孕。其实就像药物治疗不能解决所有的问题一样，手术也需要适应证，强调根据不同病因采取针对性的治疗手段。

7. 盲目应用中医中药进行治疗

在众多病因中，90% 以上的病变是器质性病变。如女性不孕病因中的输卵管阻塞、子宫内膜异位症、子宫肌瘤、盆腔粘连、多囊卵巢、卵巢功能低下或衰竭。这些疾病只能通过宫腔镜及腹腔镜手术来恢复生殖系统的生理功能，或者是通过内分泌治疗才有可能怀孕。中医辨证治疗对一些功能性疾病或内分泌紊乱所引起的不孕起到一定的治疗作用，或者对其他治疗方法起到辅助协调的作用。大多数情况下不能仅仅通过中医的治疗达到妊娠的目的。不孕症患者应该遵循科学的治疗原则，不能盲目用药，要先诊断后治疗。根据不同的病因选择不同的助孕措施。

8. 促排卵会导致孩子发生畸形

常有些病人拒绝促排卵。理由是用药物催的卵泡会有问题，就像上了化肥的庄稼不是绿色食物一样，怕孩子出现畸形。其实这种说法是不正确的。目前尚没有促排卵会增加胎儿畸形发生的报道。临床使用的促排卵药物还是安全的。医生会根据病情来安排是否要促排卵，不必多虑。

（王丽君）

47 如何配合医生积极治疗不孕症

1. 自我学习，掌握基础医学知识

病人就诊前应通过自学掌握些基本的医学知识。例如，生殖的基础是卵子和精子。精子是男性睾丸产生的，女性的卵子是卵巢产生的。精子和卵子是在女性的输卵管壶腹部受精，受精后受精卵在子宫内着床、植入，子宫内妊娠。如果受精卵未进入子宫腔而停留在输卵管内就形成了宫外孕。精子进入人体内 3 天之内，卵子排出 48 小时之内最易受孕，不孕症需要检查些什么项目，检查前需要什么准备，等等，如果了解一些常规医学知识，和医生的交流就轻松些。

2. 相信医生，和医生建立正常的医患关系

医患之间的关系在治疗过程中非常重要。如果对医生抱有怀疑的态度，就不能有效地沟通和执行医嘱，影响诊疗效果。

3. 看不孕症要有充足的时间

很多不孕患者工作繁忙，看病时间和工作经常会发生冲突。不孕的检查和治疗与月经周期有关系，很难一次完成检查，多次复诊带来的麻烦使一些患者终断了检查。就诊时应该有充足的时间。常有病人只在周六、周日休息时复诊，这样有些病人就错过了检查和处理的机会，从而错过受孕机会。

解决方法：在进行促排卵时首先应该和医生交流你的工作时间，医生会安排在不影响检查和治疗效果的前提下尽量减少复诊时间。但最关键的还是要自己安排好时间。

4. 坚持治疗

有些病人治疗虎头蛇尾。开始时信心十足，一个月未怀上就垂头丧气，也不再复诊或是再选择医院。这样不仅浪费大量的财力，对治疗也非常不力。没有一个医生能完整观察整个排卵期的过程，而没有连续的治疗过程肯定会影响怀孕。

5. 要有良好的依从性

不孕症的治疗比较复杂，不会一次就诊就解决所有问题，良好的依从性是治疗必不可少的条件。

6. 调整心态，放松心情，减少医缘性紧张情绪

不孕症患者存在复杂的心理和生理危机、心理威胁和情绪紧张。毫无疑问，所有的不孕夫妻均存在不同程度的心理障碍，不同的个体反应也不一样，但是或多或少的都有紧张的经历。有些表现为自责、孤独、气愤和人格缺陷。不孕症导致情绪变化，反过来精神情绪的变化又影响受孕，如果不孕症夫妻得不到心理治疗和不能控制自身的感受和情绪，将会导致不孕症恶性循环。医生常劝告患者在"正确有效的同房时间"性交，加重了患者的负担，导致精神过度紧张，有的无法完成正常的性生活，造成试孕失败，所以患者要调整心态，放松心情。

（王丽君）